今すぐ知りたい！
不妊治療Q&A

――基礎理論からDecision Makingに必要なエビデンスまで――

編集

久慈直昭 東京医科大学教授・産科婦人科学教室
京野廣一 医療法人社団レディースクリニック京野・理事長

医学書院

今すぐ知りたい！不妊治療Q&A─基礎理論からDecision
Makingに必要なエビデンスまで

発　　　行	2019年4月1日　第1版第1刷ⓒ
	2022年11月15日　第1版第3刷

編　　集　久慈直昭・京野廣一
　　　　　　（くじ なおあき）（きょうの こういち）

発行者　株式会社　医学書院
　　　　　代表取締役　金原　俊
　　　　　〒113-8719　東京都文京区本郷1-28-23
　　　　　　電話　03-3817-5600（社内案内）

印刷・製本　大日本法令印刷

本書の複製権・翻訳権・上映権・譲渡権・貸与権・公衆送信権（送信可能化権を含む）は株式会社医学書院が保有します．

ISBN978-4-260-03826-3

本書を無断で複製する行為（複写，スキャン，デジタルデータ化など）は，「私的使用のための複製」など著作権法上の限られた例外を除き禁じられています．大学，病院，診療所，企業などにおいて，業務上使用する目的（診療，研究活動を含む）で上記の行為を行うことは，その使用範囲が内部的であっても，私的使用には該当せず，違法です．また私的使用に該当する場合であっても，代行業者等の第三者に依頼して上記の行為を行うことは違法となります．

|JCOPY|〈出版者著作権管理機構　委託出版物〉
本書の無断複製は著作権法上での例外を除き禁じられています．複製される場合は，そのつど事前に，出版者著作権管理機構（電話 03-5244-5088，FAX 03-5244-5089，info@jcopy.or.jp）の許諾を得てください．

執筆者一覧（五十音順）

青野展也	京野アートクリニック/京野アートクリニック高輪培養部・部長
青木大輔	慶應義塾大学教授・医学部産婦人科学教室
阿久津英憲	国立成育医療研究センター研究所再生医療センター生殖医療研究部・部長
安藤　智	昭和大学江東豊洲病院周産期センター
飯島将司	金沢大学大学院医学系研究科集学的治療分野泌尿器科
石原　理	埼玉医科大学病院教授・産婦人科
伊東宏絵	東京医科大学講師・産科婦人科学教室
井上　治	桜十字渋谷バースクリニック・院長
苛原　稔	徳島大学大学院教授・医歯薬学研究部長
宇津宮隆史	セント・ルカ産婦人科・院長
遠藤俊明	札幌医科大学非常勤講師・産婦人科
大須賀穣	東京大学医学部附属病院女性外科・科長
大槻克文	昭和大学江東豊洲病院周産期センター・センター長
大月純子	岡山大学生殖補助医療技術教育研究センター・准教授
岡田裕美子	荻窪病院産婦人科
沖津　摂	三宅医院生殖医療センター・培養室長
奥山紀之	京野アートクリニック高輪培養部・副主任
小幡隆一郎	京野アートクリニック高輪培養部・主任
郭　翔志	ひらかたARTクリニック・副院長
笠島道子	京野アートクリニック/京野アートクリニック高輪
川井清考	亀田IVFクリニック幕張・院長
河村和弘	国際医療福祉大学医学部教授・産婦人科
木須伊織	慶應義塾大学医学部産婦人科学教室
北澤　純	滋賀医科大学医学部産科学婦人科学講座
北脇　城	京都府立医科大学教授・大学院医学研究科産婦人科学教室
木村文則	滋賀医科大学准教授・医学部産科学婦人科学講座
京野廣一	京野アートクリニック高輪・理事長/院長
久具宏司	東京都立墨東病院産婦人科・部長
久慈直昭	東京医科大学教授・産科婦人科学教室
蔵本武志	蔵本ウイメンズクリニック・理事長/院長
古賀文敏	古賀文敏ウイメンズクリニック・理事長/院長
小芝明美	京都府立医科大学大学院医学研究科産婦人科学教室
小林秀行	東邦大学准教授・医学部泌尿器科学講座
齋藤　豪	札幌医科大学教授・産婦人科
坂本美和	昭和大学医学部産婦人科学講座
佐藤　卓	虹クリニック・院長
佐藤　剛	名古屋市立大学大学院准教授・医学研究科産科婦人科学
佐藤善啓	よしひろウイメンズクリニック・院長
塩谷雅英	英ウィメンズクリニック・理事長
柴原浩章	兵庫医科大学主任教授・産科婦人科学教室
庄野真由美	九州大学医学部婦人科学産科学教室
末岡　浩	慶應義塾大学准教授・医学部産婦人科学教室
菅沼亮太	福島県立医科大学附属病院生殖医療センター・部長
杉　俊隆	杉ウイメンズクリニック・院長

杉山伸子	HORAC グランフロント大阪クリニック
杉山由希子	兵庫医科大学産科婦人科学教室
関沢明彦	昭和大学教授・医学部産婦人科学講座
宗　修平	浜松医科大学生殖周産期医学講座
高村将司	埼玉医科大学病院准教授・産婦人科
竹下俊行	日本医科大学大学院教授・女性生殖発達病態学分野
辰巳賢一	梅ヶ丘産婦人科・院長
俵　史子	俵 IVF クリニック・理事長/院長
左　勝則	埼玉医科大学病院講師・産婦人科
戸屋真由美	京野アートクリニック・副院長
永尾光一	東邦大学教授・医学部泌尿器科学講座
中岡義晴	IVF なんばクリニック・院長
中川　亮	メディカルパーク湘南・産婦人科
中條友紀子	京野アートクリニック培養部・副部長
詠田由美	IVF 詠田クリニック・院長
鍋田基生	つばきウイメンズクリニック・理事長/院長
西　洋孝	東京医科大学主任教授・産科婦人科学教室
西井　修	帝京大学医学部附属溝口病院教授・産婦人科
橋本朋子	京野アートクリニック高輪・副院長
服部裕充	京野アートクリニック培養部・主任
馬場　剛	札幌医科大学講師・産婦人科
浜谷敏生	慶應義塾大学講師・医学部産婦人科学教室
林　克彦	九州大学大学院教授・医学研究院ヒトゲノム幹細胞医学分野
阪埜浩司	慶應義塾大学准教授・医学部産婦人科学教室
姫野隆雄	HORAC グランフロント大阪クリニック・副院長
平岡謙一郎	亀田 IVF クリニック幕張・培養室長
廣田　泰	東京大学医学部附属病院准教授・女性診療科・産科
福井淳史	兵庫医科大学准教授・産科婦人科学教室
福田愛作	IVF 大阪クリニック・院長
福永憲隆	浅田レディースクリニック・副院長/培養研究部部長
藤原敏博	フェニックスアートクリニック・院長
松尾光徳	東京大学医学部附属病院・女性診療科・産科
宮上景子	昭和大学医学部産婦人科学講座
向田哲規	広島 HART クリニック・理事長/院長
村上　節	滋賀医科大学教授・医学部産科婦人科学講座
森　明子	聖路加国際大学大学院教授・ウィメンズヘルス・助産学
森宗愛菜	滋賀医科大学医学部産科婦人科学講座
森本義晴	HORAC グランフロント大阪クリニック・院長
栁田　薫	国際医療福祉大学大学院教授
山上　亘	慶應義塾大学講師・医学部産婦人科学教室
山田満稔	慶應義塾大学講師・医学部産婦人科学教室
湯本啓太郎	ミオ・ファティリティ・クリニック生殖医療部・チーフ
吉田　淳	木場公園クリニック・院長
脇本　裕	兵庫医科大学講師・産科婦人科学教室
渡邉英明	神奈川レディースクリニック培養室・室長
渡辺浩彦	醍醐渡辺クリニック・院長

序

　不妊症の専門書を一通り勉強しても，実際に患者さんから出てくる質問・疑問に対したときにどう答えようか考えてしまうことは，決して少なくないと思います．しかし，不妊に悩む患者さんが知りたいと思う疑問は，実はそれほど多岐にわたっているわけではありません．本書は，患者さんがよくいだく不妊についての疑問を，Q&A形式でまとめています．

　不妊の患者さんたちの訴えは様々ですが，大きく2つに分かれると思います．
　ひとつは，これから自分が受ける治療が痛くないのか，起こりうる副作用はどんなもので，どれくらいの頻度で，何に気をつけていればよいのか，という自分（と生まれてくる赤ちゃん）を守るために必要な「副作用」についての知識です．
　もうひとつは，不妊にはどんな治療があって，ほんとうのところどれがどのくらい有効なのか，という治療選択のための知識です．
　そこで本書ではまず，自分や赤ちゃんのことで患者さんが何を心配するべきか，また患者さんが身を守るためにどのようなことに気をつけたらよいかについて，「2. 不妊治療を開始する前に」として副作用や，体外受精で生まれたこどもが健康かどうかについて概観する一章をもうけました．加えて，不妊治療の間に患者さんが病院で出会う医師・看護師以外の，胚培養士，カウンセラーといった職種についても，「不妊治療にかかわる人たち」としてわかりやすく解説し，誰がその疑問についての仕事をしているかを解説しています．
　さらに個々の不妊治療についても，膨大な情報の中から必要な部分を抜き出して，エビデンスに基づいた事実と，エビデンスはないが将来有望となるであろう技術をできるだけ分けて解説し，患者さんにも理解できる平易な言葉で表すようにしました．
　本書は生殖医療専門医の方たちはもちろん，講習会に何度も参加して不妊についてきちんと勉強したはずなのに，いざ患者さんと向き合うとうまく説明をすることができないと悩む医師・看護師の方に，ちょうど縦糸と横糸のように，知識を臨床で使えるように頭の中で整理し，深めることができるよ

うにと考えました．

　一方，不妊専門ではない産婦人科あるいは他科の医師や，看護師・胚培養士・カウンセラー，あるいはインターネットで様々なことを調べたがどれが本当かわからないと悩む患者さんでも，出てきた疑問をQ&Aから見つければ，一通りの知識が得られ，その伝え方もわかるようにしたつもりです．

　さらにQ&Aはある程度体系的に並んでいますので，飛ばし飛ばしでも通読していただければ，現代の不妊症の最新知識を概観することができると思います．

　本書が，不妊を勉強して臨床に役立てたいと考えている医療者の方たち，あるいはご夫婦の助けに少しでもなれば，望外の幸せです．

2019年2月吉日

久慈直昭，京野廣一

目次

1章 不妊治療を開始するポイント

- **Q1** いつ病院を受診すればいいのでしょうか? ……… 2
- **Q2** 不妊はどうして起こるのですか? ……… 4

2章 不妊治療を開始する前に

- **Q3** 一般不妊治療では,男性・女性の副作用として何を考えればいいのですか? ……… 8
- **Q4** 体外受精治療では,男性・女性の副作用は何を考えればいいのですか? ……… 11
- **Q5** 不妊症治療には,どんな負担があるのでしょうか? ……… 14
- **Q6** 不妊治療がつらくなったらどうすればよいですか? ……… 17
- **Q7** 不妊治療(含む生殖補助医療)で生まれた子どもに病気は多くなりませんか? ……… 19
- **Q8** 一般不妊治療と生殖補助医療の成功率はどの程度ですか? その理由は? なぜ最初から体外受精をしてはいけないのですか? ……… 23

3章 不妊治療における一般的な検査と治療

- **Q9** 病院ではどのような人たちが不妊治療にかかわっているのでしょうか? ……… 27
- **Q10** 不妊症の検査はどんな順番で行いますか? ……… 29
  - **column** 高齢不妊の取り扱い ……… 31
- **Q11** 不妊で行う内視鏡検査はどの程度安全ですか? ……… 33
- **Q12** 排卵はどうして起こるのですか? ……… 35
- **Q13** 排卵があるかどうかはどうしてわかるのでしょう? 基礎体温や超音波検査では何がわかるのですか? ……… 38
- **Q14** 採血で何をみていますか? ……… 40
- **Q15** 生理不順はどうして起こるのですか? ……… 42
- **Q16** 無月経や生理周期が長い場合の治療法は? ……… 44
- **Q17** 無月経で治療がむずかしい場合は? ……… 47
  - **column** 早発卵巣不全の治療可能性 ……… 50
- **Q18** 多嚢胞性卵巣症候群はどんな病気ですか? ……… 52

Q19	排卵誘発剤はどうして効くのですか？ 56
Q20	クロミッド，レトロゾールはどうして効果があるのですか？ 57
Q21	hMGとは，どのような薬ですか？ 60
Q22	遺伝子組換え型FSHとは，どんな薬ですか？ 62
Q23	hCG，GnRHaの作用は？ 65
Q24	卵巣過剰刺激症候群はどんな病気ですか？ 67
Q25	プロラクチンが高いと，どうして不妊になるのですか？ 69
Q26	卵管の一般検査とその臨床的意義は？ 72
Q27	子宮卵管造影検査の異常所見とその意義，副作用は？ 74
Q28	クラミジア検査の結果はどう考えたらよいですか？ 78
Q29	腹腔鏡検査で何がわかりますか？ 副作用はありますか？ 80
Q30	卵管鏡下卵管形成術とは，どんな治療ですか？ 82
Q31	卵管因子の手術療法とは何ですか？ 86
Q32	セックスができないときには，どうしたらいいのでしょうか？ 87
Q33	精子はいるけれど強くない場合には，泌尿器科を受診したほうがよいのですか？ 91
Q34	精子はどうやってつくられるのですか？ 93
Q35	精液検査と妊娠可能な範囲は？ 95

column 精子機能検査 98

Q36	乏精子症，精子無力症とは？ 人工授精はどんな治療ですか？ 102
Q37	無精子症とは？ 104
Q38	男性不妊の治療は，いつ次の段階を考えればいいのでしょうか？ 107
Q39	精巣からどうやって直接精子をとるのですか？ 109
Q40	無精子症や男性不妊は遺伝するのですか？ 111
Q41	フーナー検査で何がわかりますか？ 113
Q42	抗精子抗体とは，どのようなものでしょうか？ 117
Q43	原因不明不妊症とは？ その原因には何が多いのですか？ 120

column 女性の性機能障害 123

Q44	着床が起こるにはどんな条件が必要ですか？ 128
Q45	MRIの検査でわかることは？ 130
Q46	子宮鏡検査と子宮内膜ポリープの関係は？ 132

Q47	何歳まで妊娠できますか？ ……… 135
Q48	卵巣年齢とは何ですか？ ……… 137
Q49	受精卵染色体が正常でも， 受精卵の原因で妊娠できないことがあるのでしょうか？ ……… 140
Q50	子宮内膜症だと不妊になりますか？　それはどうしてですか？ 内膜症の不妊治療法は？ ……… 143
Q51	子宮筋腫がある場合，手術と採卵どちらを優先すればよいかと 聞かれたときにどう答えたらよいですか？　cineMRIの研究から どのような筋腫を妊娠のために手術すべきでしょうか？ ……… 146
Q52	子宮腺筋症だと不妊になりますか？　それはどうしてですか？ ……… 149
Q53	子宮内膜増殖症とはどのような病気ですか？ ……… 152
Q54	甲状腺の病気は不妊と関係がありますか？ ……… 154

column 精神疾患と不妊 ……… 156

4章　生殖補助医療

Q55	どういう人が体外受精を受けるのですか？ ……… 159
Q56	体外受精では，なぜたくさんの薬を使う必要があるのでしょうか？ ……… 161
Q57	どのようにして卵子を増やすのですか？ 女性の身体に負担はないのでしょうか？ ……… 163
Q58	卵子を増やすために薬はどのように使いますか？ ……… 165

column LHの必要性 ……… 168

Q59	agonistやantagonistとは何ですか？ ……… 170
Q60	卵巣を刺激する方法の使い分けは，どう考えればいいですか？ ……… 171
Q61	自然周期，mild-stimulationとは，どのような治療ですか？ 自然周期で採卵をしないのはなぜですか？ ……… 174
Q62	調節卵巣刺激の副作用にはどんなものがありますか？ 1回に何個もとって，卵子は早くなくならないのでしょうか？ ……… 176
Q63	採卵手術では，どんなことをするのですか？ ……… 177
Q64	卵胞がみえているのに さしても卵子がとれない（空胞）理由は何ですか？ ……… 180
Q65	卵子が成熟しているとは，どんなことをいいますか？ 元気な卵子はどうやって見分けるのでしょうか？ ……… 182
Q66	採取した精液はどうやって卵子と受精させますか？ ……… 185

Q67	どんなときに精巣から精子を回収するのでしょうか？	187
Q68	精子と卵子はどのようにして一緒になりますか？	188
	column 受精法の工夫（特に顕微授精の受精率を高めるために）	191
Q69	受精したことはどうしてわかるのでしょうか？ 受精の異常にはどのようなものがありますか？	193
Q70	rescue ICSI とは何ですか？	195
Q71	卵子の活性化法とは何ですか？	197
Q72	とれた卵子のどの程度が育つものなのでしょうか？ なぜ育たない卵子がとれてしまうのですか？	200
Q73	胚はどうやって培養されていますか？ 胚の培養液とはどのようなものですか？	202
Q74	胚のグレードとは何ですか？	204
	column 若年低 grade 胚	212
Q75	動画（タイムラプス）で何がわかるのですか？	215
Q76	胚移植ではどんなことをしているのですか？	219
Q77	胚移植をした後，生活ではどんな注意が必要ですか？	221
Q78	なぜ1つしか胚をもどさないのですか？	223
Q79	補助孵化療法（assisted hatching）とはどのようなものですか？	225
Q80	着床しやすさを調べたり， 着床率を上げたりする方法が本当にあるのですか？	227
Q81	体外受精のとき，採卵後の薬はどうして必要なのですか？	230
Q82	受精卵はどうやって凍結するのですか？	231
Q83	凍結した受精卵を子宮へ戻すときには， どのような薬を何のために使いますか？	235
Q84	受精卵は一旦凍結してから戻したほうがよいのでしょうか？	238
Q85	体外受精ではいつ，どのようにして， 妊娠を判定するのがよいのでしょうか？	243
Q86	体外受精で妊娠した場合の注意点は？	244

5章　反復着床不成功の原因と治療終結

Q87	男性の年齢が上がると，妊娠しにくくなるのでしょうか？ 生まれてくる子どもへの影響は？	248

- Q88 女性の年齢が上がると，妊娠しにくくなるのでしょうか？生まれてくる子どもへの影響は？ ……251
- Q89 受精卵にはどのくらい染色体異常が起きるのですか？ ……254
- Q90 PGSはどのような技術で，何が問題なのですか？ ……256
- Q91 どんな人がPGDを必要とするのですか？ ……260
- Q92 染色体異常がない受精卵を移植しても着床しないとき，子宮側の原因はあるのでしょうか？ ……263
  - column 生化学妊娠流産，反復流産 ……267
- Q93 不妊治療や体外受精は何回くらいやったら，あきらめたほうがいいのでしょうか？ ……269

6章 不妊治療とサプリメント・代替医療・生活習慣

- Q94 ビタミン・サプリメントは不妊に効果がありますか？ ……272
- Q95 健康食品は不妊に効果がありますか？ ……275
  - column 不妊治療における酸化ストレスの影響 ……280
- Q96 ホメオパシーは不妊に効果がありますか？ ……283
- Q97 漢方・東洋医学は不妊に効果がありますか？ ……285
- Q98 レーザー治療は不妊治療に効果がありますか？ ……286
- Q99 ミトコンドリア移植は体外受精の妊娠率や生産率を上げるのでしょうか？ ……288
- Q100 ダイエットや運動は不妊治療に効果があるのですか？ ……290
- Q101 喫煙（男女）と不妊は関係ありますか？ ……292
- Q102 アルコールと不妊・不育には関係がありますか？ ……293
- Q103 ストレスと不妊・不育の関係は？ ……295

7章 配偶子提供・代理懐胎

- Q104 AIDはどういう治療ですか？ 何に気をつけなければなりませんか？ ……300
- Q105 卵子提供はどういう治療ですか？ 何に気をつけなければなりませんか？ ……302
- Q106 代理懐胎はどういう治療ですか？ 何に気をつけなければなりませんか？ ……304

8章 妊孕性温存法

- **Q107** 様々な化学療法で，どの程度精子や卵子はなくなるのでしょうか？ なくなった場合は治療法があるのですか？……310
- **Q108** 精子はどのようにして凍結するのですか？……312
- **Q109** 卵子はどのようにして凍結するのですか？……314
- **Q110** 卵巣はどのようにして凍結するのですか？……317
- **Q111** 精子や卵子・胚はいつまで凍結できるのですか？……319
- **Q112** 若いときに卵子を凍結するほうがいいのでしょうか？……321

9章 その他，不妊治療にかかわる規制・法律など

- **Q113** 不妊治療に関係する法律はありますか？……326
- **Q114** 不妊治療はどのようにして自主規制されているのですか？……328
- **Q115** 不妊治療をした後の妊娠で気をつける点は？……330
- **Q116** 出生前検査とは何ですか？……332
- **Q117** 妊娠する前・後で必要なサプリメントは？……335
- **Q118** 精子や卵子をつくる治療はどこまで進んでいるのでしょうか？……338
- **Q119** ゲノム編集とはどういう技術ですか？ どんな課題点があるのですか？……341
- **Q120** なくなってしまった子宮を移植することはできないのでしょうか？……345

10章 不育症の原因と治療

- **Q121** 流産を繰り返す染色体異常は？……350
- **Q122** 流産を繰り返す血液異常は？……354
- **Q123** 流産を繰り返す子宮奇形は？……357
- **Q124** 流産を繰り返す内分泌異常は？……359
- **Q125** 頸管無力症とは何ですか？……361

索 引……365

略語一覧

AFC	胞状卵胞数	antral follicle count
AEH	子宮内膜異型増殖症	atypical endometrial hyperplasia
AH	補助孵化	assisted hatching
AI	アロマターゼ阻害剤	aromatase inhibitor
AIH	人工授精	artificial insemination with husband's sperm
AMH	抗ミュラー管ホルモン	anti-Mullerian hormone
ART	生殖補助医療	assisted reproductive technology
BMI	ボディマス指数	body mass index
CC	クエン酸クロミフェン	clomiphene citrate
CE	慢性子宮内膜炎	chronic endometritis
c-IVF	通常の体外受精	conventional IVF
COC	卵丘細胞卵子複合体	cumulus oocyte complex
COS	調節卵巣刺激	controlled ovarian stimulation
E_2	エストラジオール	estradiol
EC	子宮内膜癌	endometrial cancer
ED	勃起障害・勃起不全	erectile dysfunction
EIN	類内膜上皮内腫瘍	endometrioid intraepithelial neoplasia
ER	エストロゲン受容体	estrogen receptor
ERA	子宮内膜着床能検査	endometrial receptivity analysis
ET	胚移植	embryo transfer
FT_3	遊離トリヨードサイロニン	free triiodothyronine
FT_4	遊離サイロキシン	free thyroxine
FSD	女性性機能障害	female sexual dysfunction
FSH	卵胞刺激ホルモン	follicle stimulating hormone
FT	卵管鏡下卵管形成術	falloposcopic tuboplasty
GnRH	性腺刺激ホルモン放出ホルモン	gonadotropin releasing hormone
hCG	ヒト絨毛性性腺刺激ホルモン	human chorionic gonadotropin
hMG	ヒト閉経後(期)尿性ゴナドトロピン	human menopausal gonadotrophin
HSG	子宮卵管造影検査	hysterosalpingography
HZA	ヘミゾナアッセイ	hemizona assay
IBT	イムノビーズテスト	immunobead test
ICSI	顕微授精	intracytoplasmic sperm injection
IGF	インスリン様成長因子	insulin-like growth factors
IUI	子宮内人工授精	intra-uterine insemination
IVA	卵胞活性化療法	*in vitro* activation
IVF	体外受精	*in vitro* fertilization
LH	黄体形成ホルモン	luteinizing hormone
LUF	黄体化未(非)破裂卵胞(症候群)	luteinized unruptured follicle
M I		metaphase1
M II		metaphase2
NSAIDs	非ステロイド性消炎鎮痛薬	non-steroidal anti-inflammatory drug
OHSS	卵巣過剰刺激症候群	ovarian hyperstimulation syndrome
P_4	プロゲステロン	progesterone
PCOS	多嚢胞性卵巣症候群	polycystic ovary syndrome
PCT	性交後検査	postcoital test
PDE5		phosphodiesterase type5
PGT-A	着床前診断	preimplantation genetic testing for aneuploidy
PID	骨盤内炎症性疾患	pelvic inflammatory disease
POI	早発卵巣不全	premature ovarian insufficiency

略語一覧

POF..........早発卵巣不全　premature ovarian failure
PRL..........プロラクチン　prolactin
RCT..........ランダム化比較試験　randomized controlled trial
rFSH.........遺伝子組換え卵胞刺激ホルモン　recombinant FSH
SCH..........潜在性甲状腺機能低下症　subclinical hypothyroidism
sERC.........滑面小胞体凝集塊　smooth endoplasmic reticulum cluster
SERM.........選択的エストロゲン受容体モジュレーター　selective estrogen receptor modulator
SIT..........精子不動化試験　sperm immobilization test
TESE.........精巣内精子採取術　testicular sperm extraction
Tg...........サイログロブリン　thyroglobulin
THL..........経腟腹腔鏡　transvaginal hydrolaparoscopy
TPO..........甲状腺ペルオキシダーゼ　thyroid peroxidase
TRH..........甲状腺刺激ホルモン放出ホルモン　thyrotropin-releasing hormone
TSH..........甲状腺刺激ホルモン　thyroid stimulating hormone
TVUS.........経腟超音波検査　transvaginal ultrasonography
UAE..........子宮動脈塞栓術　uterine arterial embolization
VAS..........ビジュアルアナログスケール　visual analogue scale

不妊治療を開始するポイント

Q1　いつ病院を受診すればいいのでしょうか?……2
Q2　不妊はどうして起こるのですか?……4

Q1 いつ病院を受診すればいいのでしょうか？

　一般的には子どもをつくろうと思ってから1年，ただしなにか不妊となりうる原因があったり，女性が35歳以上の場合は6か月で病院を受診するのが合理的である．この期間は，「何らかの治療をしなければ妊娠が成立不可能な病態」が診断できないために，便宜的に使用されるひとつのめやすである．

■ 不妊症の定義

　不妊症とは，「カップルが挙児を希望しているが，医学的な介入がなければ妊娠が成立しない状態」のことである．言い方を変えれば，妊娠するためには医学的治療をしなければならない状態であり，本来は期間に依存しない（例えば，ウイルス肝炎かどうかは，血液検査で陽性か陰性か，2つに1つであり，陽性であれば直ちに治療が開始されるであろう）．しかし実際の臨床では，両側卵管閉鎖や無精子症など特殊な場合を除き，妊娠成立できるかどうか，すぐには診断がつかないことがほとんどである．

　日本産科婦人科学会の最新の用語集では，不妊症とは「生殖年齢の男女が妊娠を希望し，ある一定期間，避妊することなく通常の性交を行っているのにもかかわらず，妊娠の成立をみない場合．その一定期間については1年というのが一般的である．なお妊娠のために医学的介入が必要な場合はその期間を問わない」と定義されている[1]．日本だけではなく，WHO（世界保健機関）でもこの期間について1年としている[2]．

■ 「不妊期間」の意義

　一見健康にみえる正常性周期をもつ女性が例えば結婚後1か月で外来を訪れたとき，そのカップルが不妊症かどうかを判別することは非常に難しいであろう．しかし実際にはそのカップルは，受診した時点でも治療をしなくても近いうちにいつか妊娠に至るか，あるいはいつまでも妊娠成立しないかの，どちらか2つに1つである．

　ある報告では健康な男女が性交を開始してからの周期当たりの妊娠率は2周期目までは30％と高いが，3周期目には17％，6周期目で8％と10％を切り，10周期目以降は3％以下となるという[3]．この報告などをもとにして，妊娠しようと思った夫婦の妊娠率が，1〜2周期では30％，3〜5周期では20％，6〜9周期では10％，10〜12周期では5％の集団を考えてみよう（表1）．このモデルでは1年たって妊娠していない人数は100人中14.1人である．この集団のカップルが1回性交を行ったときには30人が妊娠し，70人は妊娠しない．このとき，妊娠しなかった群70人中，1年妊娠しない症例は14.1人であるから，この群が1年たっても妊娠していない確率は

表1　性交周期数と妊娠率

周期	0	1	2	3	4	5	6	7	8	9	10	11	12
妊娠率		30%	30%	20%	20%	20%	10%	10%	10%	10%	5%	5%	5%
妊娠数		30.0	21.0	9.8	7.8	6.3	2.5	2.3	2.0	1.8	0.8	0.8	0.7
非妊娠数	100.0	70.0	49.0	39.2	31.4	25.1	22.6	20.3	18.3	16.5	15.6	14.9	14.1
不妊である確率	14%	20%	29%	36%	45%	56%	63%	69%	77%	86%	90%	95%	100%

表2　米国不妊学会の定義（2013）

不妊症とは，適切でタイミングのとれた性交渉（または提供精子を用いた人工授精）を12か月以上行っても妊娠に至らない疾患である．（不妊と関連のある）疾病や身体所見，あるいは女性パートナーが35歳以上で6か月以上妊娠に至らない場合，より早期の検査・治療は正当と考えられる．

20％となる．この「不妊である確率」は，このモデルでは6周期で妊娠していない群では，63％となる．つまり結婚して6か月妊娠しなかった場合，半数以上がその後6か月たっても妊娠成立しない．

　特に女性の年齢が35歳以上，あるいは40歳以上の患者などでは，6か月で妊娠が成立しない場合，1年まで待って不妊と診断するまでの6か月間に女性側の卵子が年齢による妊孕性喪失を起こす危険性も高くなる．このような理由で，米国不妊学会は明らかな不妊原因が既往歴や診察所見から認められる場合，あるいは35歳以上の女性が6か月たっても妊娠しない場合には検査・治療を始めることは許容できるとしている（表2）[4]．

　ただしこの米国不妊学会の勧告では，1年という期間を過ぎていれば自動的に不妊症なので治療をしなければならない，というものではなく，患者の希望や，医療施設が提供できる医療資源を考慮して，これ以外の治療開始時期も考慮されうると付記している．このようなコメントがあることは，1年以上経過してから自然妊娠する症例や，35歳以上で6か月以上たってから妊娠する症例が存在することから，この期間設定があくまでリスクとベネフィットのバランスのうえに立っていることをよく表している．

「適切でタイミングのとれた性交渉」

　不妊期間を尋ねたとき，来院した多くの患者は「夫婦間で性交渉はしていましたが，これまではタイミングをきちんと合わせていたわけではないので」と訴え，まずタイミング指導を希望する．しかし健康な男女が性交を行ったときの妊娠率は，排卵日，排卵前日，前々日はほとんど妊娠率に差がなく，排卵日の5日前まで妊娠の可能性がある[5]．したがって，不妊症である可能性が高い患者に対して，いたずらにタイミングのみの治療を続けることは，卵子妊孕性の消失のリスクを高めることになりかねない．

引用・参考文献
1) 日本産科婦人科学会編：産科婦人科用語集・用語解説集　改訂第4版．日本産科婦人科学会，2018
2) Zegers-Hochschild F, et al: The International Committee for Monitoring Assisted Reproductive Technology (ICMART) and the World Health Organization (WHO) Revised Glossary on ART Terminology, 2009. Fertil Steril, 92: 1520-1524, 2009
3) Zinaman MJ, et al: Estimates of human fertility and pregnancy loss. Fertil Steril, 65: 503-509, 1996
4) Practice Committee of American Society for Reproductive Medicine: Definitions of infertility and recurrent pregnancy loss: a committee opinion. Fertil Steril, 99: 63, 2013
5) Wilcox AJ, et al: Timing of sexual intercourse in relation to ovulation. Effects on the probability of conception, survival of the pregnancy, and sex of the baby. N Engl J Med, 333: 1517-1521, 1995

（久慈直昭，伊東宏絵，西洋孝）

不妊はどうして起こるのですか？

不妊症の原因は3つのタイプ（体内における受精障害，精子・卵子の妊孕性消失，子宮・母体側の異常）に分けられる．これは体外受精という有効な治療法が普及したためである．

● 体内における受精障害（図1）

体内に妊娠できる力をもつ精子や卵子が存在する，あるいは産生可能であるが，なんらかの原因により女性体内において精子と卵子が出会って受精が起こらないことによって妊娠が成立しない病態である．

この病態単独で，後述の病態がない場合，生殖補助医療（ART）を用いることにより速やかに妊娠は成立する．さらにこの中には，ART以外の方法で治療可能な症例と，治療できない症例がある．

この病態は不妊の原因としては最も頻度が高く，以下のような病因が含まれる．

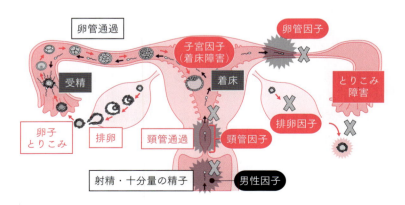

図1　体内での受精障害

1. 男性不妊

　　男性側の問題によって，授精の場である卵管膨大部に（授精するのに）受精能力をもった精子が十分量到達しないことによって起こる．

　　男性不妊はその障害部位によって，精子を産生する指令系統（視床下部・下垂体性，あるいは pre-testicular），精子を産生する精巣そのもの（精巣性，あるいは testicular），そして産生された精子が女性の体内に到達する過程（精路の障害および射精障害など，post-testicular）に分けられる．第一の視床下部下垂体に問題がある場合はホルモンを補充することによって，第三の到達過程に問題がある場合は精路手術，精巣内精子採取術（TESE）や人工授精・ART によって治療される．しかし第二の精巣での精子産生機構に問題がある場合，原因が精索静脈瘤など特殊な場合を除いては，有効な根本的治療法がないため，少ない，あるいは運動性の低い精子を用いた人工授精（AIH）や ART が治療法となる．

2. 排卵因子

　　受精可能な成熟卵子が排卵されないことによる不妊症である．

　　排卵因子は，視床下部・下垂体から適切な卵子産生のメッセージが届かない（視床下部・下垂体性）の他に，おそらく卵巣に内因性の問題が存在する多嚢胞性卵巣症候群（PCOS），高プロラクチン血症，早発卵巣不全などが含まれる．

　　原因に応じて排卵誘発剤，あるいはドパミンアゴニスト製剤などが治療に用いられる．

3. 卵管因子

　　精子を卵子と受精させる卵管の機能（卵管通過）が障害されて起こる不妊症である．

　　クラミジアをはじめとする骨盤内感染症によって卵管が閉塞あるいは内腔癒着を起こしたり，外的要因（子宮内膜症，子宮筋腫，骨盤内癒着）によって卵管の動きが障害されて起こる．

　　卵管閉塞では卵管吻合術や卵管鏡下卵管形成，外的要因に対しては癒着剝離術などが行われるが，無効な場合は ART の適応である．

4. 頸管因子・免疫因子

　　子宮頸管粘液の性状あるいは子宮頸管中に分泌される抗精子抗体により，精子が子宮頸管を通過することが困難となって起こる不妊症である．

　　AIH，あるいは ART の適応である．

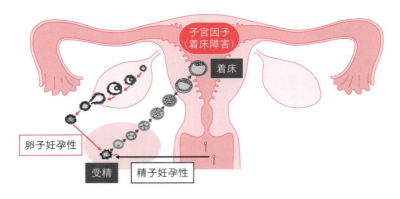

図2 精子・卵子妊孕性喪失と子宮因子

5. 原因不明不妊症

　一般的な不妊検査を行っても，原因がみつからない場合を原因不明不妊という．
　様々な原因が含まれるが，卵巣から排卵された卵子が，卵管内に取り込まれる過程が障害される（取り込み障害）などがその原因として考えられている．

■ 精子・卵子の妊孕性消失（図2）

　精子・卵子のいずれか，あるいは両方に妊娠できない原因があるため，妊娠が成立しない不妊症である．
　無精子症・卵巣不全がこれに含まれるが，臨床的に最も多いのは，加齢によりすべての卵子が個体を発生させる能力を消失した状態である．排卵卵子の少なくとも一部が個体発生能をもっている女性（以下，妊孕性をもっている女性）の割合は，35歳くらいまでは一定であるが，これ以降減少し始め，45歳でほとんどの女性が妊孕性を失う．体内のすべての卵子が妊孕性を消失すると，高度の場合は受精卵が例えば胚盤胞まで発生しなくなったり，たとえ胚盤胞に発生しても染色体異常などの原因で着床，あるいは継続妊娠する力を失ってしまう．
　一旦妊孕性を消失すると，男性・女性とも現在の不妊治療では妊孕性を回復することは不可能で，たとえARTを用いたとしても治療不能となる．

■ 子宮・母体側の異常（図2）

　子宮筋腫，子宮内膜異常などによって着床が妨げられ，妊娠可能な受精卵が子宮内に存在しても妊娠が成立しない病態をいう．

〈久慈直昭，伊東宏絵，西洋孝〉

② 不妊治療を開始する前に

Q3 一般不妊治療では，男性・女性の副作用として何を考えればいいのですか? ……8

Q4 体外受精治療では，男性・女性の副作用は何を考えればいいのですか? ……11

Q5 不妊症治療には，どんな負担があるのでしょうか? ……14

Q6 不妊治療がつらくなったらどうすればよいですか? ……17

Q7 不妊治療（含む生殖補助医療）で生まれた子どもに病気は多くなりませんか? ……19

Q8 一般不妊治療と生殖補助医療の成功率はどの程度ですか？ その理由は？ なぜ最初から体外受精をしてはいけないのですか? ……23

Q3 一般不妊治療では，男性・女性の副作用として何を考えればいいのですか？

■ 女性の副作用

1. 検査に伴う合併症

1）骨盤内感染

子宮卵管造影検査(HSG)や子宮内人工授精法(IUI)など，子宮内に逆行性に液体を注入する場合は，腟からの感染を想定して，適宜，洗浄や消毒，抗菌薬の予防的内服を行う必要がある．特に，骨盤内炎症性疾患(PID)の既往や子宮内膜症性嚢胞を有する患者には注意する．

2）迷走神経反射

管を子宮内や子宮頸管内に挿入する場合には，痛み刺激による迷走神経反射(気分不良，冷汗，徐脈，血圧低下など)が発生する可能性があるため，安全に留意して慎重に処置を行う．

迷走神経反射が起こった場合には，転倒やそれに伴う頭部打撲に注意し，臥位にてバイタルと症状を観察し，必要に応じて補液を行ったり，症状が強く緑内障を合併していない症例に対しては，アトロピン硫酸塩1アンプルを筋注する．

3）甲状腺機能異常

子宮卵管造影検査の造影剤はヨードが含まれているため，甲状腺機能異常を有する患者には悪影響を及ぼす可能性がある．甲状腺機能亢進症だけではなく甲状腺機能低下症も一過性に病態が悪化する可能性があるため，甲状腺機能が落ち着いているときにHSGを行い，HSG後も専門医のもとで経過観察を受ける必要がある．

2. 卵巣刺激に伴う合併症

1）多胎妊娠

排卵誘発剤を使用すると，複数の卵胞が発育する場合があり，クロミフェン製剤の多胎率は4.5％と比較的低いが，ゴナドトロピン製剤は20％前後と高率であり，品胎以上の比率も高いため注意が必要である．生殖補助医療(ART)の多胎発生率は原則として移植胚数は1個という制限のため著しく減少しているが，一般の排卵誘発剤治療では複数卵胞が排卵することがあるため，相変わらず一定の割合で多胎妊娠が発生している[1]．

比較的効果の弱い排卵誘発剤を少量から開始し，発育卵胞数を経腟超音波断層法で定期的にモニタリングする必要がある．もし排卵可能だと思われる卵胞径14〜16 mm以上の卵胞を3個以上認める場合は，多胎妊娠を回避するため，タイミング法やIUIを中止とするか，採卵同様の手技で経腟的に卵胞を穿刺し発育卵胞数を減らす必要がある．

2）卵巣過剰刺激症候群（OHSS）

排卵誘発剤の使用により複数の卵胞が発育した場合は，血中エストロゲン濃度が上昇することで血管新生サイトカインであるVEGF（vascular endothelial growth factor）が上昇する．

OHSSの本態は，血管透過性の亢進に伴う血管内からサードスペースへの体液の移動であり，このVEGFがOHSSの病態と最も密接に関連していると考えられている（図1）[2]．抗ミュラー管ホルモン（AMH）が高い多囊胞性卵巣症候群（PCOS）患者や若年女性にゴナドトロピン製剤を使用する場合は注意が必要である．クロミフェン製剤でもOHSSが起こる場合がある（表1, 2）．

3）血栓塞栓症

血栓塞栓症は，上記OHSSの最も注意すべき合併症である．患者の血栓性素因（40歳以上の高齢，肥満，喫煙歴，抗リン脂質抗体，血液濃縮など）を評価し，可能な限り予防策を講じることが望ましい．動脈血栓症・頭頸部上肢の静脈血栓症の頻度が高い．頭頸部静脈血栓症ではOHSSの重症度はそれほど高くなく，OHSSが改善傾向を示す遅い時期に発症する．また，ほとんどの症例が妊娠している．動脈血栓症はOHSS重症例に多く，発症日は極めて早いことが挙げられる．血液の濃縮が著明（Ht：45%以上，WBC：15,000/μl以上），D-dimerの上昇やAT Ⅲの低下を認めた場合には，十分な

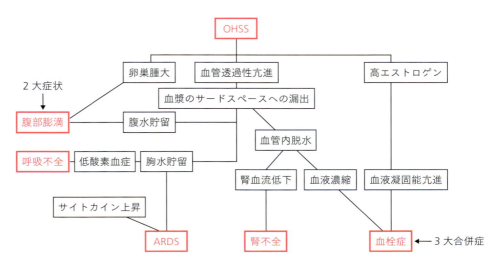

図1　OHSSの病態

表1 OHSSの発生頻度

PCOS症例におけるOHSS	
クロミフェン＋hCG	3.2%
hMG＋hCG	71.6%
FSH＋hCG	64.1%
GnRHa＋hMG＋hCG	67.5%
GnRHa＋FSH＋hCG	73.2%
入院を必要としたOHSS	
クロミフェン	0.02%
ゴナドトロピン	1.74%

〔1993年, 1996年 日産婦生殖内分泌委員会〕

表2 OHSSの重症度分類

	軽症	中等症	重症	最重症
卵巣腫大	6〜8 cm	8〜12 cm	>12 cm	
腹水	—	少量〜中等量	多量	非常に多量
胸水	—	—	—〜＋	—〜＋
ヘマトクリット	軽度上昇	40〜45%	>45%	>55%
白血球数	正常	軽度増加	>15,000	≧25,000
血清クレアチニン	正常	正常	1.0〜1.5 mg/dl	≧1.6 mg/dl
CCr	正常	正常	≧50 ml/分	>50 ml/分
尿量	正常	軽度減少	乏尿	高度乏尿
低蛋白血症	—	軽度	高度	高度
			肝機能障害 全身浮腫	腎不全 血栓塞栓症

〔Navot, et alの分類(1992)を一部改変した日母分類〕

補液だけではなく抗凝固療法を考慮する．凝固学的検査あるいは症状・理学所見で血栓症が疑われた場合は，MRI，CT，超音波検査，血管造影検査を手配する，あるいは専門医に相談する[3]．

4）排卵誘発剤の副作用

上記のように排卵誘発剤は複数の卵胞を発育させることがあり，OHSSや多胎妊娠のリスクがある．クエン酸クロミフェンは，抗エストロゲン作用を有する排卵誘発剤であるため，子宮内膜の菲薄化や頸管粘液の産生抑制をきたす．また，副作用として，虚血性視神経症や霧視などの視覚症状，頭痛，肝機能障害などが挙げられる[4]．

男性の副作用

1. 治療薬剤の合併症

1）クエン酸クロミフェン

ニキビ(20%)，多血症・血栓症，肝機能障害，脱毛(5%未満)．

2）勃起不全治療薬

ほてり，頭痛，消化不良，心筋梗塞，視力低下など．
副作用が出現した場合は投与を中止し，症状が強ければそれぞれ専門医に紹介する．

参考文献
1) 苛原稔, 青野敏博：多胎妊娠. 吉村泰典(編)：不妊・不育, 中山書店, pp. 383-395, 1998
2) 福田淳：4. 不妊症. 日産婦誌, 61：N495-N500, 2009
3) 厚生労働省：重篤副作用疾患別対応マニュアル 卵巣過剰刺激症候群(OHSS). 2011
4) 寺元章吉：排卵誘発アップデート クロミフェンを用いた排卵誘発の実際. 産婦の実際, 55：901-911, 2006

（蔵本武志）

Q4 体外受精治療では，男性・女性の副作用は何を考えればいいのですか？

■ 女性の副作用

1. 卵巣刺激周期における合併症

1）身体症状

排卵誘発剤の使用による複数卵胞発育に伴う卵巣過剰刺激症候群（OHSS）症状（下腹部の緊満感，下腹部痛），嘔気，乳房の張り，頭痛，ほてり，イライラ，視覚症状（目のかすみ）など．OHSS症状は，特に若年のやせ型の多嚢胞性卵巣症候群（PCOS）の女性に強く現れる．

2）アレルギー

頻度はまれであるが，薬剤アレルギーを起こす可能性がある．遺伝子組換え卵胞刺激ホルモン（rFSH）製剤は尿由来のFSH製剤と排卵誘発効果に差はなく薬価も高いが，不純物を含まないためアレルギーが少ない．

2. 経腟超音波下採卵の合併症

1）麻酔による合併症

静脈麻酔または非ステロイド性消炎鎮痛薬（NSAIDs）坐剤，局所麻酔（傍頸管ブロック）が主である．静脈麻酔はプロポフォールが多く用いられているが，注入時の血管痛，嘔気・嘔吐のほか，呼吸抑制や血圧低下，徐脈などの重篤な副作用を認めることがあるため投与量に注意し，投与時は必ず経皮的酸素モニタリングを行う．副作用が起こった場合は，酸素投与等，適切な処置を行う．プロポフォールに加えて鎮痛作用のあるペンタゾシンを併用する場合が多い．

局所麻酔は，0.5または1％リドカインが用いられることが多く，局所麻酔アレルギーの既往確認および局所麻酔中毒に注意が必要である．

投与量に注意し，穿刺針が血管に入っていないか，逆血の有無を必ず確認する．局所麻酔中毒の症状としては，中枢神経系の症候（舌，口唇のしびれ，金属様の味覚，多弁，呂律困難，興奮，めまい，視力，聴力障害，ふらつき，痙攣など），心血管系の症候（高血圧，頻脈，心室性期外収縮，洞性徐脈，伝導障害，低血圧，循環虚脱，心静止）である．局所麻酔中毒が疑われた場合は局所麻酔薬の投与を中止し，補液，酸素投与，痙攣が現れた場合はベンゾジアゼピンの投与を行う．血圧・心拍が不安定な場合はプロポフォールは使用してはいけない．

2）腟壁出血

　軽微な出血も含めると 8〜18％ に認められ，採卵による合併症では最も多いと考えられる[1]．しかし，多量出血はまれで，ほぼ圧迫止血で止血が可能である．2 時間を超える圧迫止血を要する症例は 0.1％，腟壁より 100 ml を超える出血を認めた症例は 0.8％ と報告されている[2]．

　現在では，さらに採卵針の細径化と先端形状の進化が進められている．

3）腹腔内出血

　採卵による卵胞穿刺部位からの出血は避けられないが，重篤な腹腔内出血をきたすことは 0.04〜0.22％ と非常にまれである[3]．しかし，止血のために開腹手術や腹腔鏡下手術を必要とした症例も報告されている．

4）骨盤内感染

　採卵後の骨盤内炎症性疾患（PID）の発症頻度は 0.3〜0.6％ とまれである．リスク因子として，PID の既往，子宮内膜症，虫垂炎破裂の既往，複数回の骨盤内手術の既往が挙げられる．特に子宮内膜症性嚢胞を合併する患者の採卵は，できるだけ子宮内膜症性嚢胞を穿刺しないように注意を要する．ほぼ全例で抗菌薬の予防投与がなされているが，その有効性は確かではない．

　また，付属器（卵巣・卵管）膿瘍に至った場合には抗菌薬治療が行われるが，保存的治療が奏効せずに腹腔鏡手術または開腹手術が必要になる症例もある．特に子宮内膜症性嚢胞合併症例が骨盤内膿瘍を発症すると，約半数に付属器摘出術が必要となっている[4]．PID を完全に予防することは不可能であり，リスク因子を有する患者には，採卵前に十分な説明が必要である．

5）他臓器損傷

　採卵時の血管・腸管・膀胱・尿管の損傷の報告が散見されるが，重篤な他臓器損傷の発生頻度は 0.1％ 程度と非常に低い．

　採卵前に排尿させ，経腟超音波プローブにて左右の外腸骨動静脈を確認して血管を穿刺しないように注意する．可能ならばカラードップラーではじめに血管の位置をチェックするとよい．

　尿路損傷の早期発見のためには，採卵後に排尿してもらい，血尿がないか，尿閉がないかを確認することが望ましい．

3．採卵後の合併症

1）卵巣過剰刺激症候群（OHSS）

　抗ミュラー管ホルモン（AMH）高値で月経初期の胞状卵胞数が多い症例，PCOS で多数の卵胞が発育する症例に発症しやすい．

　ゴナドトロピン製剤の投与量や種類は，患者の卵巣予備能や体重を加味して慎重に

決定する．AMH 高値の PCOS 患者には，基本的に rFSH またはピュア FSH を比較的少量より使用する．発育卵胞数が 20 個以上を超え，血中 E_2 値が 3,000～3,500 pg/ml 以上になった場合は，重症 OHSS になる危険性が高いため，ヒト絨毛性性腺刺激ホルモン(hCG)注射の減量やレトロゾールの併用，コースティングなどを検討する．性腺刺激ホルモン放出ホルモン(GnRH)アンタゴニスト法の場合は，黄体形成ホルモン(LH)サージ惹起のための hCG 注射を GnRH アゴニストに変更することが可能である．全胚凍結を前提とする．

採卵後は，レトロゾール(血中 E_2 値減少)やカベルゴリン(カバサール®，腹水産生抑制目的)の服用，GnRH アンタゴニスト注射(内因性 LH の抑制)を使用し，副作用の軽減を目指す．

2）卵巣茎捻転

OHSS により腫大した卵巣の茎捻転が起こることがあるため，採卵後の卵巣が腫大している時期は激しい運動は避けるように指導するべきである．症状としては，急激に発症した持続性の激しい腹痛，悪心・嘔吐，不正性器出血などである．

3）血栓塞栓症

一般不妊治療の副作用ですでに述べたように，OHSS に伴う血栓塞栓症は，静脈・動脈いずれにも発症するが，動脈塞栓症や頭頸部上肢の静脈血栓症の頻度が高いことが特徴的である．

4．その他の合併症

1）胚移植に伴う合併症

まれに感染を起こす可能性がある．しかし胚移植前の予防的抗菌薬投与は，感染と生殖補助医療(ART)の臨床成績に影響を与えないと報告されており，胚移植前のルーチンの抗菌薬投与は勧められていない．

2）異所性妊娠

凍結融解胚移植の異所性妊娠の発症率は 0.6％であり，新鮮胚移植よりも低い確率であると報告されている．異所性妊娠を増加させる因子として，不妊原因としての卵管因子，卵管結紮術後，喫煙，複数胚移植が挙げられる．

3）多胎妊娠

ART 後の多胎妊娠の増加が問題視され，この対策として，2007 年に日本生殖医学会より，2008 年に日本産科婦人科学会より，34 歳以下で胚移植が 2 回までの場合には，移植個数を 1 個とする勧告が出された．それに伴い，ART による多胎妊娠は減少しており，2013 年のデータでは，新鮮胚移植での多胎生産率は 3.7％，凍結融解胚移植では 3.6％となっている．

ただし，1個の胚移植であっても，多胎妊娠となる確率はART全体では0.9%，胚盤胞移植では1.9%と，自然妊娠の0.4%より高率となることも説明する必要がある．

5. 妊娠に伴うリスクの上昇

ARTでは，妊娠高血圧症症候群，妊娠糖尿病，前置胎盤，常位胎盤早期剝離，分娩前出血，帝王切開分娩，早産，低出生児分娩が増加すると報告されている．

ARTを施行されている患者が年々高齢化しており，すでに内科合併症，子宮筋腫，子宮内膜症などの婦人科疾患を有する症例も多いためであると考えられる．

■ 男性の副作用

1. 精巣内精子採取術（TESE）の合併症

麻酔に伴うアレルギー，術後感染，陰囊血腫(1%以下)．

精巣組織を採取することにより，男性ホルモン分泌の抑制や造精機能の低下は生じないと報告されている．

参考文献
1) Siristatidis C, et al: Clinical complications after transvasinal oocyte retrieval: a retrospective analysis. J Obstet Gynaecol, 33: 64-66, 2013
2) Ludwig AK, et al: Perioperative and post-operative complications of transvaginal ultrasound-guided oocyte retrieval: prospective study of >1000 oocyte retrievals. Hum Reprod, 21: 3235-3240, 2006
3) Nouri K, et al: Severe haematoperitoneum caused by ovarian bleeding after transvaginal oocyte retrieval: a retrospective analysis and systematic literature review. Reprod Biomed Online, 29: 699-707, 2014
4) Somigliana E, et al: Risks of conservative management in women with ovarian endometriomas undergoing IVF. Hum Reprod Update, 21: 486-499, 2015

（蔵本武志）

Q5 不妊症治療には，どんな負担があるのでしょうか？

■ 通院負担と仕事との両立困難

女性の社会進出や，それに伴う晩婚化などにより，働きながら不妊治療を受ける方は多い．不妊治療を受ける女性は，年齢的にも一定の職務経験を積み，職場にとって貴重な存在であるが，不妊治療は，ホルモンや卵胞の大きさで診察日や採卵日が決まり予定が立てにくく，通院負担が生じている[1,2]．不妊体験をもつセルフ・サポートグループFineの調査では，仕事と不妊治療の両立に困難を感じているのは96%，職

場に不妊治療のサポート制度があるのは6%だった．退職を含む何らかの勤務形態変更をしたのが41%で，これを「不妊退職」と呼んでいる[3]．図1[4]より，仕事と不妊治療の両立支援制度は，未だ十分とは言えず，両立に伴う負担は大きい．少子化・人口減少の中，労働力確保の観点からも両立支援は日本の今後の課題であるが，厚生労働省の調査(企業7,909社)でも事業主による不妊治療中の従業員の把握は13%，両立支援制度がないのは70%であった[5]．

両立の工夫として，職場への不妊治療の報告は，かつては，上司が男性で相談しにくいという声も聞かれたが，現在，生殖補助医療(ART)児の割合が19人に1人となり，伝える人は増えている(図2)[4]．一方，職場に伝えても，両立困難となったのは，不妊治療期間が3年以上長期化したケースだった($p=0.021$)[4]．

通院日数の軽減を図るため，現在ではARTの排卵誘発剤や，一般不妊治療の多嚢胞性卵巣症候群(PCOS)の遺伝子組換え卵胞刺激ホルモン(rFSH)製剤投与は，在宅自己注射が可能となっている．医療者側は，自己注射の導入により通院負担の軽減を図ることや，厚生労働省の提案する不妊治療連絡カード[5]を用いて通院の必要性について職場に適切に理解してもらう方法などを，患者とともに考える必要がある．

また，現在，不妊治療と仕事の両立は政府の方針として，働き方改革に盛り込ま

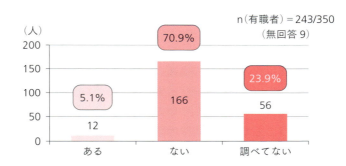

図1　職場(企業)の両立支援制度
Kuramoto Women's Clinic 2016

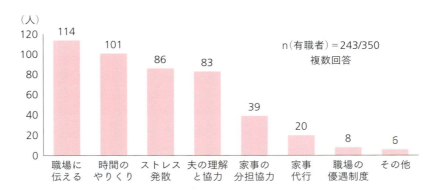

図2　両立のために工夫していること
Kuramoto Women's Clinic 2016

れ，2018年からは不妊治療と仕事の両立支援に取り組む企業が増えてきている[4,5]ことなどの情報提供を行う必要がある．

■ 経済的負担（治療費，交通費）

一般不妊治療は保険（3割負担）が適用されるが，その範囲が限られる治療もあり，場合によっては自費診療となる．治療費はそれぞれの施設により異なるが，ARTは保険の適用外で全額自己負担となる(表1)．また，通院に伴う交通費なども考慮すると患者の経済的負担は大きい．こうした経済的負担への支援として，医療費控除や高額療養費制度，国の特定不妊治療費助成制度がある．医療者側は，これらの制度の適切な情報提供が必要となる．

1. 医療費控除

1〜12月の間で支払った自費の医療費が10万円を超える場合は，税務署に確定申告をすれば医療費控除を受けることができる．また，通院の際にかかった公共交通機関等の交通費も，申請すれば医療費控除により還付される．

2. 高額療養費制度

保険適用の医療費の支払いが高額な負担となった場合，自己負担限度額を超えた額が支給される制度である．不妊症治療では，卵管鏡下卵管形成術（FT）は高額療養費制度の対象となっており，加入している医療保険の保険者に自身で手続きを行い，療養費の申請を行うことで自己負担限度額との差額が支給される．なお，自己負担限度額は個人の所得額に応じて異なる．

表1　不妊治療にかかる費用

一般不妊治療					生殖補助医療（ART）
不妊スクリーニング検査	タイミング法	人工授精（IUI）	卵管鏡下卵管形成術（FT）		
3〜5万円	1〜2万円	1〜3万円	片側：14万円〜 両側：28万円〜		30〜100万円
保険適応（3割負担）一部自費	保険適用（3割負担）	自費 一部の地域では特定不妊治療費助成制度あり	保険適用（3割負担）高額療養費制度の適用		自費（特定不妊治療費助成制度あり）

各施設により異なる．

3. 特定不妊治療費助成制度

不妊治療の経済的負担の軽減を図るため，高額な医療費がかかる配偶者間の体外受精・顕微授精に要する費用の一部を国が助成する制度である．

対象：法律上の婚姻をしている夫婦で治療開始時の妻の年齢が43歳未満
所得制限：730万円（夫婦合算の所得ベース）
助成額：初回30万円，2回目以降7.5〜15万円，精巣内精子採取術（TESE）15万円
通算助成回数：40歳未満6回，40歳〜43歳未満3回
申請先：住民票のある自治体の保健センターなど

参考文献
1) 今中基晴, 他：不妊治療を受ける女性の負担感と就労に関する意識調査（1），身体的負担感・精神的負担感・経済的負担感・時間的拘束感．日本受精着床学会雑誌，29：105-108, 2012
2) 今中基晴, 他：不妊治療を受ける女性の負担感と就労に関する意識調査（2），就労環境と離職・転職を考える．日本受精着床学会雑誌，29：109-113, 2012
3) NPO法人Fine：不妊治療と仕事の両立に関するアンケート調査part2. http://j-fine.jp/prs/prs/fineprs_ryoritsu1709.pdf（2018年6月10日閲覧）
4) 村上貴美子：仕事と不妊治療における両立支援．日本生殖医学会雑誌，62：149(311), 2017
5) 厚生労働省：不妊治療と仕事の両立に係る諸問題についての総合的調査研究事業調査結果報告書（概要）．https://www.mhlw.go.jp/bunya/koyoukintou/pamphlet/30.html（2018年6月12日閲覧）

（蔵本武志）

Q6 不妊治療がつらくなったらどうすればよいですか？

治療開始前に，不妊治療を受けても必ず妊娠できるとは限らないことをはっきり伝える

「希望や期待をもっている患者にあえて言うことはない」「自分は妊娠できると前向きに思わせることが重要」そう考える医療者もいる．患者も自分に都合の悪い情報，考えたくない結果に対する認識は回避したくなる．しかし，すべての患者が妊娠できるわけではないのが現実である．現実的な認識がそもそも歪んでいると，妊娠が成立しなかったときの喪失感が強くなる．医療者だからこそ伝えられる現実である．

少し先までの治療の見通しを伝える

始めようとする治療，その回数，妊娠しなかった場合の次の治療法などを話し，患者が見通しをもって取り組めるようにする．その治療で妊娠しない場合もあるという現実を知るためにも，その後にまだできる治療があるという希望をもつためにも，あ

る程度先までの見通しを伝えることは重要である．

■ 妊娠が成立しなかったときの反応や対処を患者に意識し考えておいてもらう

妊娠判定時の受診の要領についてだけでなく，患者の普段のストレスに対する反応や対処行動，サポート資源について話題にし，必要に応じて，一緒に考えたり，働きかけたり，対処・サポートを強化するようにかかわる．

■ 患者が治療の主役でいられるように意識する

不妊治療はアルゴリズムやガイドラインに則って行われるが，患者の背景や所見は個々に異なり，最善の治療を目指す医療者にとってもチャレンジングである．患者も治療について勉強し，いつでも治療に対する質問や希望があれば言ってよい，気持ちがつらいときは言ってほしいと伝えておき，さらに普段から声をかけるように努めると，患者自身も治療においてもつべき自分の姿勢や役割を意識でき，医療者に相談もしやすくなる．

■ 女性，男性それぞれの苦悩に着目すると同時に，関係性における苦悩にも着目し，患者夫婦が相互理解を深め，互いのサポーターとなれるようにかかわる

夫婦はそもそも子どもをもつ希望の強さや動機が同じではない．不妊症の受け止め方や不妊治療に対する考え方などもそれぞれ異なっている．そこに，妊娠は女性にしか起こらない現象であること，不妊原因が夫婦のどちらかに片寄って存在するなどの不均衡要因が影響する．たとえ2人で決めて始めた不妊治療であっても，実際は，不妊治療や結果にそれぞれに反応し，対処していく．

デンマークの夫婦の不妊治療5年間の経過を追い，その間の対処を調べた結果，女性は治療開始前，1年目，5年目のどの時点でも男性に比べて個人の苦悩が大きいこと，時間経過とともに男女双方の個人の苦悩は小さくなっていく一方で婚姻の苦悩は大きくなっていくこと，行動的回避や受動的回避など回避による対処は男女双方にとって婚姻の苦悩を大きくすること，女性が意味に基づく対処をとることで女性個人の苦悩を小さくし，男女双方にとって婚姻の苦悩が小さくなることがわかった．

また，最近の研究では，男性にも女性同様に心理社会的な情報や医療者との対話，情緒的サポートに対するニーズがあること，妻のサポートや社会的サポートがあることでポジティブな影響を受けることがわかっている．コクランレビューでは，2015年4月までの段階で，エビデンスの質が低いため，不妊治療中の男女に対する心理教育的介入の効果は不確かであると結論づけているが，つらいと訴えられた場合には，男女で異なる反応・対処を前提に，女性だけでなく，男性も対象に含め，看護相

談や心理カウンセリングを通じ，夫婦が互いにサポートし合うための具体的な方略・行動を一緒に考えることはできる．

参考文献
1) Asazawa K, et al: Development of a quality of life causal model for men undergoing fertility treatment. European Society of Human and Embryology, 2018 July 2-5, Barcelona, Spain
2) Martin MV, et al: Male psychological adaptation to unsuccessful medically assisted reproduction treatments: a systematic review. Hum Reprod Update, 22: 466-478, 2016
3) Perterson BD, et al: The longitudinal impact of partner coping in couples following 5 years of unsuccessful fertility treatments. Hum Reprod, 24: 1656-1664, 2009
4) Verkuijlen J, et al: Psychological and educational interventions for subfertile men and women (Review). Cochrane Database of Systematic Reviews 2016, Issue 3. Art. No.: CD011034. DOI: 10.1002/14651858.CD011034.pub2.

（森明子）

不妊治療（含む生殖補助医療）で生まれた子どもに病気は多くなりませんか？

　日本産科婦人科学会（日産婦）の全国集計では，2015年に生殖補助医療（ART）で生まれた児（ART児）51,001人のうち，異常を示す児は2.2％だった．自然妊娠で生まれた児（NC児）の先天異常の割合は3〜5％といわれているので，ARTで生まれた児の異常の割合は，自然妊娠で生まれた児と同じか，それ以下と考えてよいと思われる．

■ 論文などによる検討

　出生時体重が，NC児に比べ，凍結胚を移植したART児で重いこと[1]は後で述べるエピジェネティック機構が関与しているかもしれないといわれているが，まだ結論には至っていない．
　認知機能を中心にした精神発達については，3〜5歳の時点ではむしろART児で良好で，その差は11歳でなくなり，これは育てる環境に影響されている可能性がある[2]，7〜8歳時ではNC児と差はない[3]，IQは15〜16歳時で差はない[4]，16〜17歳時で健康度，身体機能に差はない[5]などの報告があり，近年主流となってきた凍結胚移植と新鮮胚移植の比較でも，生まれた児に身体的に差はないが[6]，自閉症に関して，顕微授精（ICSI）児で有意に高いとの報告[7]がある一方，8〜17歳時で，精神疾患について差はない[8]との報告もされている．
　精神発達について7編の文献をレビューした報告では，NC児とART児に有意差はなく[9]，38編の文献のレビューでは，ART児に感染症や喘息などのリスクがある可能性を示唆するも，見解は一致していないようである[10]．また，この20年間に生まれたART児92,137人とNC児362,215人を比較した結果，早産，低出生体重，

死産など，不妊治療で生まれる児の健康転帰が改善していることが報告されており[11]，それはラボの技術や医師の技能，そのほか検査や治療法の改善，少数胚移植などの結果によるであろうと述べられている．

■ 遺伝子異常について

さて，インプリント異常については，その発生時期がARTでの体外培養時期と一致することから関心をもってみられている．

しかし，その背景を見た報告では[12]，そもそも親の配偶子にその異常が認められることもあり（図1），結論を出すにはまだ慎重にされるべき時期である．

また，高度乏精子症の父親の精子に関する遺伝子変異について，かつては子どもができずに自然消滅されていたものが，ICSIによって子どもが生まれることになり，その遺伝子変異が男の子に遺伝する可能性があることが報告されている[13-16]．

また，母体年齢が上昇するにつれて児の染色体異常が増加するのは，自明のことである．

■ ARTで生まれた児の調査

2005年に日本受精着床学会が中心となって，ARTで生まれた児の生育状態調査が行われ[17]，817例の児について，先天異常の割合は体外受精（IVF）で3.1％，ICSIで

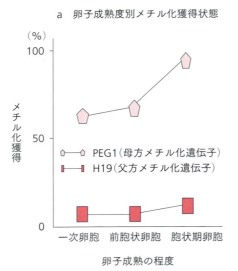
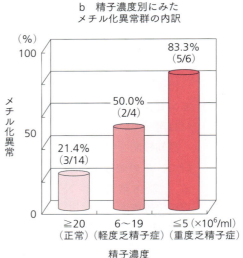

図1　インプリンティングとは
父親から来た遺伝子，母親から来た遺伝子を区別するしくみの1つで，卵子や精子形成時に獲得されるが，異常があると流産などの原因となりうる
a：卵子が成熟するにつれてインプリントがほぼ獲得していくことが示された．
〔Sato A, et al: Hum Reprod, 22: 26-35, 2007 より改変して転載〕
b：精子濃度が少なくなるにつれてメチル化異常率が増加していくことが示された．
〔Sato A et al: Fertil Steril, 95: 129-134, 2011 より作成〕

表1　身体発育（単胎・正期産）

		n	出生時	1歳半	6歳
体重(g)	自然妊娠	266	2,988	10,375	19.7
	非ART不妊	97	2,958	10,121	19.7
	ART（新鮮胚）	313	3,024	10,517	20.4
	ART（凍結胚）	465	3,079	10,451	20.3
身長(cm)	自然妊娠	266	48.4	80.4	114.2
	非ART不妊	97	48.5	79.3	113.4
	ART（新鮮胚）	313	49.1	80.5	115.3
	ART（凍結胚）	465	49.1	80.2	114.8
BMI	自然妊娠	266	12.7	16.0	15.1
	非ART不妊	97	12.6	16.0	15.3
	ART（新鮮胚）	313	12.5	16.2	15.31
	ART（凍結胚）	465	12.7	16.2	15.4

色文字：$p<0.01$．出生順位（Parity），分娩時の妊娠週数，児の性別，出生時のBMI，計測時の児の日齢で調整後．
〔厚生労働科学・AMED研究（吉村班・苛原班）ART出生児予後調査結果より作成〕

表2　精神運動発達（KIDS乳幼児発達スケール　母親記入より）

		総得点	概念	運動	対子ども社会性	操作	対成人社会性	理解言語	しつけ	表出言語	食事
1歳半	自然妊娠	83.7	6.5	15.6	8.4	15.6	7.4	9.4	6.9	6.6	7.2
	非ART不妊	86.2	7.0	16.4	8.1	16.2	7.7	9.7	7.0	6.6	7.4
	ART（新鮮胚）	87.1	7.0	16.4	8.4	16.4	7.7	9.8	7.0	7.0	7.5
	ART（凍結胚）	88.3	7.0	16.4	8.5	16.5	7.8	10.0	7.2	7.2	7.6
6歳	自然妊娠	120.6	14.8	14.1	15.1	14.5	12.9	15.2	19.4	14.7	
	非ART不妊	118.8	14.6	13.8	14.6	14.4	13.0	14.7	19.3	14.4	
	ART（新鮮胚）	119.2	14.7	14.1	14.6	14.4	13.0	15.0	19.1	14.4	
	ART（凍結胚）	120.0	14.8	14.0	14.8	14.5	13.0	15.0	19.3	14.6	

色文字：$p<0.01$．出生順位（Parity），分娩時の妊娠週数，児の性別，出生時のBMI，計測時の児の日齢で調整後．
〔厚生労働科学・AMED研究（吉村班・苛原班）ART出生児予後調査結果より作成〕

3.4％と，自然妊娠と比べて差はないことを報告している．

　長期にわたるARTで生まれた児のフォローアップ調査は，日産婦が中心となって，厚生労働省の科学研究費，現在は日本医療研究開発機構（AMED）の研究費を得て，2010年から，2008年度と2011年度に生まれた児に対して開始された．「ARTで生

まれた児3,000人を15歳まで継続して調査する」という壮大な計画である．この研究が完成すれば，世界でも例のない成果になると思われる．現在，3,348名についてフォローアップが行われており，その結果では，身長，体重は出生時にやや多かったものの，1歳時にはNC児と差はなくなった．そして6歳時にはまた体重が重くなったが，BMIでは差はなく，ARTで生まれた子どもは「大柄」な傾向のようである(表1)．

また，精神運動発達についてはKIDS(Kinder Infant Development Scale)を用いて検討され，1歳時では運動，操作，理解言語などでNC児と比べ，高得点を示していたが，6歳時でその差はほぼ消失し，差はなくなっている(表2)．この報告は諸家の報告と一致するもので，調査は今後も継続していく予定である．

このようにARTで生まれる子どもに対しては，今のところ，自然妊娠で生まれた児と差はないようであるが，今後もさらに調査を続ける必要があると思われる．

参考文献
1) Henningsen AK, et al: Perinatal outcome of singleton siblings born after assisted reproductive technology and spontaneous conception: Danish national sibling-cohort study. Fertil Steril, 95: 959-963, 2011
2) Barbuscia A, et al: Cognitive development in children up to age 11 years born after ART - a longitudinal cohort study. Hum Reprod, 32: 1482-1488, 2017
3) Punamäki RL, et al: Mental health and developmental outcomes for children born after ART: a comparative prospective study on child gender and treatment type. Hum Reprod, 31: 100-107, 2016
4) Spangmose AL, et al: Academic performance in adolescents born after ART-a nationwide registry-based cohort study. Hum Reprod, 32: 447-456, 2017
5) Fruchter E, et al: Health and functioning of adolescents conceived by assisted reproductive technology. Fertil Steril, 107: 774-780, 2017
6) Pelkonen S, et al: Physical health of singleton children born after frozen embryo transfer using slow freezing: a 3-year follow-up study. Hum Reprod, 30: 2411-2418, 2015
7) Kissin DM, et al: Association of assisted reproductive technology (ART) treatment and parental infertility diagnosis with autism in ART-conceived children. Hum Reprod, 30: 454-465, 2015
8) Bay B, et al: Fertility treatment and risk of childhood and adolescent mental disorders: register based cohort study. BMJ, 347: f3978, 2013
9) Rumbold AR, et al: The impact of specific fertility treatments on cognitive development in childhood and adolescence: a systematic review. Hum Reprod, 32: 1489-1507, 2017
10) Kettner LO, et al: Assisted reproductive technology and somatic morbidity in childhood: a systematic review. Fertil Steril, 103: 707-719, 2015
11) Henningsen AA, et al: Trends in perinatal health after assisted reproduction: a Nordic study from the CoNARTaS group. Hum Reprod, 30: 710-716, 2015
12) Kobayashi H, et al: Aberrant DNA methylation of imprinted loci in sperm from oligospermic patients. Hum Mol Genet, 16: 2542-2551, 2007
13) Katagiri Y, et al: Y chromosome assessment and its implications for the development of ICSI children. Reprod Biomed Online, 8: 307-318, 2004
14) Whitelaw N, et al: Epigenetic status in the offspring of spontaneous and assisted conception. Hum Reprod, 29: 1452-1458, 2014
15) Kai CM, et al: Sons conceived by assisted reproduction techniques inherit deletions in the azoospermia factor (AZF) region of the Y chromosome and the DAZ gene copy number. Hum Reprod, 23: 1669-1678, 2008
16) Belva F, et al: Semen quality of young adult ICSI offspring: the first results. Hum Reprod, 31: 2811-2820, 2016
17) 市川智彦, 他：平成9年分(1月1日〜12月31日)実施の生殖補助医療による出生児の生後発育に関する調査報告. 日受着誌, 23：1-18, 2006

（宇津宮隆史）

Q8 一般不妊治療と生殖補助医療の成功率はどの程度ですか？　その理由は？　なぜ最初から体外受精をしてはいけないのですか？

一般不妊治療の成功率

　生殖補助医療（ART）が広く行われるようになり，一般不妊治療から ART にステップアップするタイミングが早くなったため，最近の一般不妊治療の成功率を算出するのは難しくなっている．

　当院では 1991 年 6 月から 2017 年 12 月までの間の不妊外来の初診患者が 28,456 人であり，うち 16,660 人，59％が妊娠に至っている．妊娠方法の内訳は，人工授精（AIH）を含めた一般不妊治療が 69％，ART 31％であった．全初診患者のうち一般不妊治療により妊娠に至ったのは 40％であり，出産に至ったのは 32％であった．

　最近では一般不妊治療をほとんど行わず，すぐに ART に移る施設が増えているが，一般不妊治療により来院患者の約 40％は妊娠，約 30％は出産できるということを知っておくべきである．

ART の成功率

　ART の成功率は年齢によって大きく異なり，また何をもって成功率とするかについても色々な考え方がある．

　ART の過程のうち患者に最も大きな負担とリスクを与えるのは採卵であり，ART の主な目標は生児出産であることから，近年では，1 回の採卵当たりの，新鮮胚移植と凍結胚移植を含めた生産率が ART の成功率として用いられることが多い．日本産科婦人科学会のデータブックには大きな統計が載せられているが，採卵当たりの生産率を出すことはできない．

　2003〜2012 年に当院で初回採卵を行った 2,647 例のデータでは，35 歳未満で初回採卵を行った場合，初回採卵での生産率は 45％，累積生産率は 63％，35〜39 歳では初回採卵での生産率は 32％，累積生産率は 50％，40〜41 歳では初回採卵での生産率は 15％，累積生産率は 24％，42 歳以上での初回採卵での生産率は 6％，累積生産率は 11％であった．これらの値は，現在の ART を行う施設における，ほぼ一般的な採卵当たりの出産率と考えられる．

　このように，一般不妊治療によって時間はかかるものの来院患者の 30％は生産できるのに対し，ART では年齢が若ければ 1 回の採卵で高い生産率が期待できる．

ARTの問題点

ARTは，一般不妊治療に比べて身体的経済的負担が大きい．

新しい薬の開発や薬の使い方の進歩により頻度は低下したものの，現在でも卵巣過剰刺激症候群(OHSS)を完全に予防することはできない．極めてまれとはいえ，採卵時の麻酔事故の可能性はある．細い採卵針が使われるようになったが，採卵後の腹腔内出血も完全には防ぐことができない．子宮内膜症性嚢胞を合併する場合には，採卵後の腹膜炎が起こる可能性がある．消毒薬を使いにくいため，胚移植後に子宮内膜炎が起こる可能性がある．このように以前に比べ頻度は低下したが，なおARTには一般不妊治療に比べるとリスクが存在する．

ARTを受ける場合には，治療周期中の頻回の通院による時間的制約があり，排卵誘発剤の注射による痛み，腹部膨満感などの不快感が起こる．補助金制度があるが経済的には一般不妊治療に比べてはるかに大きな負担となる．

ARTによる出生児についてはデータの蓄積により安全性がかなり確認されつつあるものの，奇形やepigeneticな異常が増えるという報告も存在する．長期予後や次世代への影響も完全に解明されたわけではない．

このようにARTには一般不妊治療に比べて様々な問題点が今なお存在する．

一般不妊治療からARTへのステップアップ

一般不妊治療でも来院不妊患者の約30％は出産までできる，ARTは現在なお一般不妊治療に比べて問題が多い，という観点からみると，やはりまずは一般不妊治療を行い，結果が出なければARTに移るのが望ましい．女性が若い場合には，ARTの周期当たりの妊娠率は一般不妊治療に比べかなり高くなるが，35歳〜37歳を境として妊娠率が急速に低下しはじめる．一般不妊治療に時間をかけすぎ，ARTに移ったときにはARTによっても妊娠できなくなるということは避けなければならない．このためには，各施設が女性の年齢別のステップアップの基準を確立することが重要である．

最初からARTを行ってはいけないのか？

不妊治療の方針決定には，患者の希望を重視しなくてはならない．

一般不妊治療では，ARTに比べて妊娠するまでに時間がかかる可能性が高い．少しでも早く，少しでも確率の高い治療を希望する患者もいる．ARTに比べてタイミング指導やAIHのほうが患者へのストレスが少ないとはいいきれない面もある．

重要な点は，患者が自分の状態と一般不妊治療とARTのメリット，デメリットを正確に把握しているかどうかである．治療を行う側が患者の状況を的確に把握し，公正で十分な情報提供を行ったうえで，患者が最初からARTを受けたいと決断した場合には，その選択を尊重する必要もある．

〈辰巳賢一〉

3 不妊治療における一般的な検査と治療

- Q9 病院ではどのような人たちが不妊治療にかかわっているのでしょうか? ... 27
- Q10 不妊症の検査はどんな順番で行いますか? ... 29
- Q11 不妊で行う内視鏡検査はどの程度安全ですか? ... 33
- Q12 排卵はどうして起こるのですか? ... 35
- Q13 排卵があるかどうかはどうしてわかるのでしょう? 基礎体温や超音波検査では何がわかるのですか? ... 38
- Q14 採血で何をみていますか? ... 40
- Q15 生理不順はどうして起こるのですか? ... 42
- Q16 無月経や生理周期が長い場合の治療法は? ... 44
- Q17 無月経で治療がむずかしい場合は? ... 47
- Q18 多嚢胞性卵巣症候群はどんな病気ですか? ... 52
- Q19 排卵誘発剤はどうして効くのですか? ... 56
- Q20 クロミッド, レトロゾールはどうして効果があるのですか? ... 57
- Q21 hMGとは, どのような薬ですか? ... 60
- Q22 遺伝子組換え型FSHとは, どんな薬ですか? ... 62
- Q23 hCG, GnRHaの作用は? ... 65
- Q24 卵巣過剰刺激症候群はどんな病気ですか? ... 67
- Q25 プロラクチンが高いと, どうして不妊になるのですか? ... 69
- Q26 卵管の一般検査とその臨床的意義は? ... 72
- Q27 子宮卵管造影検査の異常所見とその意義, 副作用は? ... 74
- Q28 クラミジア検査の結果はどう考えたらよいですか? ... 78
- Q29 腹腔鏡検査で何がわかりますか? 副作用はありますか? ... 80
- Q30 卵管鏡下卵管形成術とは, どんな治療ですか? ... 82
- Q31 卵管因子の手術療法とは何ですか? ... 86

Q32	セックスができないときには，どうしたらいいのでしょうか？	87
Q33	精子はいるけれど強くない場合には，泌尿器科を受診したほうがよいのですか？	91
Q34	精子はどうやってつくられるのですか？	93
Q35	精液検査と妊娠可能な範囲は？	95
Q36	乏精子症，精子無力症とは？　人工授精はどんな治療ですか？	102
Q37	無精子症とは？	104
Q38	男性不妊の治療は，いつ次の段階を考えればいいのでしょうか？	107
Q39	精巣からどうやって直接精子をとるのですか？	109
Q40	無精子症や男性不妊は遺伝するのですか？	111
Q41	フーナー検査で何がわかりますか？	113
Q42	抗精子抗体とは，どのようなものでしょうか？	117
Q43	原因不明不妊症とは？　その原因には何が多いのですか？	120
Q44	着床が起こるにはどんな条件が必要ですか？	128
Q45	MRIの検査でわかることは？	130
Q46	子宮鏡検査と子宮内膜ポリープの関係は？	132
Q47	何歳まで妊娠できますか？	135
Q48	卵巣年齢とは何ですか？	137
Q49	受精卵染色体が正常でも，受精卵の原因で妊娠できないことがあるのでしょうか？	140
Q50	子宮内膜症だと不妊になりますか？　それはどうしてですか？　内膜症の不妊治療法は？	143
Q51	子宮筋腫がある場合，手術と採卵どちらを優先すればよいかと聞かれたときにどう答えたらよいですか？　cineMRIの研究からどのような筋腫を妊娠のために手術すべきでしょうか？	146
Q52	子宮腺筋症だと不妊になりますか？　それはどうしてですか？	149
Q53	子宮内膜増殖症とはどのような病気ですか？	152
Q54	甲状腺の病気は不妊と関係がありますか？	154

column

- 高齢不妊の取り扱い　31
- 早発卵巣不全の治療可能性　50
- 精子機能検査　98
- 女性の性機能障害　123
- 精神疾患と不妊　156

病院ではどのような人たちが不妊治療にかかわっているのでしょうか？

　胚培養士は生殖補助医療（ART）において卵母細胞や精子，胚（受精卵）などの生殖細胞を取り扱う専門職者である．ARTには，体外受精や顕微授精，胚の培養や凍結保存技術など，動物分野で開発された多くの生殖技術が適用されてきた経緯から，医師以外の基礎研究分野出身者などの技術者が胚培養士として携わっている．

　日本産科婦人科学会による「生殖補助医療実施医療機関の登録と報告に関する見解」では，ARTとは以下の各手技としている．

①採卵および採卵に必要な麻酔
②媒精
③卵細胞質内精子注入，および類似の顕微授精手技
④卵子および受精卵の培養
⑤卵子および受精卵・胚の凍結と，凍結物の保管
⑥凍結されている卵子および受精卵・胚の解凍
⑦胚移植

■ 胚培養士資格の現状

　日本国内の多くの医療機関では，これらの各手技のうち，医師が主として行われているのが①と⑦のみであるのに対し，胚培養士は②〜⑥のすべての手技を担当して行い，また①と⑦にもかかわっている．これらのことから，胚培養士の行う医療行為の重要性がうかがえる．

　胚培養士の専門技術と知識の保証を目的として2001年に臨床エンブリオロジストの会（現・日本臨床エンブリオロジスト学会），翌2002年に日本哺乳動物卵子学会（現・日本卵子学会）がそれぞれ胚培養士の認定資格制度を開始した．その後，管理胚培養士の認定（日本卵子学会），顕微授精（ICSI）や胚凍結保存などの実技審査（日本臨床エンブリオロジスト学会）も行われるようになったが，今日に至るまで看護師や助産師，臨床検査技師のような国家資格には至っていない．

　2016年に寺田ら[1]は，日本卵子学会における生殖補助医療胚培養士の現状について報告している．それによると資格取得者は，性別は男性が20％，女性が80％と圧倒的に女性の多い職種である．最終学歴の専門性では，農学系（動物関連），医療技術専門学校がそれぞれ28％，13％と大きなシェアを占めるが，工学，薬学，教育，栄養学，経済学など非常に多岐にわたっている（図1）．さらに，受験者の48％が経験年数1〜2年，29％が3〜4年と入職後，より早い時期に即戦力となるように求められていることがうかがえ，女性が多いことも含めて，人材の入れ替わりが激しい職種で

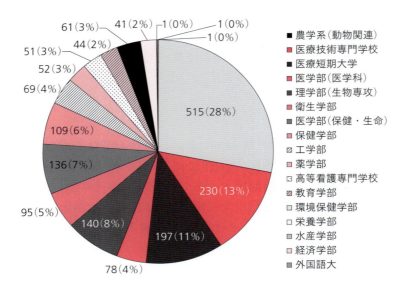

図1　生殖補助医療胚培養士の最終学歴の専門性
〔寺田幸弘，他：我が国における生殖補助医療胚培養士の現状 2015―生殖補助医療胚培養士および管理胚培養士の資格審査結果の解析より転載〕

あることがわかる．

　同学会の2018年度の資格審査要項によると，受験資格の中に「日本産科婦人科学会が認定する体外受精・胚移植の施設で，1年以上の臨床実務経験を有する者．実務経験には，ヒト配偶子，受精卵，胚の操作・取り扱い，培養液の作成，器具の準備，採卵室などの施設管理，保守などの一切を実際に行い，ヒト体外受精・胚移植のラボワークの全ての行程を本人が30例以上実施していることを必要とする．」とある．つまり，胚培養士の質の向上と技術レベルの保証を目的として行われている認定を取得していない状況で，かつ臨床経験1ないし2年程度の様々な背景の者が実際に医療機関においてARTの業務に携わっている実態がうかがえる．

　医師や看護師，臨床検査技師などの既存の医療系国家資格では大学に専門の教育カリキュラムを設け，必要とされる専門の知識と技術を習得したうえで資格試験に臨む．同様に胚培養士においても大学で専門的に養成していく取り組みが北里大学や岡山大学で始まっている．岡山大学ART centerでは胚培養士養成のために専門のテキストを作成し[2]，必要とされる基礎知識を育成するとともにICSIや胚の凍結保存などの実技指導にも取り組んでいる．今後，このような胚培養士育成の基盤が確立し，国家資格化が実現されることを望む．

引用文献
1）　寺田幸弘，他：我が国における生殖補助医療胚培養士の現状 2015―生殖補助医療胚培養士および管理胚培養士の資格審査結果の解析．日本卵子学会誌，1：15-21，2016
2）　岡山大学生殖補助医療学教科書作成委員会編：生殖補助医療技術学入門．岡山大学出版会，2017

（沖津摂）

Q10 不妊症の検査はどんな順番で行いますか？

不妊症は1つの原因が見つかっても他の原因がないとはいえず，網羅的に検査を勧めていく必要がある．

『産婦人科診療ガイドライン―婦人科外来編2017』には，比較的簡便な一次検査と，二次検査が示されている[1]．施設により，若干の差異はあると思われるが，検査の内容や意義，および治療はガイドラインや他の成書に譲り，本項では主に月経周期の時期別の検査の順序に焦点を当て，フローチャート(図1)とともに解説する．

1) 産婦人科初診時

- 経腟超音波検査：子宮筋腫や子宮内膜ポリープのほか，双角子宮，中隔子宮などの子宮形態異常の有無，卵巣腫瘍や卵管水腫の有無，卵巣胞状卵胞数の計測などを行う．
- 子宮頸癌検診(不妊検査には当たらないが2年以内に受けていない場合は行うのがよい)
- 精液検査を説明し計画する．
- クラミジアIgA, IgG抗体，あるいはクラミジア抗原検査(筆者らは抗体検査を行っているが，採血回数を減らすため，次項の内分泌検査と同時に行うことも多い)

2) 月経2～4日目

- 内分泌検査：血清卵胞刺激ホルモン(FSH)，黄体形成ホルモン(LH)，エストラジオール(E_2)，プロラクチン，テストステロンの基礎値を測定する．

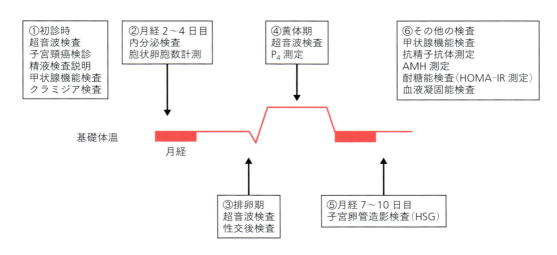

図1 検査の流れ

表1 当院で行うその他の血液検査

甲状腺機能検査	不妊外来を受診した全患者に対して，TSH，FT_3，FT_4を測定する．
AMH測定※	超音波や内分泌検査で卵巣機能低下が疑われた患者や比較的高齢の患者に対して行う．
耐糖能検査(HOMA-IR測定)※	多囊胞性卵巣症候群(PCOS)や肥満の患者に対して行う．
抗精子抗体検査※	原因不明不妊の患者や体外受精予定の患者に対して行う．
血液凝固能検査※	流産を繰り返す患者に対して，抗カルジオリピンIgG抗体，抗β_2GPI抗体，ループスアンチコアグラント，第XII因子活性を測定する．さらに詳細な検査として，抗ホスファチジルエタノールアミン(PE)抗体※，プロテインS活性※，抗カルジオリピンIgM抗体※を追加する．

※自費診療

- 超音波検査：胞状卵胞数を計測する．

3）排卵直前
- 超音波検査：卵胞の大きさ，子宮内膜の厚さを確認する．
- 頸管粘液検査，性交後検査（フーナーテスト，筆者らは積極的には行っていない）

4）黄体期
- 超音波検査：排卵直後に黄体化未破裂卵胞の有無を確認．黄体中期にP_4値を測定する．

5）クラミジア検査陰性確認後（陽性であれば治療後）
- 子宮卵管造影検査(HSG)：月経7～10日目に検査を行う（超音波下卵管通水検査で代用してもよい）．

6）その他の血液検査
　当院で適宜行っているその他の血液検査を表1に示す．

7）二次検査
- 子宮鏡検査：子宮内膜ポリープや子宮内腔癒着，中隔子宮，帝王切開瘢痕症候群などの子宮形態異常が疑われた場合のほか，慢性子宮内膜炎の検索に用いる．
- 腹腔鏡検査：HSGで卵管疎通性が確認できない患者や，一次検査で原因不明の場合に行う．微小な子宮内膜症病変や，卵管周囲癒着を認めることがある（ただし36歳以上の患者では，腹腔鏡検査は省略して体外受精などへstep upすることも多い）．

参考文献
1) 日本産科婦人科学会，他：産婦人科診療ガイドライン―婦人科外来編2017(CQ314, CQ323)．2017
2) Johnston-Macananny EB, et al.: Chronic endometritis a frequent finding in women with recurrent implantation failure after in vitro fertilization. Fertil Steril, 93: 437-441, 2010

（郭翔志，木村文則，村上節）

column 高齢不妊の取り扱い

　近年，女性の高学歴化や社会進出の増加は晩婚化を引き起こし，不妊外来を訪れる患者の年齢層は上昇傾向にある．これに伴い，生殖補助医療（ART）を受ける患者の年齢層も上昇し，日本産科婦人科学会のARTオンライン登録データベースでは，2015年に行われた424,151治療周期のうち35歳以上の患者が約79％，40歳以上が約43％を占めている[1]．高齢患者では，加齢による卵巣機能低下や卵子の染色体異常の増加，子宮内膜症や子宮筋腫などの婦人科疾患や内科疾患の合併など，複数の要因を有していることが多いが，合併症の存在や卵巣機能の低下は個人差が大きく，また今まで過ごしてきたライフスタイルに合った治療を求められることもあって，その対応はより複雑である．

初診での情報提供
　高齢不妊患者が初診したとき，まずは情報提供が重要である．患者と医療者側で，妊娠と年齢に対する意識の違いをしばしば感じるからである．妊孕性は20～24歳がピークであり，25～29歳では4～8％，30～34歳では15～19％，35～39歳では24～46％，40～45歳では95％程度低下していると考えられている[2]．一方，妊娠における流産率は年齢とともに上昇し，30歳以前では7～15％，30～34歳では8～21％，35～39歳では17～28％，40歳以上では34～52％程度と報告されている[2]．ARTにおいてもこの傾向は変わらず，治療周期当たりの生産率は37歳では15.5％，40歳では9.1％，43歳では3.0％[1]と多くは期待できない．とはいえ，年齢による治療成績の低下を患者自身がよく理解しているときには，不妊原因としての加齢をあまり強調しないようにしたい．年齢に対する根本的な治療を行うことはできず，患者にはどうしようもないことだからである．

高齢不妊の治療提案
　治療手段では，卵巣機能に問題のない若年者であればタイミング療法や人工授精（AIH）とARTの累積妊娠率は遜色ないが，妊孕能が低下し，妊娠までの時間に限りのある40歳以上の治療手段としては，やはり早期にARTへ移行するのが望ましい．不妊原因の検査と同時に治療も行いながら，数周期はタイミング療法やAIHを試みてもよいかもしれないが，1歳ごとに生産率が急速に低下するため，常に治療のステップアップを意識することが必要である．米国生殖医学会の勧告でも，40歳以上の女性においては妊娠を希望した時点で，直ちに検査および治療を開始することが推奨されている[3]．
　ところで患者の中にはARTを希望しない者もいる．この場合，まずは何故ARTを希望しないのかを確認する必要がある．その理由が否定的なイメージのみであって，後々に正しい知識を得て結局ARTを希望されるようなケースでは，患者，医療者ともに失われた時間を後悔することとなる．説明の内容には，ARTの成績はもちろん，通院回数の目安や，金銭的負担や副作用，児の長期予後なども含めるべきであり，限られた診療時間内では十分な説明は困難であるため，当院では，定期的にART説明会を開いている．十分理解のうえでARTを希望しないのであれば，患者の希望に合わせた治療

を行うことが大切である．挙児希望という特殊な医療行為を行うにあたっては，やはり患者の満足感は重要であり，特に高齢で妊娠の可能性が低い場合には，夫婦のライフスタイルや価値観を重視しつつ，やり切ったと納得する治療を提示したい．

　一般不妊治療で最大限の治療効果を望むのであれば，漫然とタイミング治療や AIH を行うのではなく，甲状腺機能や耐糖能異常，自己免疫疾患なども含めた不妊原因の精査を行うこと，機能性不妊であればシクロフェニルなどの排卵誘発剤の使用を考慮すること，また hCG や黄体ホルモン製剤による黄体補充，その他漢方や鍼灸などの統合療法も考慮されてよいだろう．

　43 歳以上になれば，ART の治療周期当たりの妊娠率は，43 歳で 6.8％，44 歳で 4.2％，45 歳では 2.8％[1]と低下するが，他方，AIH による妊娠率は 43 歳で 4％，44 歳で 2％，45 歳では 2.5％[4]と ART と同等の成績であったという報告もある．費用対効果や患者背景も考慮して，患者とともに治療法を選択するのがよい．

　治療が困難である場合の方策として，わが国では行われることは少ないが，卵子提供による妊娠は，海外では良好な成績が報告されている[5]ことや養子縁組制度の情報提供も行ってもよいかもしれない．

　以上，高齢不妊に対しては，それぞれの患者の身体的および社会的状態を考慮し，十分な説明と同意のもと，適正な治療を行うこと，また繰り返すが，治療の結果が伴わず治療を終了した場合においても，治療をやり切ったと患者の満足感が得られる診療を行うようにしたい．

参考文献
1) 日本産科婦人科学会：ART 公開資料，2015
   http://plaza.umin.ac.jp/~jsog-art/2015data_201709.pdf
2) Maroulis GB: Effect of Aging on Fertility and Pregnancy. Semin Reprod Med, 9: 165-175, 1991
3) American College of Obstetricians and Gynecologists Committee on Gynecologic Practice and Practice Committee: Female age-related fertility decline. Committee Opinion No. 589. Fertil Steril, 101: 633-634, 2014
4) 岡田裕美子，他：精液所見からみた配偶者間人工授精（IUI）の妊娠予測因子．日本受精着床学会雑誌，34：58-64，2017
5) Centers for Disease Control and Prevention, American Society for Reproductive Medicine, Society for Assisted Reproductive Technology: 2015 Assisted Reproductive Technology National Summary Report. Atlanta（GA），US Dept of Health and Human Services, 2017

（森宗愛菜，木村文則，村上節）

Q11 不妊で行う内視鏡検査はどの程度安全ですか？

不妊症の精査のために行う内視鏡検査として，子宮鏡検査，腹腔鏡検査，卵管鏡検査が挙げられる．日本産科婦人科内視鏡学会の報告によると，不妊以外の手術も含めた全内視鏡手術による合併症は，2014年は56,233例中1,751例，2015年は67,059例中2,110例（両年ともに，全体の約3.1％）だった[1]．それぞれの検査の方法と安全性について概説する．

◾ 子宮鏡検査

主に子宮内腔と卵管開口部の観察のために行うヒステロファイバースコープを用いた子宮鏡検査は侵襲性が低く，外来でも行うことができる．検査は通常10分程度で終了となる．無麻酔で可能な検査だが，同時に子宮内膜掻爬や子宮内膜ポリープ切除などの処置を行うのであれば静脈麻酔などが必要である．

1. 合併症

基本的に安全な検査ではあるが，以下のような合併症の可能性がある．
子宮穿孔：子宮鏡検査とともに行う内膜掻爬やポリープ切除で起こることがある．内膜ポリープ摘出術に伴う子宮穿孔は0.18％と報告されている[1]．子宮頸管拡張時やゾンデ診時に意図せず子宮穿孔を起こす可能性があり，常に愛護的な操作を心がける．子宮穿孔が起きた場合は，速やかに腹腔鏡または開腹手術で子宮や周辺臓器の損傷の確認と修復が必要である．
感染症：子宮内膜炎や付属器炎などの感染を起こす可能性がある．検査後の発熱や下腹部痛に注意する．予防的な抗菌薬の使用は求められていない[2]が，しばしば行われる．
出血：ほとんど出血を生じることはないが，出血が多いときには子宮頸管裂傷なども考慮する．

◾ 腹腔鏡検査

全身麻酔下に行う腹腔鏡検査は，「原因不明不妊症に対する原因検索のために有用である（グレードC1）」と『産婦人科内視鏡手術ガイドライン　2013年版』では述べられている[2]．腹腔鏡検査で異常を認めた場合，同時に手術加療を行うことも可能であり，適切な診断に基づく腹腔鏡手術後の妊娠率は42.5％との報告もある[2]．

表1 腹腔鏡手術の合併症（2015年）

	件数（例）	発生率（％）
多量出血（出血量 500 ml 以上）	928	1.62
血管・他臓器損傷	352	0.61
炭酸ガス注入関連	48	0.08
器機の不具合・破損	29	0.05
器機の誤操作	61	0.11
器機や摘出検体の遺残	6	0.01
使用薬剤関連	1	0.01 未満
計	1,425	2.49

〔日本産科婦人科内視鏡学会編：日本産科婦人科内視鏡学会雑誌，33：24-39，2017より転載〕

1. 合併症

2015年の腹腔鏡手術に伴う全合併症件数は57,236例中1,425例（2.49％）だった[1]．主な合併症を表1に示す．

血管損傷や他臓器損傷は，手術操作時だけではなくまれではあるがトロカー刺入時にも生じることがある．また，術中の視野確保に気腹法を選択した場合，注入する炭酸ガスによる合併症は48例（0.08％）で，そのほとんどが皮下気腫だったが，まれに炭酸ガスが静脈や門脈に流入し空気塞栓を発症する可能性もある．高い気腹圧や脱水状態などがリスクになるため注意が必要である．

● 卵管鏡検査

卵管内腔の病変・通過障害の観察治療を同時に行う卵管鏡下卵管形成術（FT）は，特に近位側の卵管閉塞に関して有用である（グレードC1）[3]．卵管の再疎通性は81.6％，症例当たりの術後の妊娠率は29.9％との報告があり，FTの成績は体外受精後の妊娠率に匹敵する[4]．外来でも行える検査であるが，卵管性不妊では卵管周囲の癒着などを合併していることがあり，当科では腹腔鏡併用で行っている．

1. 合併症

卵管鏡検査の合併症として，バルーンや卵管鏡の機器破損，卵管穿孔が報告されているが，卵管穿孔は修復など追加の処置を行う必要はない．術後の再閉塞率は6～22％程度と報告されている[5]．

以上，不妊で行われる子宮鏡，腹腔鏡，卵管鏡検査の安全性について述べた．いずれの検査も有用だが，一般不妊検査と比べると侵襲を伴うことには留意したい．

参考文献
1) 日本産科婦人科内視鏡学会編：日本産科婦人科内視鏡学会雑誌，33：24-39，2017
2) Deffieux X, et al: Hysteroscopy: guidelines for clinical practice from the French College of Gynaecologists and Obstetricians. Eur J Obstet Gynecol Reprod Biol, 178: 114-122, 2014
3) 日本産科婦人科内視鏡学会編：産婦人科内視鏡手術ガイドライン　2013年版．金原出版，pp. 20-44, 2013
4) Tanaka Y, et al: Renaissance of surgical recanalization for proximal fallopian tubal occlusion: falloposcopic tuboplasty as a promising therapeutic option in tubal infertility. J Minim Invasive Gynecol, 18: 651-659, 2011
5) 日本産科婦人科内視鏡学会編：産婦人科内視鏡手術スキルアップ．メジカルビュー，pp. 158-166，2013

（北澤純，木村文則，村上節）

Q12　排卵はどうして起こるのですか？

　卵胞の発育は原始卵胞の活性化に始まり，一次卵胞，前胞状卵胞，胞状卵胞を経て，最終的に排卵前卵胞になり，黄体形成ホルモン(LH)サージ後に排卵に至る．

■ 卵胞の構造と卵胞発育（図1）

1. 卵胞の構造

　原始卵胞は一次卵母細胞を1層の扁平な上皮様細胞が取り囲んだもので，これらの上皮様細胞が顆粒膜細胞へと分化すると一次卵胞となる．顆粒膜細胞は120日ほどかけて緩徐に増殖を続け，重層化して二次卵胞になる．二次卵胞は卵胞腔が存在しない前胞状卵胞と，発育が進み卵胞腔が形成された胞状卵胞からなる．胞状卵胞では，卵胞液が貯留する卵胞腔が顆粒膜細胞の中に形成される．0.2〜0.5 mmの前胞状

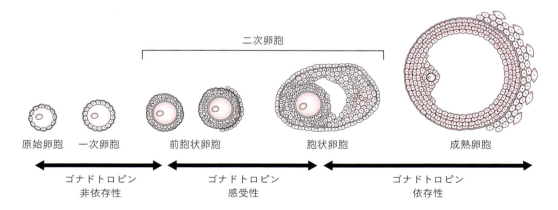

図1　卵胞の構造と卵胞発育

卵胞が2～5 mmの胞状卵胞に達するまで，約3周期の月経を要する．胞状卵胞はさらに発育を続け，成熟卵胞（グラーフ卵胞）となる．

2. 卵胞発育

卵胞発育はゴナドトロピンの依存性により3つの段階に分類される．

1) ゴナドトロピン非依存性
原始卵胞から前胞状卵胞に至るまでの期間．
2) ゴナドトロピン感受性
前胞状卵胞から2 mmを超える胞状卵胞までの期間．
ゴナドトロピンに感受性は持っているが，月経周期変化による影響は受けない．
3) ゴナドトロピン依存性
直径2 mmを超えた胞状卵胞は，月経周期に伴うゴナドトロピンの上昇により急速に増大し，成熟卵胞となる．

3. 胞状卵胞から選抜へ

直径2～5 mmに達した胞状卵胞はゴナドトロピンにより急激に増大し，この時期に主席卵胞（dominant follicle）の選択（selection）が起こる．胞状卵胞を発育する主体は卵胞刺激ホルモン（FSH）で，FSHにより発育した胞状卵胞からインヒビンが産生され，インヒビンは下垂体に作用してFSHの分泌を抑制する．その結果，FSHによって発育卵胞に成熟した卵胞のみが発育を続け主席卵胞となり，他は閉鎖する．FSHの刺激で成熟した主席卵胞の顆粒膜にはLHレセプターが発現してくる．

4. 排卵の内分泌学的調節機構（図2）[1]

1) 月経初期はFSH分泌で卵胞の成熟が促進され，エストロゲンとインヒビンの分泌が亢進する．
2) 増加したエストロゲン，インヒビンはFSHの分泌を抑制する（negative feed back）．
3) エストロゲンが一定閾値量を超えると，下垂体から一時的に大量のLH放出（LHサージ）が起こる（positive feed back）．
4) LHが高値に達し排卵が起こる（LHサージ開始から36時間）．
5) 黄体形成でプロゲステロンとエストロゲンが分泌され，FSHとLHの分泌が抑制される．
6) 月経黄体では14±2日で寿命がつき，エストロゲン，プロゲステロン分泌が低下して月経となる．再びFSHが分泌されてくる．

*卵巣機能が低下している女性では，FSHが月経開始3日前から上昇しており，月経開始時の超音波検査では，すでに大きな卵胞が確認されやすい．

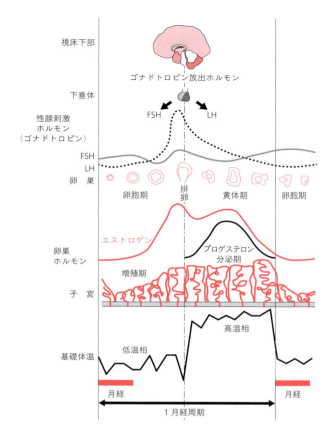

図2 排卵の内分泌的調整機構

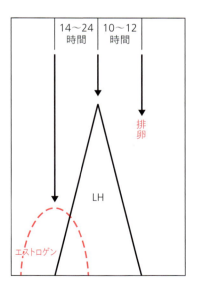

図3 エストロゲン,LHサージ,排卵の時間経過

＊排卵時にそれまで第1減数分裂前期に静止していた卵が減数分裂を再開し，第2減数分裂中期に達する．これを核成熟と呼び，この卵が成熟するに伴って獲得する卵子の受精能および初期胚へと発生する能力，細胞質成熟とは区別される．
＊上記のホルモンの仕組みからエストロゲン，LHサージ，排卵の時間経過は図3のようになる．

参考文献
1) 柴原浩章：生殖とホルモンの基礎知識．ナースのためのART医学セミナー，2011

（古賀文敏）

Q13 排卵があるかどうかはどうしてわかるのでしょう？基礎体温や超音波検査では何がわかるのですか？

　排卵日を知るために基礎体温や超音波検査，頸管粘液検査，ホルモン検査などがある．

■ 基礎体温の測定

1. 基礎体温とは

　基礎体温とは安静時の体温を意味し，卵胞期の低温相と高温相からなる二相性を示す．低温相と高温相の体温の温度差は，0.3〜0.5℃で，高温相の体温は通常36.7℃前後（口腔内）を呈する．通常，プロゲステロン値が4 ng/ml以上になると基礎体温の上昇が開始するといわれる．

2. 排卵日の診断法

　基礎体温から排卵日を診断する方法として4つの説が知られている（図1）．
　①体温陥落日（dip）　排卵日にはエストロゲンの分泌が著増し，それによって体温が急に低下して陥落日を形成するという説である．
　②最低体温日（nadir）
　③低温最終日（coverline）
　④高温相初日（first day of BBT rise）
　石川，千石の報告[1)]では，一般に信じられている体温陥落日を認めたものは28.4％しかなかった．また上記の各種パラメーターの中では，図1に示すように超音波断層法との相関で低温相最終日が最も高かった．つまり高温相を認めて初めてその前日の低温最終日が判明するので，事前に知るのは困難である．また0.3℃以上の体温の

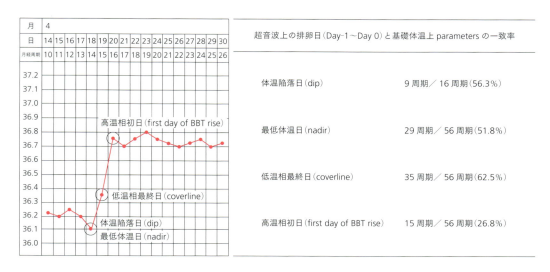

図1 基礎体温と排卵日

上昇が一定の日数であれば，一応排卵があったと推定できるが，高温相が7日以内のときは無排卵周期の場合がある．きれいな二相性を示しても黄体化未破裂卵胞（LUF）のこともあり，超音波検査などを併用しなければならない．

低温相が20日以上続く例（高温相への移行が遅れる）では，妊娠しても流産しやすいという報告も多い．

経腟超音波断層法

卵巣機能が保たれている女性において，月経周期3日目における卵胞径は2〜5 mm程度で，その後月経周期8〜10日目には，卵胞径が10 mm程度になった主席卵胞が観察される．月経周期12〜14日以降では主席卵胞径が17 mm以上，エストラジオール値は250 pg/ml以上となり，排卵に至る．

超音波断層法による排卵の特徴的所見は，以下のとおりである．
①卵胞の消失，卵胞径の縮小，卵胞変形
②黄体の形成（卵胞の縮小，卵胞壁の肥厚，卵胞内の点状，線状エコー像）
③ダグラス窩または卵巣周囲に卵胞液の貯留によるecho free spaceの出現
④子宮内膜エコー輝度の増強

内分泌検査

通院せず排卵日を予測する方法として，尿中黄体形成ホルモン（LH）検査は保険適用で1日2回，1周期6回まで認められている．LHサージの開始から36時間後，ピークから12時間後に排卵するが，検査キットでは通常LHサージ陽性の翌日に排卵がみられ，2日後に基礎体温が上昇することが多い．

頸管粘液検査

排卵期には増加するエストロゲンにより頸管粘液には，頸管粘液量増加，粘稠度の低下，牽糸性の増加（水飴のように粘液が糸を引く様子），羊歯状結晶形成などがみられる．排卵数日前から増量し，最終低温日頃に 0.3〜0.4 ml に達し，水様透明となり牽糸性は 15 cm 以上となる．

頸管粘液は，基礎体温の低温最終日より 1 日前がピークで，排卵の 2，3 日前に相当する．

自覚症状

排卵前に相当する時期に下腹部に痛みを感じることがあり，弱い痛みを含めると 40％の女性が排卵痛を感じるといわれている．多くは排卵以前に自覚され，24 時間以内に排卵が起こるとされている．

参考文献
1) 石川睦夫，千石一雄：基礎体温法による排卵障害および排卵日の検討．産婦人科の実際，34：255-261，1985

（古賀文敏）

Q14 採血で何をみていますか？

視床下部-脳下垂体-卵巣系の機能評価をするうえで，ホルモン検査は有益である．卵胞刺激ホルモン（FSH），黄体形成ホルモン（LH），エストラジオール（E_2），プロゲステロン（P_4）が基本となる．こうしたホルモンは，月経周期によって変動するため，常に超音波検査と組み合わせ総合的に判断することが大切となる．また抗ミュラー管ホルモン（AMH）も卵巣予備能を考えるうえで，重要な検査となる．

卵胞刺激ホルモン（FSH）

通常の月経周期において，卵胞期初期に FSH は上昇したのちに徐々に低下する．排卵の LH サージの時に FSH も軽度上昇する．そして月経開始 3 日前から再び次の卵胞発育のために上昇し始める．

FSH の基礎値は，最も大事である．それは卵巣機能の低下が FSH の上昇に現れるからである．また E_2 とは逆相関するので，セットで計測することが大切である．

FSH の基礎値は，一般に 30 歳代半ばから上昇し始める．これは卵巣から分泌され

るインヒビンの低下によるものとされる．FSHが8もしくは10 mIU/ml以上から卵巣予備能が低下しているとされ，25 mIU/mlを超えると妊娠率がかなり低下する．以下に具体例を挙げる．

・**FSHが10 mIU/ml以上**：卵巣予備能が低下していないか注意する．月経周期が26日より早まっていないか，子宮内膜症や卵巣腫瘍の手術を受けていないか，骨盤内の癒着による血流障害がないかなどを考えて超音波検査で胞状卵胞計測，AMH測定を行う．特にFSH 15 mIU/ml以上のときは，月経周期が短くなっているため，妊娠を考える際にはAMHは必須である．

・**FSHが40 mIU/ml以上**：以前は早発閉経の目安としてとらえられ，一般的な排卵誘発に反応せず，妊娠は難しいとされてきたが，最近ではFSHを一時的に下げ，血中濃度をモニターしながら採卵することが可能になってきた．

・**FSHが3 mIU/ml以下**：E_2が低く，LHが3 mIU/ml以下の場合は，下垂体障害もしくは長期化した視床下部障害を疑い，比較的大量のヒト下垂体性性腺刺激ホルモン（hMG）製剤の注射が必要である．

黄体形成ホルモン（LH）

・**通常の月経周期**：LHの基礎値は通常10 mIU/ml未満で，排卵期以外では通常FSHより低値である．排卵前に成熟卵胞からE_2が高濃度産生され，血中濃度が上昇するとポジティブフィードバックによりLHサージが引き起こされる．LHサージ開始から36時間，ピークの12時間後に排卵が起こるとされる．

・**多嚢胞性卵巣症候群（PCOS）**：LH＞FSHもしくはLH 10 mIU/mlになることが多い．月経初期はFSHが高くなっていることがあり，注意を要する．PCOSはAMH 5〜6 ng/ml以上と考えると臨床的にとらえやすいので，基礎値のみで判断しないこと．

・**卵巣調節刺激**：早発LHサージが出現しないように，モニターしながら行う．一般にLH 10 mIU/ml以下の場合は，早発LHサージは出現していないと考える．

エストラジオール（E_2）

・**通常の月経周期**：卵胞直径8 mmになる頃からE_2の分泌は徐々に亢進し，卵胞径が15 mmになるとE_2は急増し，卵胞期初期の数倍のレベルになる．高レベルのエストロゲン（200〜300 pg/ml）が2，3日作用するとLHサージが起こる．排卵すると一過性に低下するが，黄体からエストロゲンが分泌される．

・**卵巣予備能低下**：3日目のE_2レベルが80 pg/ml以上の場合は，卵巣予備能が低下しているとされる．これは，E_2が上昇するとネガティブフィードバック機構を介して，下垂体からのFSH分泌は低下するはずであるが，高齢者では卵巣からのFSH抑制物質であるインヒビンの分泌が低下しており，その結果としてFSHが十分抑制されず，正常域に留まっているためと考えられる．

- 排卵誘発時の E_2：排卵時に卵胞1個当たり200〜300 pg/ml で成熟しているとされるが，それぞれで至適 E_2 は違っている．高齢の場合には卵の成熟が遅れるため，排卵誘発時には卵胞1個当たり300 pg/ml 以上の E_2 が必要ともいわれている．
- 卵巣過剰刺激症候群：E_2 が4,000 pg/ml 以上で発症しやすいとされている．

■ プロゲステロン（P_4）

- 通常の月経周期：卵胞期には P_4 は1 ng/ml 以下であるが，排卵後に上昇し，排卵後4日目にピークに達し，約1週間高値を持続する．黄体中期の P_4 レベルは17 ng/ml 以上が理想とされている．
- 黄体機能不全：P_4 が10 ng/ml 以下の場合，黄体機能不全とされている．ただし1度の測定では不十分とされる．一般に4 ng/ml 以上で高温期を形成する．
- 生殖補助医療（ART）での P_4：調節卵巣刺激の切り替え時に P_4 1.0 ng/ml 以上[1]もしくは1.3 ng/ml 以上は着床率の低下がみられるとの報告がある．

参考文献
1) Wang A: Freeze-only versus fresh embryo transfer in a multicenter matched cohort study: contribution of progesterone and maternal age to success rates. Fertil Steril, 108: 254-261, 2017

（古賀文敏）

Q15 生理不順はどうして起こるのですか？

■ 生理不順とはどういう状態か？

以下，生理不順は月経不順と言いかえる．月経周期の正常範囲は25〜38日とされている．また周期の変動幅は6日以内とされている．この範囲を外れる月経が月経不順である．月経周期の異常には排卵障害が背景がある．まず卵胞の成長，排卵，黄体維持をつかさどる視床下部-下垂体-卵巣系の排卵機構を理解することが必要である．つまり視床下部からの性腺刺激ホルモン放出ホルモン（GnRH）分泌を促進するのは，視床下部ペプチドであるキスペプチンが視床下部の2つの核に局在し，前腹側室周囲核（AVPV）では GnRH サージ，弓状核（ARC）では GnRH パルス状分泌に関与している（図1）[1]．また視床下部からの GnRH の分泌により，脳下垂体から卵胞の成長をつかさどる卵胞刺激ホルモン（FSH）や成熟した卵胞を排卵させたり，卵子の減数分裂を進めたり，黄体機能の機能維持作用のある黄体形成ホルモン（LH）が分泌される．これらのどこかに異常があると月経不順になる．月経不順の部位別重症度は，視床下部性排卵障害＜下垂体性排卵障害＜卵巣性排卵障害とされている．発生頻度は逆に，

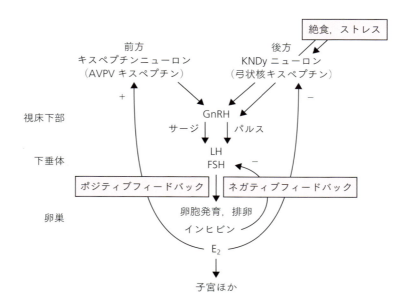

図1 視床下部-下垂体-卵巣系とキスペプチン
〔矢野清人，他：視床下部・下垂体性無月経．臨産婦，72：64-68，2018 より転載〕

表1 正常月経と異常月経の範囲と疾患

	正常範囲（最頻値）	異常	病名	主な原因
月経周期日数	25〜38日（28日）かつ周期ごとの変動6日以内	<25日	頻発月経	思春期，更年期，黄体機能不全，無排卵周期症
		≧39日	希発月経	多嚢胞性卵巣症候群，無排卵周期症
		変動>7日	不整周期月経	多嚢胞性卵巣症候群

〔日本生殖医学会：2）月経周期．In 日本生殖医学会編：生殖医療の必修知識 2017．日本生殖医学会，pp.22-27，2017 より転載〕

視床下部性排卵障害＞下垂体性排卵障害＞卵巣性排卵障害とされている．

月経不順のときの対応は？

　まず，月経周期の異常にかかわる病名としては，頻発月経，希発月経，不正周期月経がある（表1）[2]．また月経不順の重症型として，3か月以上無月経の場合が続発性無月経であることを理解する．
　月経周期の異常と無月経の初期検査は共通で，以下のとおりである．

①問診，内診，超音波検査
②血中ホルモン検査：LH，FSH，プロラクチン，エストラジオール（E_2），甲状腺刺激ホルモン（TSH），遊離トリヨードサイロニン（FT_3），遊離サイロキシン（FT_4），テストステロン

表2 WHOによる排卵障害の分類

	Group 1	group 2	Group 3
障害のメカニズム	視床下部・下垂体不全	視床下部・下垂体機能低下	卵巣機能不全
LH, FSHレベル	↓↓↓	正常（PCOSではLH＞FSH）	↑↑
E_2レベル	↓↓	正常	↓↓
頻度	高い	最も高い	まれ
Pテスト	−	＋	−
EPテスト	＋	＋	＋

〔日本産婦人科医会：研修ノートNo. 88 ホルモン療法のすべて．2011より転載〕

＊ホルモンの採血時期は，基礎値を知る目的の場合は，1 cm以上の卵胞がある場合，卵巣からのE_2でLH, FSH値が影響を受けることがあるので，注意を要する．

　この初期検査の結果から対応を決めるとよい．単純化するとE_2が低くて，LHとFSHがともに極端に高ければ卵巣性で，極端に低ければ下垂体性が示唆される．また単独でLHが高かったり，男性ホルモン（テストステロン）が高ければ，多嚢胞性卵巣症候群（PCOS）の可能性がある．それ以外が視床下部・下垂体系の異常と考えられる（表2）[3]．排卵誘発治療の基本的は，視床下部性排卵障害にはクエン酸クロミフェン，下垂体性排卵障害にはゴナドトロピン製剤〔FSH，ヒト下垂体性性腺刺激ホルモン（hMG），ヒト絨毛性性腺刺激ホルモン（hCG）〕である．卵巣性排卵障害の対応は非常に困難であるが，一般的にはカウフマン療法でLH, FSHを下げてからゴナドトロピン製剤で排卵誘発をすることが行われている．治療法にはバリエーションがあるので，詳細は他章を参照していただきたい．

引用文献
1) 矢野清人，他：視床下部・下垂体性無月経．臨産婦，72：64-68, 2018
2) 日本生殖医学会：2）月経周期. In 日本生殖医学会編：生殖医療の必修知識 2017. 日本生殖医学会, pp. 22-27, 2017
3) 日本産婦人科医会：研修ノートNo. 88 ホルモン療法のすべて．2011

（遠藤俊明，馬場剛，齋藤豪）

Q16 無月経や生理周期が長い場合の治療法は？

■ 無月経や生理周期が長い場合の治療法は？

　月経周期の異常に対しては，Q15で解説したとおり，初期検査が重要である．月経周期の正常範囲は25〜38日とされており，39日以上の月経間隔の場合は希発月

経とされ，3か月以上の場合は続発性無月経になる．まず先に述べたように，月経不順の部位別診断をする．系統的診断法としてクッパーマン方式による障害部位の特定法が有用である[1]（図1）．

妊娠希望がない場合の治療は？

1. ゲスターゲン・テスト

ゲスターゲン・テストは，黄体ホルモン投与（ジドロゲステロン 10 mg/日を7日間の服用あるいはヒドロキシプロゲステロンカプロン酸エステル 125 mg のデポ剤の筋注など）で消退性出血があれば第1度無月経で，ある程度の卵胞発育があり，エストロゲン分泌による子宮内膜の黄体ホルモンレセプターが発現していることを意味する．これは視床下部性無月経や多嚢胞性卵巣症候群（PCOS）の場合である．妊娠を希望しない女性であれば，前記の黄体ホルモンを毎月投与して月経を起こす治療法がホルムストローム療法として行われる．

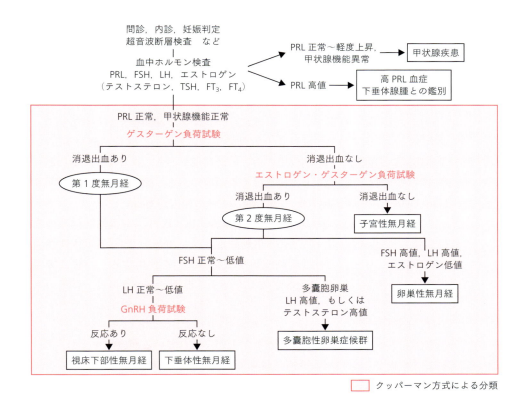

図1　続発無月経の診断手順

2. エストロゲン・ゲスターゲンテスト

　エストロゲン・ゲスターゲンテストは，ゲスターゲン・テストで消退性出血がない場合に行う．これは子宮内膜に黄体ホルモンのレセプターが発現していないことを意味し，エストロゲン分泌が不足しているためである．

　この場合は，まずエストロゲンとゲスターゲン(EP)を投与(経口治療として結合型エストロゲン 1.25 mg/日を 10 日間，次の 10 日間は同量の結合型エストロゲンとジドロゲストレン 10 mg/日を投与するか，注射治療としてエストラジオール吉草酸エステル 10 mg のデポ剤とカプロン酸ヒドロキシプロゲステロン 125 mg のデポ剤を同時に筋注する)する．これで消退性出血が起これば，エストロゲンが不足した状態の第 2 度無月経とされる．妊娠の希望がない女性に EP を毎月投与するのがカウフマン療法である．

■ 妊娠希望がある場合の治療は？

　妊娠希望がある場合は，単に月経をつけるだけではなく，排卵誘発が必要である．希発月経は，視床下部-下垂体-卵巣系のいずれの部位の障害でも起こり，PCOS でも起こる．さらに，精神的ストレス，肥満や著しいやせ，全身性疾患でも起こる[2]．ただ，希発月経の場合は，排卵が起こっている場合があるので，基礎体温等で排卵の有無を確認する必要がある．排卵までに時間がかかるだけで，黄体機能不全がなければ，必ずしも排卵誘発の必要はない．ただ，年間の排卵回数が極端に少ない場合は，排卵誘発が必要になる．また妊娠希望で無月経や無排卵の場合は，当然排卵誘発が必要になる．

　視床下部性排卵障害や PCOS の場合は，クエン酸クロミフェンやシクロフェニルの経口投与が第一選択である．一般にはクロミフェンが多く使われている．なお，シクロフェニルはクロミフェンよりも効果が弱いものの，頸管粘液が不良になったり，子宮内膜の菲薄化などの副作用がないのが利点である．クロミフェンの副作用として虚血性視神経症や霧視などの視覚障害や頭痛がある．頻度は低いが，卵巣過剰刺激症候群(OHSS)や多胎妊娠(双胎7.5%，品胎0.3%)の報告がある[3]．

　クロミフェン無効の視床下部性排卵障害，PCOS や，下垂体性排卵障害，卵巣性排卵障害にはゴナドトロピン〔卵巣刺激ホルモン(FSH)，ヒト下垂体性性腺刺激ホルモン(hMG)，ヒト絨毛性性腺刺激ホルモン(hCG)〕を使用する．一般に排卵障害が軽度なほど，多胎妊娠や OHSS が起こりやすくなる．というのは，卵巣のゴナドトロピンの反応性が保たれているためである．特に PCOS に対するゴナドトロピン療法では，FSH を慎重に投与しても，多胎や OHSS が起こることがある．

　ゴナドトロピン療法には，様々な工夫がなされているが(他章を参照)，1 つの方法として「ゴナドトロピンの低用量長期漸増投与法」が有用である(図2)．これは hMG や FSH 製剤の投与開始量を 50〜75 単位として連日投与し，長期間低用量を維持し，一定期間で有効な卵胞発育が認められなければ少量ずつ増量する漸増投与法である[4]．

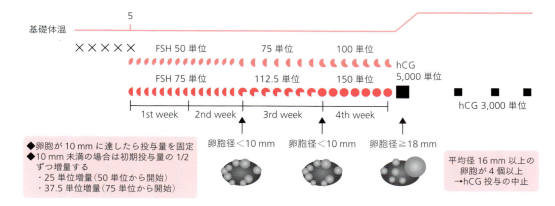

図2 ゴナドトロピンの低用量長期漸増投与法
〔日本生殖医学会編：生殖医療の基礎知識．pp. 165-167, 2017. 2）一般不妊治療(1)排卵誘発法②ゴナドトロピン療法　図1, 表2より転載（Homberg R, et al 1995, 1999）〕

　この方法は卵胞発育が緩徐なため投与期間が延長するものの，多発排卵の頻度が低下し，副作用の発生が低下する．視床下部性排卵障害，PCOSともに，通常のFSH単独療法とは排卵率，妊娠率に有意差はないが，平均発育卵胞数は有意に低く，OHSS発生率も有意に低率であることが報告されている[4]．

引用文献
1) 柳由紀：診断的検査クッパーマン方式．In 柴原浩章編：不妊・不育診療指針．中外医学社，pp. 159-163, 2016
2) 土妻志郎，他：プリンシプル産科婦人科学1—婦人科編　第3版．メジカルビュー社，pp. 252-255, 2014
3) 倉知敬一，他：Clomiphene療法により出生した新生児の奇形に関する全国調査成績．日不妊会誌，27：454-461, 1982
4) 松崎利也，他：FSH低用量漸増法による多胎妊娠の防止．産婦人科治療，98：648-657, 2009

（遠藤俊明，馬場剛，齋藤豪）

Q17　無月経で治療がむずかしい場合は？

　無月経（無排卵）に対して，最も治療がむずかしいものの1つが早発卵巣不全である．

■ 早発卵巣不全とは？

　POI(primary ovarian insufficiency)またはPOF(premature ovarian failure)といわれ，下記の2つを満たす場合をいう[1]．
①年齢が40歳未満で4〜6か月間の無月経（無月経は続発性で第2度無月経，2次性徴はある）

②高ゴナドトロピン値・低エストロゲン値

　卵巣組織では，卵胞が極端に減少している状態である．これは年齢による閉経婦人とは異なりまれに自然回復がある．

　なお，『生殖医療の必修知識2017』には血中卵胞刺激ホルモン（FSH）＞40 mIU/ml，血中エストラジオール（E_2）＜20 pg/ml と説明されている[2]．

　その頻度は，30歳未満の0.1%，40歳未満の1%にみられ，無月経患者の5〜10%を占めるとされており[3]，決して少なくない．

　この原因の候補として挙げられているのは，
(1)医原性（手術，化学療法，放射線療法など）
(2)感染
(3)酵素欠損（17α-hydroxylase, galactosemia など）
(4)染色体異常
(5)遺伝子変異（FSH受容体異常），X染色体上の遺伝子異常など
(6)自己免疫疾患（甲状腺機能異常，全身性エリテマトーデス，糖尿病など）
(7)特発性
　とされているが，ほとんどが特発性である．

■ 早発卵巣不全を疑ったらどうしたらよいか？

　『産婦人科診療ガイドライン―婦人科外来編2017』[1]によれば，
①問診を的確に行う
②内分泌学的検査などにより原因を検索する
③挙児希望がない場合はホルモン補充療法を行う
④挙児希望がある場合はカウフマン療法を行う
　となっている．

　卵巣の手術の経験や，癌治療の経験は直接卵巣機能に影響するので，確認が必要である．ホルモン検査は重要で，黄体形成ホルモン（LH），FSH，プロラクチン，E_2の測定が必要である．そのほか，甲状腺機能検査，血糖検査，抗核抗体，抗DNA抗体の検査や，特に抗ミュラー管ホルモン（AMH）は，残存卵胞の目安になるため測定が必須である．ただ，AMHが感度以下でも卵胞が存在することはまれではないので，データの解釈に注意が必要である．なお，卵巣生検は，採取組織に原始卵胞を認めなくても実際は別なところに卵胞が存在することがあるため，推奨されていない．

■ 早発卵巣不全の治療は？

　『産婦人科診療ガイドライン―婦人科外来編2017』[1]によると，下記の治療が挙げられている．
①挙児希望がない場合は，ホットフラッシュなどの更年期症状や骨量低下や脂質異常症・心血管系のリスクを防ぐためホルモン補充療法（カウフマン療法）を行う．

②挙児希望がある場合は，自然に卵巣機能が回復する可能性が 16〜24％，妊娠を得ることは 5〜10％と報告されている．

　排卵誘発は，①カウフマン療法を数周期行うと，ネガティブ・フィードバックで高ゴナドトロピンが改善し，自然周期で排卵することがある．それにゴナドトロピン療法(hMG-hCG 療法)を追加することで，排卵に成功することがある．ただ，この場合も，通常とは違い治療効果の判定には 1 か月程度のゴナドトロピン療法を継続が必要である．

③実際には上記の②の方法で成功する例は少ない．そこで残存原始卵胞を活性化する画期的な方法として原始卵胞体外活性化療法(in vitro activation：IVA)が登場した．これに関しては別項(p. 50)を参照願いたい．

④別な観点からの治療として，軽症のうちに未受精卵子の凍結や卵巣凍結を行い，将来に向けての妊孕能温存をはかる方法や，提供卵子を用いて生殖補助医療(ART)を行う方法もありうる．

早発卵巣不全の特殊型としてのターナー症候群への対応は？

　ターナー症候群は女子の 2,500 人に 1 人に認められる性染色体異常で，低身長・翼状頸・外反肘・二次性徴遅延を呈する．染色体は 45,X を基本核型とし，X モノソミーにより原発性無月経や早発卵巣不全となる．胎生期の卵祖細胞の数は正常だが，胎生 3 か月頃から卵母細胞が減少しはじめ，成人に達する頃には，ほとんど卵胞が消失しており，早発卵巣不全の特殊型である．卵胞閉鎖の原因には第一減数分裂の際の対合不全説や遺伝子量説がある．2016 年のガイドラインによれば，循環器系の精査をクリアすれば，妊娠が許容されると考えられる[4]．ターナー症候群の女性には自然妊娠の報告がごくまれにあるものの，ほとんどが提供卵子による ART で妊娠している．また一部の例では小児期に卵巣凍結をして，結婚後にそれを利用することも試みられている．

引用文献
1) 日本産科婦人科学会，他：産婦人科診療ガイドライン―婦人科外来編 2017．CQ312 早発卵巣不全(POF)の取り扱いは？　日本産科婦人科学会，pp. 166-168，2017
2) 日本生殖医学会：早発卵巣不全の診断・治療．In 日本生殖医学会編：生殖医療の必修知識 2017．日本生殖医学会，pp. 190-193，2017
3) Coulam CB, et al: Incidence of premature ovarian failure. Obstet Gynecol, 67: 604-606, 1986
4) Turner syndrome Consensus Group: Clinical practice guidelines for the of girls and women with Turner syndrome proceedings from the 2016 Cincinnati International Turner syndrome meeting. Rur J Endocrinol, 177: G1-G70, 2017

（遠藤俊明，馬場剛，齋藤豪）

column 早発卵巣不全の治療可能性

　早発卵巣不全（POI）は，早発閉経とも呼ばれ，40歳未満で閉経する疾患である．ホルモン検査では高ゴナドトロピン，低エストロゲン血症を呈し，卵巣性の無月経となる．発症頻度は比較的高く，思春期を含めた女性の1％に発症する．

POIの病態
　胎生期に卵巣内形成される原始卵胞は，生後は少なくとも生体内においては再形成されることはなく，休眠状態となって閉経の時期まで保存される．思春期の頃には合計20〜30万個の卵胞が存在するが，加齢とともに減少する．通常は，月経ごとに数百個の原始卵胞が活性化を開始し，1次卵胞となる．1次卵胞はゴナドトロピン非依存性に卵巣局所因子により発育を続け，2次卵胞となる．2次卵胞はゴナドトロピンの作用によりさらに発育し，胞状卵胞となる．成熟した胞状卵胞は黄体形成ホルモン（LH）サージに反応し，内包する卵の成熟と排卵が起こる．
　POIは胎生期の卵胞形成不全，または病的に卵巣内の卵胞プールが急激に減少することによって起こる．この原因としては，染色体・遺伝子異常，自己免疫疾患，医原性などがある．卵巣内の残存卵胞数が1,000個以下まで到達すると原始卵胞の活性化（initiation）が起こらなくなり，卵胞のリクルートが停止して発育卵胞が消失する．その結果，排卵障害となる．さらに，卵胞顆粒膜細胞で産生されるエストロゲンが不足し，子宮内膜が増殖せず無月経となる．

POIの予防・治療法
　卵胞の減少は不可逆的に進行することから，POIは予知・予防が可能である．残存卵胞数が1,000個に近づくにつれ，月経不順が起こることが多い．抗ミュラー管ホルモン（AMH）は，1次卵胞〜前胞状卵胞の顆粒膜細胞から産生されるため，卵巣内の残存卵胞数と正に相関することから，POIを発症する前から極度に減少する．これらの所見によりPOIが予知できた場合は，卵子，胚，または卵巣組織を凍結保存しておくことで，POIを発症した後でも妊娠が可能となる．
　POIを発症した場合，最も確実性が高い不妊治療法は若年女性からの提供卵子を用いた体外受精胚移植である．しかし，宗教や法規制などにより実施できない国も多い．また，実施する場合には，倫理的な問題や免疫不適合による妊娠合併症の増加が懸念される．もちろん，挙児を希望するカップルは双方の遺伝子を継いだ児の出生を強く望む場合が多い．したがって，本法は優れた治療法とは言いがたい．
　最近筆者らは，POI患者が自らの卵子で妊娠が可能となる卵胞活性化療法（*in vitro* activation：IVA）を開発した[1]．POIでは，残存している休眠原始卵胞の数が極度に少ないため，活性化が起こらない．またPOIでは，残存している卵胞刺激ホルモン（FSH）非依存性の小卵胞が偶発的に発育することがあるが，これまでその制御は不可能であった．IVAでは，卵巣皮質組織を体外培養し，休眠原始卵胞のPI3K（phosphoinositide 3-kinase）シグナルをPI3K活性化剤により活性化することで，休眠原始卵胞を人為的に活性化する．さらに，卵巣皮質を細切することにより，小卵胞のHippoシグナルを抑制し，CCN成

長因子の発現を誘導して，FSH 非依存性の小卵胞の発育を促進する．この 2 つの作用をもって閉経した POI 患者において卵胞発育を再生し妊娠へと導く．実際は，腹腔鏡手術により卵巣を摘出し，初期卵胞が含まれる皮質部分を残し，髄質を除去する．卵巣皮質の一部を固定して薄切標本を作製し，残存卵胞の有無を確認する．その後，Hippo シグナルの抑制のため，卵巣皮質を 1～2 mm 四方に小断片化し，組織培養を行う．PTEN (phosphatase and tensin homolog deleted from chromosome 10) 抑制剤および PI3K 活性化剤を用いて 48 時間組織培養を行うことで，PI3K-Akt シグナルを活性化させる．培養後は卵巣組織を十分に洗浄し，腹腔鏡下に卵巣小断片を卵管漿膜下に移植する．卵巣移植後は，卵胞を排卵前卵胞まで成熟させるため，エストロゲン補充下のゴナドトロピンおよび性腺刺激ホルモン放出ホルモン (GnRH) アゴニストを用いた卵巣刺激を行いながら，定期的に卵胞発育の有無を血中エストロゲン値および経腟超音波検査にて確認する．成熟卵胞が得られたら，通常の体外受精と同様の方法で採卵を行い，受精を行う．胚は D2 でガラス化法により凍結し，後日ホルモン補充周期下に融解胚移植を行う．

　IVA の POI 患者における臨床成績は，2 報目の論文を発表した時点では[2]，37 名の POI 患者 (平均年齢 37.2 歳，平均無月経期間 5.9 年) に対し実施し，37 名中 20 名で残存卵胞を認めた．20 名中 9 名で卵胞発育が認められ，7 名の患者から成熟卵子が得られて体外受精を行った．5 名の患者に胚移植を実施し，3 名が妊娠した．1 名は妊娠初期に流産となったが，2 名は順調に経過し，それぞれ 3,254 g の男児，2,970 g の女児を出産した．現在，中国，スペイン，ポーランド，メキシコで IVA の追試に成功し，妊娠・出産例が出ている．

引用文献
1) Kawamura K, et al: Hippo signaling disruption and Akt stimulation of ovarian follicles for infertility treatment. Proc Natl Acad Sci USA, 110: 17474-17479, 2013
2) Suzuki N, et al: Successful fertility preservation following ovarian tissue vitrification in patients with primary ovarian insufficiency. Hum Reprod, 30: 608-615, 2015

（河村和弘）

多嚢胞性卵巣症候群はどんな病気ですか？

はじめに

多嚢胞性卵巣症候群（PCOS）は，婦人科の内分泌疾患単位の中では，最も頻度の高い疾患の1つで，生殖年齢婦人の5～10％程度に認められる．

日本における診断基準としては，1993年の日本産科婦人科学会の診断基準が最初だが，2007年に改訂され，これが現在も使用されている．欧米でもこれまでいくつかの診断基準が作成されてきたが，2003年にESHRE（ヨーロッパ生殖医学会）とASRM（アメリカ生殖医学会）が合同で作成したロッテルダムの診断基準[1]では，PCOSに該当する症例が広がった．2007年の日本産科婦人科学会の診断基準[2]はロッテルダムの基準に合わせる形で作成された．ただ日本人の特徴を加味して作成したものだが，ロッテルダムの診断基準と完全に一致しているわけではない．

診断基準はどうなっているか（表1）

診断基準の項目としては，①月経異常，②多嚢胞卵巣，③血中男性ホルモン高値，または黄体形成ホルモン（LH）基礎値高値かつ卵胞刺激ホルモン（FSH）基礎値正常で，

表1 PCOS診断基準（日本産科婦人科学会生殖内分泌委員会 2007）

以下の1～3の全てを満たす場合を多嚢胞性卵巣症候群とする
1. 月経異常
2. 多嚢胞卵巣
3. 血中男性ホルモン高値 　　または 　　LH基礎値高値かつFSH基礎値正常

注1）月経異常は，無月経，希発月経，無排卵周期症のいずれかとする．
注2）多嚢胞卵巣は，超音波断層検査で両側卵巣に多数の小卵胞がみられ，少なくとも一方の卵巣で2-9 mmの小卵胞が10個以上存在するものとする．
注3）内分泌検査は，排卵誘発薬や女性ホルモン薬を投与していない時期に，1 cm以上の卵胞が存在しないことを確認の上で行う．また，月経または消退出血から10日目までの時期は高LHの検出率が低いことに留意する．
注4）男性ホルモン高値は，テストステロン，遊離テストステロンまたはアンドロステンジオンのいずれかを用い，各測定系の正常範囲上限を超えるものとする．
注5）LH高値の判定は，スパック-Sによる測定の場合はLH≧7 mIU/mL（正常女性の平均値＋1×標準偏差）かつLH≧FSHとし，肥満例（BMI≧25）ではLH≧FSHのみでも可とする．その他の測定系による場合は，スパック-Sとの相関を考慮して判定する．
注6）クッシング症候群，副腎酵素異常，体重減少性無月経の回復期など，本症候群と類似の病態を除外する．

〔日本産科婦人科学会生殖・内分泌委員会：本邦における多嚢胞卵巣症候群の診断基準に関する小委員会（平成17年度～平成18年度）検討結果報告．日産婦誌，59：868-886，2007より転載〕

これら①〜③をすべてを満たす場合をPCOSと診断する．ロッテルダムの基準では，①〜③のうち2つを満たせばPCOSとするので，広く診断することになる．また③としてはLH高値はなく高アンドロゲン徴候のみで日本の基準とは異なっている．月経異常は具体的に，無月経，希発月経，無排卵周期症であることが示されている．また，多嚢胞は，少なくとも片方の卵巣に2〜9 mmの小胞状卵胞が10個以上と明記されている[2]．

LHに関してはスパックSの例が示されているのみなので，現場の医師自身の数値の評価が必要になる．血中男性ホルモンとして，テストステロン，遊離テストステロン，アンドロステロンが挙げられているが，これも具体的数値は記載されていないので，高アンドロゲンの基準値も現場の医師の判断に委ねられている．

その他の臨床徴候

PCOSの重要な合併徴候として，インスリン抵抗性が知られている．特に肥満PCOSではインスリン抵抗性の合併率が高いのだが，非肥満PCOSではそれほど合併率は高くないので，原因(etiology)としてはインスリン抵抗性の関与は確立していない．したがって，インスリン抵抗性は現時点では合併徴候の扱いである．ただ高アンドロゲンが主徴候で病態が考えられているが(図1)，この高アンドロゲンとインスリン抵抗性は密接に関係しており，病態サイクルを形成する重要な因子であることは間違いない．

PCOSのもう1つの特徴は思春期から更年期・老年期まで，様々な世代にわたる疾患である点である．「若い世代」では月経不順，毛深い，ニキビが出やすい，肥満傾向などが問題になり，「結婚後」は不妊症，不育症，妊娠糖尿病の合併が問題となることがある．また「中高年」ではいわゆるメタボリック症候群，糖尿病，脂質異常症，心血管系合併症が多くなり，また無月経が続けば子宮内膜癌への関与も注意が必

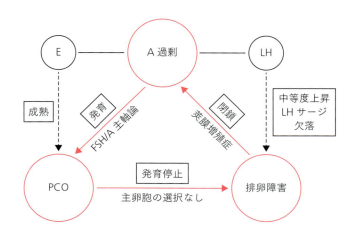

図1　PCOSのアンドロゲン過剰と3大基幹徴候とした発現の悪循環
〔遠藤俊明他：PCOSの発生病理に関するアンドロゲン暴露説．In 森崇英編：卵子学．京都大学出版会，pp. 996-1012, 2011より転載〕

要である．

原因（etiology）は何か

　　　PCOSは前記の複数の診断基準を満たす症候群であることから，その共通の徴候を呈する原因（etiology）には複数あると考えられる．1つは胎児期のアンドロゲン曝露説があり，アカゲザルの有名な研究があるが，ヒトでは証明はされていない．インスリン抵抗性のetiology説にも異論があり確定していない．母親がPCOSの場合は，その娘もPCOSになりやすい傾向があるものの，PCOSはいわゆる遺伝性ではない．つまり体質が似るという程度のことである．遺伝医学的には，一塩基多型（SNPs）の観点からの研究も多いのだが，決定的なものはない[3]．興味深いのは2次的PCOSの特殊例として，てんかんで小児期からバルプロ酸の服用を続けているとPCOSの合併率が高くなるという報告や，男性ホルモン産生の卵巣腫瘍によりPCOSの基準を満たした例が報告されている[4]．

治療の実際はどうなっているのか

　　　月経不順，不妊症に対する対応としては，無月経には，黄体ホルモン投与で消退性出血を起こすホルムストローム療法や，卵胞ホルモンと黄体ホルモンを投与するカウフマン療法が基本である．また毛深いことやニキビには，ピルやスピロノラクトンの投与が行われている．排卵障害には，クエン酸クロミフェン投与が基本で（図2）[5]，無効の場合は，インスリン抵抗性改善薬メトホルミンなどの併用が有効である．それでも無効のときは，FSH製剤を注射するが，効きすぎて卵巣過剰刺激症候群（OHSS）になりやすいので注意が必要である．これは，卵巣が腫大し，腹水が貯留し，重症化すれば乏尿や，血栓形成もある．OHSSや多胎妊娠を避けるため，FSHの低用量漸増法が提唱されている．PCOS独特の治療法として，腹腔鏡で卵巣に小さな穴を開ける卵巣多孔術も有効である．このような方法でも妊娠が成功しない場合は，体外受精・胚移植の適応となる．ただ，採れる卵が不良であることが懸念されているが，良好卵子の絶対数は一般婦人と変わりないとする報告もあり，実際は妊娠率自体は変わりないので，多くの症例で体外受精が実施されている．

ポイント

　　　PCOSは非常に頻度の高い疾患なので，月経不順のある女性は，一度婦人科を受診し，きちんとPCOSかどうかの診察を受けておくことが望まれる．もし卵巣に多嚢胞があってもすべてがPCOSではないが，PCOSの可能性が高いので，正確な診断が必要である．もしPCOSなら，生涯にわたる注意が必要であることを理解して，自分の健康管理に気を付けなければならない．

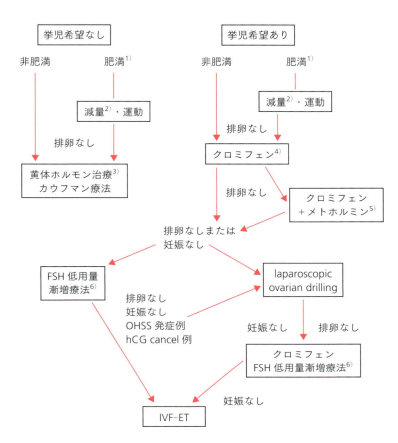

図2 PCOSの治療指針（日本産科婦人科学会生殖内分泌委員会 2009）
注
1）BMI≧25
2）BMI≧25の場合，5〜10％の減量と2〜6か月のダイエット期間を目標とする
3）低用量経口避妊薬を用いる場合もある
4）高PRL血症にはドーパミンアゴニスト，副腎高アンドロゲン血症にはグルココルチコイドを併用
5）肥満，耐糖能異常またはインスリン抵抗性をもつ症例
6）主席卵胞18 mm以上でhCG投与，ただし16 mm以上の卵胞が4個以上の場合はhCG投与を中止
〔日本産科婦人科学会生殖・内分泌委員会：本邦における多嚢胞性卵巣症候群の治療に関する治療指針作成のための小委員会（平成19年度〜平成20年度）報告より転載〕

引用文献
1) Rotterdam ESHRE/ASRM-Sponsored PCOS consensus workshop group: Revised 2003 consensus on diagnostic criteria and long-term health risks related to polycystic ovary syndrome (PCOS). Hum Reprod, 19: 41-47, 2004
2) 日本産科婦人科学会生殖・内分泌委員会：本邦における多嚢胞性卵巣症候群の診断基準に関する小委員会（平成17年度〜平成18年度）検討結果報告．日産婦誌，59：868-886，2007
3) 遠藤俊明，他：PCOSの発生病理に関するアンドロゲン暴露説．In 森崇英編：卵子学．京大出版会，pp. 996-1012，2011
4) Baba T, et al: Weight reduction and pioglitazone ameliorate polycystic ovary syndrome after removal of a Sertoli-stromal cell tumor. Int J Womens Health, 4: 607-611, 2012
5) 日本産科婦人科学会生殖・内分泌委員会：本邦における多嚢胞性卵巣症候群の治療に関する治療指針作成のための小委員会（平成19年度〜平成20年度）報告．日産婦誌，61：902-912，2008

（遠藤俊明，馬場剛，齋藤豪）

Q19 排卵誘発剤はどうして効くのですか？

■ 月経周期調節

　排卵障害を有する患者では，月経不順や無月経の症状がみられる．正常な排卵が起こるためには，視床下部-下垂体-卵巣系の協調が必要である(図1)．正常では，視床下部から性腺刺激ホルモン放出ホルモン(GnRH)が分泌され，下垂体前葉のレセプターに作用し，ゴナドトロピンである卵胞刺激ホルモン(FSH)と黄体形成ホルモン(LH)が分泌される．FSH は卵胞の顆粒膜細胞に，LH は顆粒膜細胞および莢膜細胞に作用し，卵の成熟および排卵を引き起こす．この一連の視床下部-下垂体-卵巣系のいずれの部位の機能異常であっても正常な排卵は障害される．排卵誘発剤使用の目的は，一般不妊治療においては無排卵患者に対して排卵を誘発すること，または排卵を有する患者に対し，複数の排卵を促し妊娠率の向上を期待することである．また，高度生殖医療を行う際には調節卵巣刺激としても用いられる．

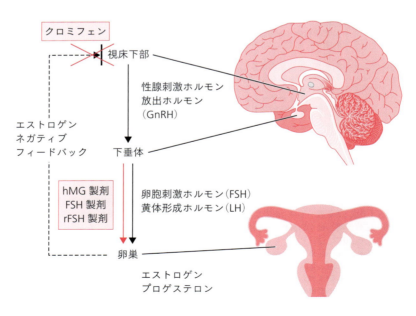

図1　視床下部-下垂体-卵巣系により制御されるホルモン機構と各種排卵誘発剤の作用部位

排卵誘発剤の作用機序

　無排卵患者では視床下部-下垂体-卵巣系のどの部位で機能障害が起こっているのかを診断し，誘因の除去と排卵誘発剤の使用を行う．すなわち，第1度無月経や無排卵周期症，多嚢胞性卵巣症候群(PCOS)では内因性のエストロゲン分泌はある程度保たれているため，第1選択としてクロミフェン療法を行う．詳細はQ20に譲るが，クロミフェンの作用機序としては，クロミフェンは視床下部でエストロゲン受容体に内因性エストロゲンと競合的に結合し，エストロゲンによるネガティブフィードバックを阻害する．それにより，視床下部からのGnRHの分泌と下垂体からのゴナドトロピン(LH, FSH)の分泌を増加させ，卵巣を刺激して卵胞の発育を促進する．同様にシクロフェニルも抗エストロゲン効果による視床下部-下垂体系に対する作用のほか，卵巣に直接作用し，黄体賦活をする可能性があり，第1度無月経や無排卵周期症に有効である．また機序は異なるが，経口剤としてレトロゾールなどのアロマターゼ阻害薬は，主として卵巣の顆粒膜細胞に局在するアロマターゼに作用し，アンドロゲンからのエストロゲン産生を低下させる．その結果，視床下部に対するエストロゲンのネガティブフィードバックが阻害され，GnRH, FSHの産生が増加し，卵胞発育を促進する．

　一方，視床下部や下垂体の機能異常が原因となる第2度無月経では，内因性のエストロゲン分泌が十分でないため，クロミフェンなどの抗エストロゲン効果による作用は期待できないことから，ゴナドトロピン療法を行う．現在国内では閉経後婦人尿由来の閉経後尿性ゴナドトロピン(hMG)/FSH製剤と遺伝子組換えFSH製剤(rFSH製剤)が使用可能である．hMG製剤にはFSH/LHの比率の異なる製剤が数多く市販されおり，内因性のLHの分泌能に従って使い分けが可能である．また，hMG/FSH製剤による誘発ではLHサージが起こりにくいため，投与開始後卵胞径のモニタリングを経腟超音波検査で行い，主席卵胞の3方向の平均値が18 mmを超えた時点で，排卵を惹起するためにLH作用をもつヒト絨毛性ゴナドトロピン(hCG)投与を行う．hMGやFSH製剤による排卵誘発では卵巣過剰刺激症候群(OHSS)や多胎妊娠の可能性も高く留意を要する．

（小芝明美，北脇城）

Q20　クロミッド，レトロゾールはどうして効果があるのですか？

■ クエン酸クロミフェン（クロミッド®）

　選択的エストロゲン受容体モジュレーター(SERM)の1種であり，弱いエストロゲ

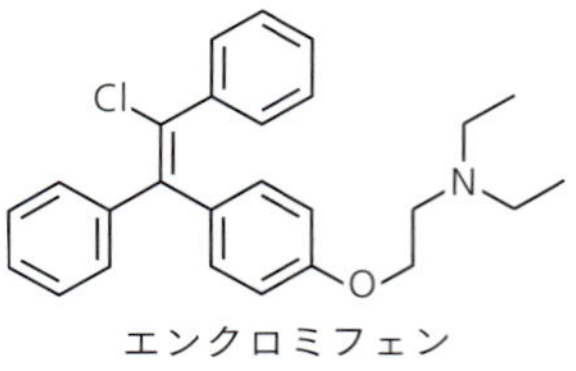

図1　クエン酸クロミフェン化学構造式
クロミフェンにはエンクロミフェンが約60%，ズクロミフェンが約40%含まれている．エンクロミフェンには抗エストロゲン作用のみが，ズクロミフェンには弱いエストロゲン作用と強い抗エストロゲン作用があるとされる．

〔添付文書より改変〕

ン作用と強力なエストロゲン拮抗作用を有する経口剤である．光学異性体であるシス型のズクロミフェンとトランス型のエンクロミフェンの混合物である(図1)．視床下部のエストロゲン受容体に対して内因性エストロゲンと競合的に結合することにより，エストロゲンによるネガティブフィードバックを阻害する．これにより視床下部からの性腺刺激ホルモン放出ホルモン(GnRH)の分泌と下垂体からのゴナドトロピン〔黄体形成ホルモン(LH)，卵胞刺激ホルモン(FSH)〕の分泌を増加させ，その結果卵巣を刺激して卵胞の発育を促進する．このような作用機序のため，内因性のエストロゲン分泌が保たれている第1度無月経や多囊胞性卵巣症候群(PCOS)，無排卵周期症の排卵誘発時に適応となる．排卵誘発率は60〜90%と高いが，副作用として抗エストロゲン作用による子宮頸管粘液の分泌低下と，子宮内膜の菲薄化が問題となり，妊娠率は10〜40%に留まる．一方，内因性のエストロゲン分泌が低下している第2度無月経にはほとんどの場合無効である．抗エストロゲン作用による副作用はほぼ必発であり，6周期を目処に妊娠成立をしない場合にはゴナドトロピン療法や体外受精へのステップアップを考慮する．

■ レトロゾール(フェマーラ®)

アロマターゼは男性ホルモン(アンドロゲン)をエストロゲンへ転換する生合成酵素である．女性では主として卵巣顆粒膜細胞に局在するほか，脳や乳腺などの性腺外にも存在する．本来乳がんの治療薬として使用されてきたレトロゾールなどのアロマターゼ阻害薬(AI)は全身のアロマターゼに作用し，アンドロゲンからのエストロゲン産生を低下させる．その結果，視床下部に対するエストロゲンのネガティブフィードバックが阻害され，GnRH，FSH の産生が増加する(図2)．AI の血中半減期は約45時間で，5日から3週間とされるクロミフェンの半減期と比べて短い．また，クロミフェンと異なり，エストロゲンレセプター(ER)を枯渇させないため，投与中止後にネガティブフィードバックが速やかに回復する．主席卵胞の成熟後にエストロゲンが上昇した後，ネガティブフィードバックにより FSH が抑制されて小卵胞の閉鎖が起こり，単一の成熟卵胞の排卵がもたらされる．さらには，AI の投与により全身のエストロゲンが低下すると，子宮内膜の ER を up-regulate してエストロゲンに対する感受性

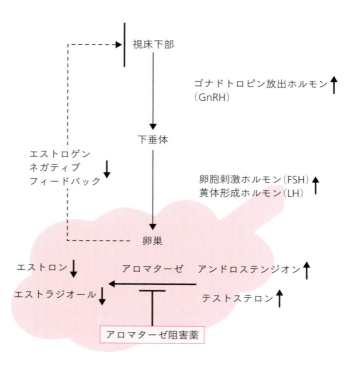

図2 アロマターゼ阻害薬の排卵誘発剤としての作用機序

が高まり，AI投与中止後のエストロゲン再上昇とともに子宮内膜の増殖が促進される．クロミフェンの副作用である内膜の菲薄化が起こらないことが，AIの大きなメリットである．また，AI投与により，アロマターゼの基質である卵巣内のアンドロゲンは増加する．テストステロンは卵胞に存在するFSHレセプターを増加してさせ，FSHに対する感受性を高める．また，卵のIGF-I発現を刺激し，FSHと協調して卵胞の発育を促進する．近年，PCOSに対してクロミフェンとレトロゾールによる妊娠率を比較したランダム化比較試験(RCT)で，妊娠率に関してレトロゾールの有効性が報告されている[1]．

参考文献
1) Amer SA, et al: Double-blind randomized controlled trial of letrozole versus clomiphene citrate in subfertile women with polycystic ovarian syndrome. Hum Reprod, 32: 1631-1638, 2017

（小芝明美，北脇城）

Q21 hMGとは，どのような薬ですか？

■ ヒト閉経後尿性性腺刺激ホルモン（hMG）製剤の開発の歴史

性腺刺激ホルモン製剤の開発については，1920年代から始まっている．1926年Smithらにより性腺刺激ホルモンが下垂体で発見され，続く1929年には尿中にゴナドトロピンが多量に排泄されていることをFluhmannらが報告した．これがヒト閉経後尿性腺刺激ホルモン（hMG）製剤の精製につながる出来事であった．

1931年にColeらによる妊馬尿中から精製した異種のゴナドトロピン製剤が，また，1958年にGemzellによるヒト下垂体由来ゴナドトロピン製剤が排卵誘発治療に応用されたが，いずれも研究的な治療法にすぎなかった．現在使用されているゴナドトロピン製剤が開発されたのは，1960年にLunenfeldがhMG製剤を用いて卓越した結果を報告したことが最初である．

日本では1970年代の後半からhMG製剤の保険適用が始まり，その有用性から広く使われるようになった．その後，1980年代にはhMG製剤から黄体形成ホルモン（LH）を特異的に除去した精製卵胞刺激ホルモン（FSH）製剤が欧米で市販され，多様な製剤が一般排卵誘発治療や生殖補助医療（ART）の調節卵巣刺激（COS）などに利用できるようになり，日本でも1990年代になり使用できるようになった．

■ 日本で使用されているhMG製剤の特徴

日本で使用されている尿由来のhMG製剤と精製FSH製剤を表1に示す．hMG製

表1　日本で発売されているhMG/FSH製剤の種類

hMG/FSH	製剤名と単位（IU）（製造販売元・販売）	FSH：LH比
hMG	HMG注テイゾー 75/150 （あすか製薬・武田薬品工業）	1/1
	HMG注「フェリング」75/150 （フェリング・ファーマ）	1/1
	HMG筋注用「F」75/150 （冨士製薬工業）	1/0.33
uFSH	ゴナピュール 75/150 （あすか製薬・武田薬品工業）	1/0.0053
	フォリルモン P75/150 （冨士製薬工業）	1/0.0053
rFSH	ゴナールエフ 75/150/450/900 （メルクセローノ）	1/0

剤は尿由来であり，主な原材料は中国産である．閉経後女性の尿由来 FSH には酸性側のイソホルモンが多く含まれるため，生殖年齢の女性の主流である下垂体 FSH に比較して活性が弱いと考えられている．LH/FSH 比は製造承認時に決められており，LH 成分が少ない場合にはヒト絨毛性性腺刺激ホルモン（hCG）が添加されて LH 活性を維持している．また，精製の過程でイオン交換膜を用いて LH を除去することにより，含有する LH/FSH 比が異なる製剤が製造できる．これが精製 FSH 製剤である．卵胞発育には LH 成分が必要といわれており，血中 LH が低値の排卵障害患者では LH 含量が多いほうが望ましい．また，COS などのように排卵している患者の場合には LH 成分が少ないものが副作用が少ないと考えられる．

■ hMG 製剤を使った排卵誘発治療（ゴナドトロピン療法）

1. ゴナドトロピン療法の実際

　hMG 製剤により卵胞発育させ，一定の大きさになり成熟すると，hCG を投与して排卵を誘起する治療法をゴナドトロピン療法という．一般的に，消退出血あるいは月経周期の 3～6 日目から hMG 製剤を 1 日 75～225 IU，連日投与する．hMG の投与期間は，150 IU/日を投与すると通常 6～10 日間になることが多い．卵胞成熟後に hCG を 5,000～10,000 IU 投与して排卵を誘起する．hCG を投与しないと排卵が起こらないことが多い．hCG 投与後の排卵は通常 36～48 時間の間に起こることが多い．卵胞成熟の目安としては，卵胞平均径が 16～18 mm 以上が成熟の目安である．

2. ゴナドトロピン療法の効果と副作用

　ゴナドトロピン療法は優れた臨床効果が報告されている．しかし一方で，副作用として多発排卵による多胎妊娠の増加や，卵巣過剰刺激症候群（OHSS）などの発生頻度が高いことが報告されているので，管理上細心の注意が必要である．多胎妊娠率は 17.2％（双胎 14.3％，3 胎 2.5％，4 胎 0.4％）と報告されている．また，せっかく妊娠しても流産率が高い．筆者らの検討では自然周期の 9.6％に対して，hMG-hCG 療法の場合は 21.8％と有意に高い．

3. ゴナドトロピン療法の応用

　ゴナドトロピン療法では通常同一量（150 単位）の hMG（FSH）製剤を連日投与するのが一般的であるが，多胎発生の副作用の軽減を目的として各種の投与法が工夫されている．隔日投与法や低用量長期漸増投与法などが工夫されている．

4. 疾患別の留意点

　一般に，第二度無月経の場合はゴナドトロピン製剤に対する閾値が狭く，排卵に至るまでに過剰投与になりやすく多胎が発生しやすい．多囊胞性卵巣症候群（PCOS）は病態上 LH が高いので多胎妊娠が発生しやすい素地があるので，このような疾患の場合は留意が必要である．

参考文献
1) 苛原稔：ゴナドトロピン療法．In 生殖医療の必須知識 2017．pp. 165-169，生殖医学会，2017

（苛原稔）

Q22　遺伝子組換え型 FSH とは，どんな薬ですか？

■ 遺伝子組み換え型 FSH 製剤（rFSH）の開発

　ヒト閉経後尿性性腺刺激ホルモン（hMG）や精製卵胞刺激ホルモン（FSH）製剤は，中国などで原材料である閉経後女性尿を集めて精製して製造されているため，原材料の安定供給に問題があったり，感染症病原体の混入も危惧される．そこで，遺伝子組換え技術を利用した遺伝子組換え型 FSH（recombinant FSH：rFSH）製剤が開発された．

　欧米では 1990 年代に市販が開始され，一般排卵誘発治療や生殖補助医療（ART）の調節卵巣刺激などで中心的な薬剤となっている．わが国でも 2000 年代半ばに導入され，調節卵巣刺激に使用するため製造承認されているほか，一部では排卵障害に対する排卵誘発剤として保険適用が認められている．

■ rFSH の性状

　ヒト下垂体性卵胞刺ホルモン（pFSH）は 92 のアミノ酸蛋白鎖に糖鎖が付いた α 鎖と 118 のアミノ酸蛋白鎖に糖鎖が付いた β 鎖の二量体からできている糖蛋白ホルモンである．生理的には，上位の視床下部からの性腺刺激ホルモン放出ホルモン（GnRH）刺激により下垂体での遺伝子が活性化されることで産生が促進され，血液中に分泌される．

　分子生物学の進歩により，1970 年代から様々なホルモン遺伝子の同定が行われ，1980 年代になると，同定された遺伝子を用いた遺伝子組換え型ホルモンの開発が盛んになった．FSH も 1980 年代後半から開発が始まり，チャイニーズハムスター卵巣細胞を宿主として用いることにより，複雑な糖鎖が合成でき，かつ蛋白質のサブユ

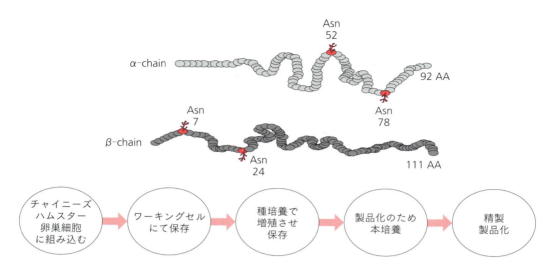

図1 遺伝子組換型 FSH 製剤

ニットを組みあわせた形で作成できる技術(図1)が開発され，それを用いて製造されるようになった．

　現在，日本で市販されている rFSH 製剤には，フォリトロピン α（ゴナール-F®）とフォリトロピン β（フォリスチム®）の2種類がある．両者の由来遺伝子は異なるが，製造過程はほぼ同じであり，生化学的および生物学的性状や臨床効果はほぼ同じと考えられる．

■ rFSH の製剤の特徴（従来の hMG との違い）

① 遺伝子組換技術で作成されているため FSH 成分のみであり，FSH に加えて黄体形成ホルモン(LH)を含む尿由来の hMG 製剤や精製 FSH 製剤とは異なる．

② rFSH は種培養ストックが保存されている限り同じ製剤の供給が可能であるが，尿由来製剤は原材料の確保状況で供給が不安定になる可能性がある．

③ rFSH は製造ロット間の違いがないので製剤は常に効果が期待できるが，尿由来製剤は原材料の状態や精製過程の修飾で異なる力価になることがあり，製剤ロット間で効果が異なる可能性がある．

④ 同じ活性単位の投与では，rFSH は尿由来の精製 FSH に比べ高い有効性を示す．その理由はイソホルモン特性の差である．すなわち，rFSH は生殖年齢女性の下垂体 FSH と同様，塩基性側のイソホルモンを多く含むが，一方，閉経後女性の尿由来 FSH には酸性側のイソホルモンが多く含まれるため，活性が弱いと考えられている．

⑤ rFSH は尿由来の不純物がなく純度99％である．一方，比較的高度に精製された尿由来 FSH 製剤でもある程度の夾雑蛋白が含まれる．これまで臨床で問題となったことはないが，望ましくない生物活性をもつ可能性は否定できない．

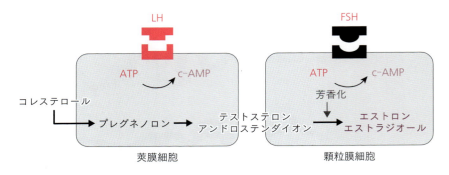

図2 two cell two gonadotropin theory

rFSH の使用上の特徴

1. 排卵誘発・卵巣刺激効果

　rFSH は FSH のみしか含まれていないが，尿由来製剤は LH 成分も含んでいる．卵胞発育には two cell two gonadotropin theory（図2）で示されているように，後半に LH が必要とされており，LH が分泌されない場合（第二度無月経など）では無効であり，rFSH の基本的な対象患者は，調節卵巣刺激に使用する場合や第一度無月経以下の軽度な排卵障害患者となる．その場合は rFSH も尿由来製剤もほぼ同様の臨床効果を示す[1]．保険適用でもそのように指示されている．

2. 自己注射が可能な製剤

　現在，ゴナドトロピン製剤で自己注射が保険適用されているのは，rFSH 製剤しかなく，尿由来製剤は認められていない．これは，rFSH には自己注射に適した注射器具が開発されているが尿由来製剤にはないことや，国内外で自己注射に関する研究が行われ，安全性が評価されているためである．

参考文献
1) Taketani Y, et al: Recombinant follicle-stimulating hormone (follitropin alfa) for ovulation induction in Japanese patients with anti-estrogen-ineffective oligo- or anovulatory infertility: results of a phase II dose-response study. Reprod Med Biol, 9: 91-97, 2010

（苛原稔）

Q23 hCG, GnRHa の作用は？

■ hCG と LH

　生理的には，排卵後の黄体に作用してプロゲステロン産生・分泌を促進するのは，下垂体から律動的に分泌されている黄体形成ホルモン(LH)である．LH は体内での半減期が短いのが特徴である．排卵に際して LH の一過性のピークが必要であり，このピークが卵胞内の卵子の減数分裂再開に繋がり卵子が成熟する．また排卵後にも一定の LH が分泌されることにより卵巣での黄体化を促進する．そのため LH は排卵誘発治療には必要なホルモンである．しかし，LH として治療に使える薬剤は存在しなかった．

　ヒト絨毛性性腺刺激ホルモン(hCG)は妊娠後の胎盤から分泌され，妊娠黄体を維持する役割がある糖蛋白ホルモンである．性状は下垂体から分泌される LH と類似し，作用も LH と同じ活性をもち，強力に卵子の成熟を促し，排卵後の黄体を刺激する．hCG は半減期が約 30 時間と長く，また妊婦尿から精製できるので，LH の代わりに薬剤として利用されている．

■ hCG の作用

　いわゆるゴナドトロピン療法では，ヒト閉経後尿性性腺刺激ホルモン(hMG)により卵胞成熟後に，排卵誘起に 5,000～10,000 単位を 1 回，黄体維持には 1,000～3,000 単位を 2～3 日間隔で投与するのが一般的である[1]．

　注射により簡単に投与できるのでゴナドトロピン療法では頻用されるが，一方で卵巣過剰刺激症候群(OHSS)のトリガーになるホルモンでもあり，使用に際しては慎重な取り扱いが求められる．特に，一般排卵誘発では成熟卵胞が 4 個以上ある場合，あるいは調節卵巣刺激では 10 個以上の採卵が予想される場合，さらには採卵前に血中エストラジオールが 2,500 pg/ml を超える場合には，治療計画を見直す必要があると考えられる(表 1)．

　最近，遺伝子組換技術で製造した遺伝子組換え型 LH であるコリオゴナドトロピンアルファ(オビドレル®)が市販されている．排卵誘起のため 250 μg を単回皮下投与する．臨床効果は hCG と同様であるが，遺伝子組換えであるため，製品の安定供給やロット間のばらつきがない，不純物や感染症病原体の混入がないなどの利点があるが，薬価は尿由来 hCG より高い．

■ 性腺刺激ホルモン放出ホルモン(GnRH)アナログ

　視床下部から性腺刺激ホルモン放出ホルモン(GnRH)が律動的に分泌され，それに応じて卵胞刺激ホルモン(FSH)とLHが下垂体から同様に分泌される．すなわち，LHとFSHの分泌を調節しているのは視床下部である．GnRHはアミノ酸10個からできている小さなホルモンであり，極めて半減期が短い．そこで，下垂体からのゴナドトロピン分泌を調節するためにはポンプを利用したGnRH製剤の投与が必要であり，煩雑で一般的ではない．

　GnRHアナログは，GnRHの6位のアミノ酸を置換することにより下垂体受容体への親和性を増強し，1〜3位のアミノ酸の置換で作用を変化させた薬剤である(図1)．下垂体からホルモン分泌を促進するものをアゴニスト，抑制するのをアンタゴニストという．

表1　ゴナドトロピン療法におけるhCG投与基準

hCGの投与基準 　卵胞平均径が18 mm以上(16 mm以上で投与可)かつ16 mm以上の卵胞が(3)個以下 hCGのキャンセル基準 ・16 mm以上の卵胞が(4)個以上 ・発育卵胞が何個あればキャンセルするのかは，患者とよく相談する(年齢，子供の有無，不妊治療歴，卵管因子，男性因子などの有無)

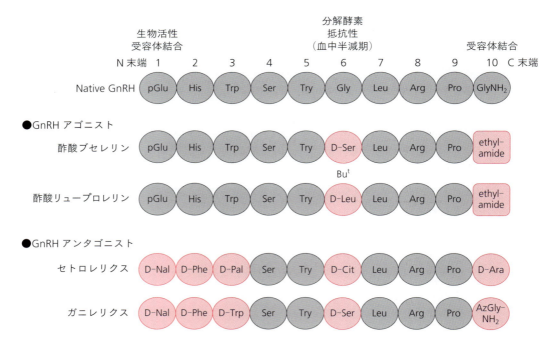

図1　GnRHアナログの分子構造

GnRH アゴニストの作用

生体に GnRH アゴニストを投与すると，一過性にホルモン分泌が促進される．これをフレアアップという．このフレアアップにより内因性の LH 分泌が起こるので，いわゆる排卵誘起薬として利用できる．通常は，点鼻薬で 600 μg 程度投与することにより，内因性 LH が起こる．

GnRH アゴニストをトリガーとして用いると，GnRH アゴニストの作用時間は hCG 製剤に比較して作用時間がきわめて短いため OHSS を起こしにくいとされている[2]．ただし，GnRH アゴニスト法以外で卵巣刺激をしていた場合に限る．また，黄体機能不全の可能性が高くなるといわれており，対応が必要である．

参考文献
1) 苛原稔：ゴナドトロピン療法．In 生殖医療の必須知識 2017. pp. 165-169, 生殖医学会, 2017
2) Robert F, et al: Basic understanding of gonadotropin-releasing hormone-agonist triggering. Fertil Steril, 103: 867-869, 2015

（苛原稔）

Q24 卵巣過剰刺激症候群はどんな病気ですか？

病態

卵巣過剰刺激症候群(OHSS)は，排卵障害に対する排卵誘発時や生殖補助医療(ART)のための調節卵巣刺激時に，排卵誘発剤で過剰に刺激された卵巣が排卵後の黄体化の過程で腫大し，血液電解質バランスの異常や血液濃縮を起こして，胸腹水貯留，乏尿などの多彩な症状を呈する症候群で，最悪の場合は血栓症や腎不全を起こす医原性の疾患である．

排卵誘発剤に用いる注射薬であるゴナドトロピン療法で起こりやすいが，内服薬のクロミフェン療法でも発生する．いずれもこれらの使用により多発卵胞発育状態になり，その後に排卵誘起のためヒト絨毛性性腺刺激ホルモン(hCG)製剤を投与した後に発生することがほとんどである．一般に 5% 程度の症例で OHSS が発生し，重症例においては血栓症などによる死亡例が発生しており，不妊治療では最も注意すべき副作用である．

診断

排卵誘発剤投与後に，腹部膨満感の訴えや超音波検査で卵巣腫大や胸腹水貯留所見

の確認などがあればOHSSの発症を疑い，各種血液検査を行って診断を進める．「卵巣過剰刺激症候群の管理方針と防止のための留意事項」[1]を参考に重症度分類(表1)を行い，重症度に応じた適切な治療方針(図1)を立てることが肝要である．

治療

①軽症では，2～3日ごとに理学的検査，超音波検査，血液検査を行いながら経過観察する．
②中等症や妊娠している場合は，病態が悪化する恐れがあるので，高次医療機関への搬送を考慮する．
③重症の場合は入院させ，血液濃縮，乏尿に対して輸液療法を行う．また，必要に応

表1 OHSS重症度分類

	軽症	中等症	重症
自覚症状	腹部膨満感	腹部膨満感，嘔気・嘔吐	腹部膨満感，嘔気・嘔吐，腹痛，呼吸困難
胸腹水	小骨盤腔内の腹水	上腹部に及ぶ腹水	腹部緊満を伴う腹部全体の腹水，あるいは胸水を伴う場合
卵巣腫大*	≥ 6 cm	≥ 8 cm	≥ 12 cm
血液所見	血算・生化学検査がすべて正常	血算・生化学検査が増悪傾向	Ht ≥ 45% WBC ≥ 15,000/μl TP<6.0 g/dl または Alb<3.5 g/dl

＊：左右いずれかの卵巣の最大径を示す．
ひとつでも該当する所見があれば，より重症なほうに分類する．

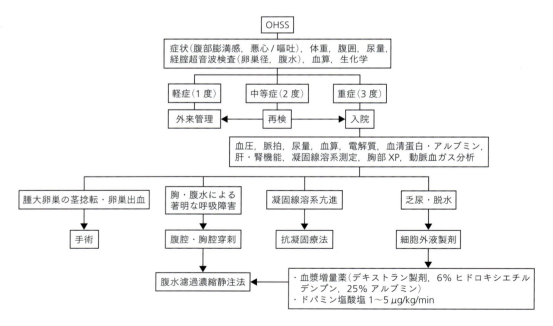

図1　卵巣過剰刺激症候群(OHSS)の管理

じて，ヘパリンなどで血栓予防を考慮する．また，腹水貯留が著しく除去が必要な場合には，低蛋白血症予防のため腹水濾過濃縮再灌流法などを用いることもある．さらに，卵巣茎捻転が疑われれば手術適応になる．

予防

OHSS を発症しないようにするには，排卵誘発や調節卵巣刺激の際に慎重な管理と予防が必要である．

1) OHSS を発症しやすいリスクファクターをもつ患者や状態に留意する（①若年，②やせ，③PCOS，④ゴナドトロピン製剤投与量の増加，⑤血中エストラジオール（E_2）値の急速な増加，⑥OHSS の既往，⑦発育卵胞数の増加，⑧hCG 投与量増加，⑨hCG の反復投与，⑩妊娠成立，など）．
2) 排卵誘発治療では，超音波断層法により発育卵胞数のチェックや排卵誘起後の管理を入念に行い，発生の有無をチェックする．ゴナドトロピン療法では必要に応じて低用量漸増投与法を用いたり，発育卵胞数が 4 個以上になればその周期は hCG 製剤を投与しないなどの選択が望まれる．
3) ART では，①コースティング法（排卵刺激中にゴナドトロピン製剤の追加投与を避け hCG 切り替えを遅らせる），②hCG 切り替え時には hCG 投与量減量や性腺刺激ホルモン放出ホルモン（GnRH）agonist の使用を考慮する，③黄体補充では hCG を避けプロゲステロンを使用する，④全胚凍結を考慮する，などの予防法が必要である．

参考文献
1) 日本産科婦人科学会生殖・内分泌委員会卵巣過剰刺激症候群の管理方針と防止のためのガイドライン作成小委員会：卵巣過剰刺激症候群の管理方針と防止のための留意事項（平成 20 年度生殖・内分泌委員会報告）．日産婦誌，61：1138-1145，2009

（苛原稔）

Q25 プロラクチンが高いと，どうして不妊になるのですか？

プロラクチン（PRL）とは

プロラクチン（PRL）は，主として下垂体前葉の抗酸性細胞から分泌される分子量 23 kD のホルモンである．PRL は他にも胎盤などからも産生される．PRL の分泌は，視床下部からのドパミンによる制御を受けており，下垂体前葉の PRL 産生細胞の D_2 受容体を介して分泌が制御される．一般婦人における高 PRL 血症の頻度は 0.4％，生殖異常のある女性では 9〜17％の頻度といわれ，無月経女性では 9％，多囊胞性卵

巣症候群(PCOS)では17%程度に高PRL血症が認められる[1]．また，乳汁分泌を伴わない無月経患者の15%に高PRL血症が認められる．PRL分泌には日内変動があり，夜間に高く午前中が最も低い．また食事，運動，ストレスにより上昇する．また月経周期では排卵期と黄体中期に高値となる．よってPRL値の測定は，増殖期の空腹時，安静時に測定することが望ましい．PRLの基準値はWHO第1世代では15 ng/mlであったが，現在広く使用されている検査キット(WHO第3世代)では，基準値が異なることを認識する必要がある．現在の基準値は，検査キットにより多少は異なるが，おおよそ30 ng/mlである．PRLが高値となると乳汁分泌が起こり，月経異常(黄体機能不全，稀発月経，無月経)を呈する場合もある．

なおホルモン基礎値が正常で，甲状腺刺激ホルモン放出ホルモン(TRH)負荷試験後や夜間・排卵時にPRL値が高値となる潜在性高PRL血症に対する臨床的意義，治療の要否については，一定の見解が得られておらず，慎重に対応する必要がある．またPRL値が基準値を超えているのにもかかわらず乳汁分泌がないなど臨床症状との乖離がある場合，マクロPRLの存在や採血条件の確認(食後ではないか，採血を反復するなどストレスを加えていないかなど)を行う．PRL値のみを根拠に治療することは避けるべきである．マクロPRLはPRLがIgGと結合して大分子量(約150 kD)となったものであり，内分泌活性はないか少ない．通常のPRL測定では高PRL血症として検出される．よって臨床症状との乖離がある場合には，ポリエチレングリコール処理をしてfree PRLを測定するとよい[2]．

高PRL血症の原因・治療

高PRL血症の原因には下垂体性PRL分泌亢進症(プロラクチノーマ)，機能性高PRL血症(分娩後に無月経と乳汁分泌が持続するものをChiari-Frommel症候群，産褥期ではない時期で下垂体腫瘍などの中枢障害を伴わないものをArgonz-del Castillo症候群という)，薬剤性高PRL血症(D_2受容体の抑制)(表1)，甲状腺機能低下症(TRHによるPRL分泌刺激)，PCOS，子宮内膜症などが挙げられる．図1に診断のフローチャートを示した．なお，下垂体性PRL分泌亢進症は指定難病であり，重症度基準(表2)で中等症以上の場合などでは，申請し認定されると保険料の自己負担分の一部が公費負担として助成される．

高PRL血症の治療ではカベルゴリン，テルグリド，ブロモクリプチンが使用可能である(表3)．嘔気などの副作用が少なく，コンプライアンスがよいのはカベルゴリンである．手術が必要と考えられるような下垂体腺腫例においても，手術前に薬物療

表1 高プロラクチン血症を惹起する薬剤

抗潰瘍剤・制吐剤	スルピリド，メトクロプラミド，ドンペリドン，シメチジン，ラニチジン，ファモチジンなど
降圧剤	メチルドパ，レセルピン，ベラパミルなど
向精神薬・抗うつ剤	クロルプロマジン，ハロペリドール，カルバマゼピン，イミプラミンなど
ホルモン剤	経口避妊薬を含むエストロゲン製剤

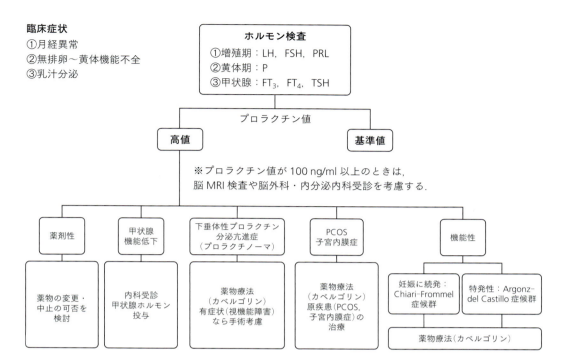

図1 高プロラクチン血症の診断と治療

表2 高プロラクチン血症の重症度分類

軽症	血清 PRL 濃度≧30 ng/ml, ＜50 ng/ml 臨床症状：月経異常
中等症	血清 PRL 濃度≧50 ng/ml, ＜200 ng/ml 臨床症状：月経異常, 性機能低下
重症	血清 PRL 濃度≧200 ng/ml 臨床症状：月経異常, 性機能低下, 汎下垂体機能低下

表3 高プロラクチン血症の治療薬

カベルゴリン	1週1回就寝前経口投与．1回量 0.25 mg から開始．臨床症状を観察しながら，少なくとも2週間以上の間隔で1回量を 0.25 mg ずつ増量し，維持量（標準1回量 0.25～0.75 mg）を定める．1回量の上限は 1.0 mg．
テルグリド	1回1錠（0.5 mg）を1日2回食後に経口投与．適宜増減．
ブロモクリプチン	1日1回 2.5 mg を夕食直後経口投与．臨床症状を観察しながら1日 5.0～7.5 mg まで漸増し，2～3回に分けて食直後に経口投与．適宜増減．

法を考慮してもよい．また月経異常や黄体機能不全を呈していないような，軽度の高PRL血症であれば，経過観察のみとして，無治療で経過をみてもよい．なお薬物治療中は，PRL値が正常域を超えて低下することがあるので，3か月ごとくらいにPRL値を測定し，治療効果を判定する．

妊娠が成立したら，下垂体腺腫などで症状がある場合を除いて薬物療法を終了す

る．ただし終了後のリバウンドにより PRL 値が上昇することもあるため，妊娠 3 か月程度まで薬物療法を継続する方法もある．

引用・参考文献
1) Biller BM, et al: Guidelines for the diagnosis and treatment of hyperprolactinemia. J Reprod Med, 44: 1075-1084, 1999
2) Shimatsu A, et al: Macroprolactinemia: diagnostic, clinical, and pathogenic significance. Clin Dev Immunol, 2012: 167132, 2012

（福井淳史）

Q26 卵管の一般検査とその臨床的意義は？

子宮卵管造影検査（HSG）

　卵管疎通性検査の gold standard は腹腔鏡である．しかしすべての患者に腹腔鏡検査を行うことは現実的ではなく，卵管疎通性検査の第一選択検査として子宮卵管造影検査（HSG）が行われている．HSG は，子宮形状を把握できるとともに卵管の通過性も判断でき，さらには腹腔内癒着の可能性も判断することができることから，不妊症の検査にはなくてはならないものとなっている．なお，通常卵管疎通性は正常であると考えられる不育症患者の子宮形態異常の診断には，HSG よりも 3D- 超音波（USG）（図1）あるいは SHG（sonohysterography）が有用であることが示されている[1]．HSG に用いられる造影剤には，水溶性造影剤のイソビスト®と油性造影剤のリピオドール®がある．それぞれの特徴を表1に示した．

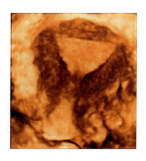

図1　正常形態子宮の3D-USG 像

表 1　水溶性造影剤と油性造影剤

	水溶性造影剤	油性造影剤
造影剤名	イソビスト®	リピオドール®
描出力	油性より劣る	卵管や子宮腔の描出に優れる
粘性	低い	高く読影までに時間的余裕がある
アレルギー反応	発熱，腹痛などが多少ある	ほとんどない
拡散像	15 分後	24 時間後
検査後の妊娠率	良好○	良好◎
組織親和性	良好で微細所見が得やすい	少なく微細所見を得づらい
腹膜刺激	少ない	強い
吸収	早い	遅く肉芽腫性反応を起こしやすい
脈管侵入時	合併症がない	肺塞栓など oil embolism がある
甲状腺への影響	少ない	大きい

■ HSG 以外の検査

　HSG の他にも卵管の通過性を確認する方法に，卵管通水検査や卵管通気検査がある．いずれの検査の場合でも，注入器具としてはカテーテルが用いられることが多い．各検査の違いは，注入するものが造影剤であるか，生理食塩水であるか，CO_2 ガスであるかである．空気塞栓のリスクがあるため，通気検査では空気は用いるべきではない．

1. 卵管通水検査

　卵管通水検査は，子宮腔内から生理食塩水を注水し卵管通過性を確認する方法であり，両側卵管閉塞の場合は注水不能となり，卵管狭窄の場合には注水時の抵抗と患者の疼痛が増す．注水する際，同時に経腟超音波断層法，すなわち SHG を施行すれば，子宮腔病変，子宮形態も同時に確認でき，ダグラス窩あるいは子宮付属器周囲へのエコーフリースペース出現により卵管通過性も評価することができる．さらに，この方法を発展させた超音波下卵管造影(hysterosalpingo contrast sonography：HyCoSy)がある．以前は超音波造影剤であるレボビスト®が利用可能であったが，2012 年より供給停止となっており，現在利用できるのは生理食塩水と空気の混合液を用いて卵管通過性を評価するフェムビュー®のみである．

2. 卵管通気検査

　卵管通気検査は，主に卵管間質部および卵管峡部の輪状筋の律動的収縮を描出するものであり，閉塞部位の診断は難しい．ヒスキャスなどを子宮頸部あるいは子宮腔内に固定し，300 mmHg の注入圧で炭酸ガスを注入しながら圧力をモニターするとと

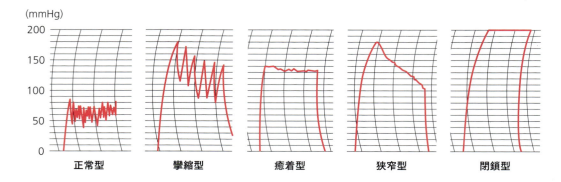

正常型 normal patency	初　圧：高緊張正常型：150〜120 mmHg 中緊張正常型：80 mmHg 前後 低緊張正常型：50 mmHg 以下 振　幅：10〜30 mmHg 周波数：4〜9/分
攣縮（痙攣）型 spasm	初圧が 200 mmHg 程度に上昇し，急速に 100〜50 mmHg 程度にまで下降.
癒着型 adhesion	初圧が 100 mmHg 程度で，高圧〜正常圧で小刻みな不正波形を描く.
狭窄型 stenosis	高い初圧を示し鋭角あるいは鈍角の山を作り，その後，緩やかに下降し，波形曲線が波動を描かない.
閉鎖型 occlusion	最高圧まで振り切れ水平線を描く．卵管角閉鎖では恥骨上縁部に限局性疼痛を訴え，閉鎖部位が卵管角から遠ざかると疼痛が側方に広がり強くなる．卵管采閉塞では仙骨部，大腿内面に疼痛が放散する.
混合型 mixed	攣縮型と癒着型の組み合わせた線を描く.

図2　卵管通気法の所見

もに，ガス流出音を専用聴診器で聴取する．卵管通過性があり腹腔内に炭酸ガスが流入した場合，横隔神経刺激による肩の痛み（特に右側）が検査直後〜半日ほど認められる．図2に通気検査での所見とその意義を示した．HSG では画像として卵管の通過性を判断できるが，狭窄の程度を確実に知ることは難しい．筆者らは，HSG で両側卵管閉塞や狭窄が疑われる場合に，通気検査を行い，狭窄の程度を客観的に評価している．

参考文献
1) Group EEPGD: Recurrent pregnancy loss Guideline of the European Society of Human Reproduction and Embryology. 2017

〔福井淳史〕

Q27　子宮卵管造影検査の異常所見とその意義，副作用は？

　子宮卵管造影検査（HSG）は，卵管疎通性を評価するための検査として有用であるが，腹腔鏡検査との比較において卵管通過性の感度は 0.65，特異度は 0.83 であると報告されており，HSG による診断には限界がある．また，HSG で卵管閉塞と診断さ

れた例のうち60％では，その後のHSGで卵管通過性が確認されている[1]．これは粘液栓や剥脱した子宮内膜，あるいは卵管の攣縮によるものであり，1回のHSGのみで診断を行うとoverdiagnosisをしてしまう可能性がある．このときはHSGを再施行するか選択的卵管造影あるいは選択的卵管通水を施行するなどして，確実な診断をすることが肝要である．また卵管狭窄や卵管閉塞が疑われる場合には，通気検査を施行して確認してもよい．ただし，複数回のHSGを行うと，複数回の被曝が起こっているということを忘れてはならない．また卵管狭窄の診断は非常に主観的であり，患者の緊張により卵管の攣縮が起こっている可能性があるため，閉塞と同様に卵管狭窄が疑われる場合にも複数回の確認が必要である．

■ 子宮卵管造影（HSG）での異常所見と治療

HSGを施行する際には，①先天性子宮形態異常の有無や後天性子宮形態異常（子宮

表1 子宮卵管造影の手技の流れ

検査時期：月経終了後から月経開始後10日目くらいまでの排卵前に行う．基礎体温が低温相であることや超音波断層法により排卵前であることを確認してもよい．
手技：
①患者を透視台上で砕石位とし，外陰部および腟内を消毒した後に，カテーテル（ヒスキャス）を挿入する．ヒスキャスは通常子宮腔内に固定するが，子宮頸管内に固定すると以前からある鉗圧式を用いたときと同様に子宮頸管および子宮腔双方の所見を得ることができる．バルーンの固定量は子宮腔内固定で約1 ml，子宮頸管固定で1.5 ml〜2.0 mlとすると脱出が比較的少ない．
②腟鏡を抜去し，患者を仰臥位とする．X線透視下に，ゆっくりと造影剤を注入する．造影剤を早く入れると必要以上の疼痛が出現することがあるので，可能な限り造影剤はゆっくり入れるとよい．
③子宮・卵管陰影確認後（卵管采から腹腔内への流出確認後）に正面像を撮影する．この時子宮腔の大きさ（容量），左右の卵管が通過した造影剤の量を記録しておく．
④子宮，卵管陰影確認後に側面像を撮影する．
⑤子宮形態異常や子宮陰影欠損を確認するために，ヒスキャスを牽引するか腹部圧迫を用いて子宮の形状を明らかにして，子宮の正面像を撮像する．このとき子宮が捻れるなどして子宮形状がわかりづらい場合は，斜位を取るなどすると良い．
⑥水溶性では造影剤注入終了15分後，油性では24時間後に拡散像を撮影する．

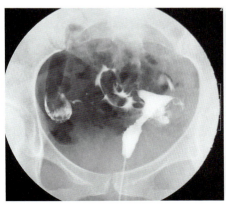

図1 腹部圧排正面像

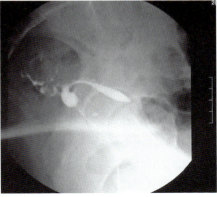

図2 側面像

表2　子宮卵管造影における卵管所見の評価法

	子宮頸管	紡錘〜円筒形，辺縁多少凹凸，直径6mm以上に開大していれば異常．
	子宮体部	軽度内方に弯曲した逆二等辺三角形，辺縁は整，滑らかで明瞭．
卵管	壁内部	Pretubal bulge として描出．1.1〜2.4cm 長，φ0.2〜0.6mm．
	峡部	粘膜ひだは丈が低く造影されない．
	膨大部	粘膜ひだがよく発達し，水溶性造影剤では縦走する線状陰影として映る．
	卵管采	水溶性造影剤では微かなくびれと，それに続く淡いロート状陰影として映る．
腹膜陰影	卵管采癒着（Perifimbrial Adhesion：PFA）（図3）	拡散像で卵管采部に造影剤が残像固定する．
	卵管溜水腫（Hydrosalpinx：HYD）（図4）	注入中に卵管内腔が拡大し疎通性はないか著しく狭窄．
	卵管周囲癒着（Peritubal Adhesion：PTA）	注入中の「卵管の延長や挙上」，「ループ形成」，「卵管の拡張」，「迂曲蛇行」，拡散像で「卵管峡部残像」，「拡散不全」，「内外壁二重像」などがあれば疑う．
	卵管延長像（Tubal Elongation：ELN）	卵巣嚢腫や筋腫では弓状に延長，炎症などでは直線的に延長．時に挙上を伴う．
	卵管内腔癒着（Intratubal Adhesion：ITA）	卵管峡部の通過障害．
	子宮卵管角完全閉鎖（Absolute Occulusion of the Uterotubal Junction：OCC-UTJ）（図5）	完全閉塞と診断される症例には機能性閉塞，UTJ内の空気や粘液，撮像時の技術的問題もありうるので注意が必要である．

※PFA，PTAは拡散像で判定し，HYD，ELN，ITA，OCC-UTJは造影剤注入直後の写真で判定．

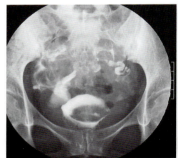
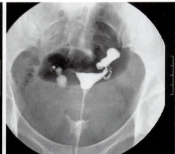
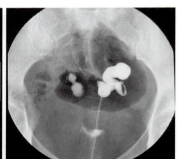

図3　卵管采癒着　　　　図4　卵管水腫

内膜ポリープや粘膜下子宮筋腫）の有無，②両側卵管通過性，③造影剤の腹腔内への拡散の3点を評価する．筆者らが施行しているHSGの手技を表1に示した．正常の子宮腔は，辺縁が滑らかで明瞭な1.2〜2.2mlほど[2)]で充満される軽度内方に弯曲した逆二等辺三角形として描出される．なお子宮形態を確認するときは，カテーテルの牽引あるいは腹部圧迫により子宮形状を明らかにした像（図1）を撮影するとわかりやすい．さらに側面像も撮影し，子宮形状を把握する（図2）．卵管は卵管の通過性と左右差，造影時の疼痛，抵抗の有無を評価する．卵管の正常所見と異常所見の要点を表2（図3〜

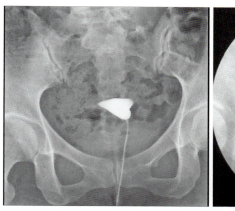
図5 両側卵管閉塞

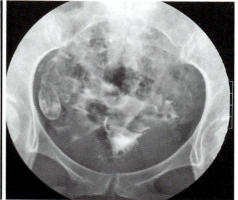
図6 正常拡散像

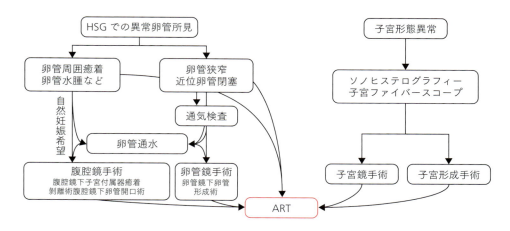

図7 HSG所見からみた検査と治療法の選択

5)に示した．最後に拡散像を撮影し，卵管周囲および卵管采周囲癒着の有無と，腹腔内への造影剤の拡がりを評価する（図6）．子宮卵管造影で得られる所見とその後の治療法を図7に示した．

　HSGにおいて卵管水腫と診断された場合，卵管水腫液は胚および子宮内膜双方へ影響を及ぼし，卵管水腫を有すると卵管水腫がない場合に比して妊娠率は約半分に低下するものの，手術後には妊娠率，生児獲得率とも改善するため外科的処置が推奨される[3,4]．

子宮卵管造影（HSG）施行にあたっての注意点

　なおHSGの際に使用されるヨード造影剤は甲状腺機能に影響を及ぼす可能性があり，油性造影剤では重篤なコントロールされていない甲状腺疾患がある場合，HSGは禁忌である．甲状腺疾患がある場合には油性造影剤，水溶性造影剤とも慎重投与と

されており，甲状腺機能をコントロールしてからの HSG 施行が望ましい．また，油性造影剤による HSG を行う場合は，検査前に潜在性甲状腺機能低下症の場合 3 人に 1 人が検査後数か月に渡って顕性甲状腺機能低下症となり，検査前甲状腺機能が正常な場合でも 5 人に 1 人が潜在性甲状腺機能低下症となる可能性があり，注意が必要である．このような場合，水溶性造影剤を用いるほうが望ましいと思われる．

参考文献
1) Dessole S, et al: A second hysterosalpingography reduces the use of selective technique for treatment of a proximal tubal obstruction. Fertil Steril, 73: 1037-1039, 2000
2) Weisman AI: The volumetric capacity of the human nulliparous uterus. Am J Obstet Gynecol, 61: 202-204, 1951
3) Practice Committee of American Society for Reproductive Medicine in collaboration with Society of Reproductive S: Salpingectomy for hydrosalpinx prior to in vitro fertilization. Fertil Steril, 90: S66-S68, 2008
4) Johnson N, et al: Surgical treatment for tubal disease in women due to undergo in vitro fertilisation. The Cochrane database of systematic reviews, CD002125, 2010

（福井淳史）

Q28 クラミジア検査の結果はどう考えたらよいですか？

■ クラミジアとは

　クラミジア・トラコマチス（*Chlamydia trachomatis*：Ct）は，トラコーマの原因であるが，眼瞼結膜と同質の円柱上皮がある尿道，子宮頸管，咽頭にも感染する．性器クラミジア感染は性行為によりクラミジアが性器に感染し，男性では尿道炎と精巣上体炎を，女性では子宮頸管炎，子宮付属器（卵管）炎，骨盤内炎症性疾患（PID），そして肝周囲炎（Fitz-Hügh-Curtis 症候群）を引き起こす．疫学的には 2002 年をピークに減少傾向にはあり，最近は横ばいが続いている（図 1）[1]．男女とも無症状または無症候の保菌者が多数存在すると推定され，女性では無症候・無症状のまま卵管障害，卵管周囲癒着，腹腔内癒着を引き起こし，卵管性不妊や異所性妊娠の原因となる．なお Ct 感染後に PID となるリスクは 1〜30％，PID から卵管性不妊となるリスクは 10〜20％であり，Ct 感染者の 0.1〜6％ほどが卵管性不妊となると報告されている[2]．

■ クラミジアの検査法

　Ct 感染に関する検査としては，子宮頸管の分泌物か擦過検体からクラミジアを採取する拡散増幅法による DNA 診断法，あるいは血液を用いたクラミジア IgA 抗体，IgG 抗体の測定が一般的である．女性のクラミジア感染は，感染範囲が広く，腹腔内に拡がっていることがあり，子宮頸管の検査は検査時点での子宮頸管のクラミジア感

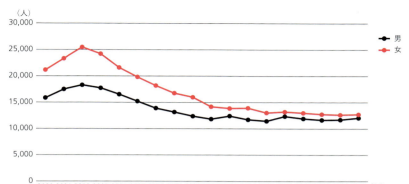

図1 性器クラミジア感染症報告数の年次推移

表1 クラミジア血清抗体価結果の解釈

クラミジア IgG 抗体価	クラミジア IgA 抗体価	結果の解釈
陰性	陰性	未感染
陽性	陰性	過去の感染
陽性	陽性	急性あるいは慢性感染
強陽性（>3.55）		卵管性不妊（子宮付属器周囲癒着）が存在する可能性
陰性	陽性	急性感染

表2 非妊婦に対するクラミジアの治療法

一般名	商品名	投与方法	推奨レベル
アジスロマイシン	ジスロマック	1日 1,000 mg，1回投与	A
アジスロマイシン	ジスロマック SR	1日 2 g，1回投与	B
クラリスロマイシン	クラリス クラリシッド	1日 200 mg×2，7日間	B
ミノサイクリン	ミノマイシン	1日 100 mg×2，7日間	D（保険適用外）
ドキシサイクリン	ビブラマイシン	1日 100 mg×2，7日間	D（保険適用外）
レボフロキサシン	クラビット	1日 500 mg×1，7日間	A
トスフロキサシン	オゼックス トスキサシン	1日 150 mg×2，7日間	D
シタフロキサシン	グレースビット	1日 100 mg×2，7日間	B

染を知ることができるが，卵管あるいは腹腔内感染に進行した例では，必ずしも感染を確認できないことがある．よって不妊症症例では，血清抗体検査も施行することが必要である．

　血清抗体価は，初感染時にまず IgM 抗体が上昇し，2か月以内に治療・無治療にかかわらず速やかに消失する．IgG 抗体は感染約1か月後から，IgA 抗体は感染5～6週後から上昇し，数年間持続する．なおクラミジア IgA 抗体は，初感染と再感染時

に約2週間で上昇し，約6か月で消失するとされ活動性抗体と呼ばれているが，実際には抗体陽性が持続する例も多く，注意が必要である(表1)．

不妊症の検査としては，このクラミジア抗体検査(IgG, IgA)の意義が大きく，治療歴のない抗体陽性例では配偶者とともに治療を行う必要がある．IgG抗体価とIgA抗体価を比較するとIgA抗体価は腹腔内癒着とは相関せず，IgG抗体価が腹腔内癒着と相関していると報告されており，抗体価からある程度卵管周囲癒着を推定可能であると思われる[3]．

子宮頸管検査陽性例では，パートナーとともに治療を行う必要がある．また子宮頸管陰性例であっても，抗体が陽性であれば，未治療の場合，あるいは治療後パートナーが変わっている場合にはパートナーとともに治療をしておくべきである(表2)[4]．

参考文献
1) 厚生労働省：性感染症報告数の年次推移. 2018
2) Land JA, et al: Epidemiology of Chlamydia trachomatis infection in women and the cost-effectiveness of screening. Hum Reprod Update, 16: 189-204, 2010
3) Shibahara H, et al: Relationships between Chlamydia trachomatis antibody titers and tubal pathology assessed using transvaginal hydrolaparoscopy in infertile women. Am J Reprod Immunol, 50: 7-12, 2003
4) 日本性感染症学会ガイドライン委員会：性器クラミジア感染症. *In* 性感染症 診断・治療 ガイドライン 2016. pp. 59-63, 2016

（福井淳史）

Q29 腹腔鏡検査で何がわかりますか？　副作用はありますか？

腹腔鏡検査の適応

不妊症における腹腔鏡検査の目的は，腹腔内を観察し，不妊原因を探索することにある．よって腹腔鏡検査の適応は，不妊症スクリーニング検査を施行し，子宮卵管造影検査(HSG)，卵管通水検査，卵管通気検査などで卵管通過障害や卵管周囲癒着，卵管采周囲癒着など卵管性病変が疑われるもの，原因不明不妊症，軽度子宮内膜症が疑われるものなどが挙げられる．腹腔鏡検査には通常の5mmほどのスコープや鉗子を用いた腹腔鏡検査，2～3mmほどのカメラや鉗子を用いた細径腹腔鏡検査，経腟的にダグラス窩より腹腔内を観察する経腟腹腔鏡(THL)検査がある．可能な限り低侵襲な検査を考えるのであれば，また日帰りや短期入院での検査を考えるのであれば，より細径な方法を用いるか経腟的な方法を用いることが望ましいと考えられる．なお，通常の腹腔鏡あるいは細径腹腔鏡では気相下に腹腔内を観察するが，THLでは液相下に腹腔内を観察する．

通常の腹腔鏡であれ細径腹腔鏡であれ，経腹的に腹腔鏡検査を行う場合，子宮および付属器全体の観察が可能である．この方法を用いることにより，卵管，卵巣周囲癒

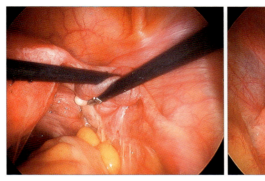
図1 卵管卵巣周囲癒着

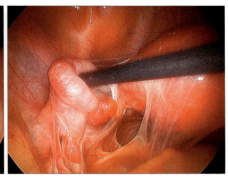
図2 卵管水腫

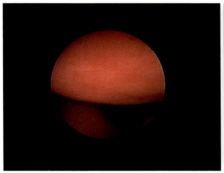
図3 子宮後面

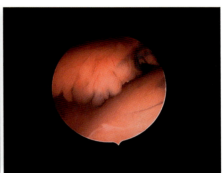
図4 卵管采

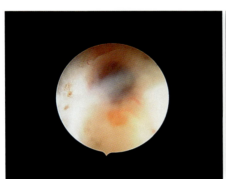
図5 子宮内膜症

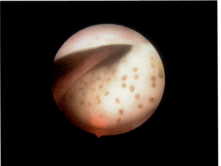
図6 卵巣多孔術

着の有無(図1, 2),卵管采の状態の確認,子宮形状,子宮内膜症の有無など,内診や超音波断層法だけでは認識することが難しい情報を確実に得ることができる.また癒着などが存在した場合には,そのまま癒着剥離術を行うことも可能である.一方THLでは,ダグラス窩から硬性鏡を挿入するため,子宮後面および卵管,卵巣のダグラス窩側しか観察することができない.しかし,妊娠成立の場である子宮後面(図3)および卵巣・卵管(図4),卵巣周囲の癒着や内膜症病変(図5)を確認することは可能

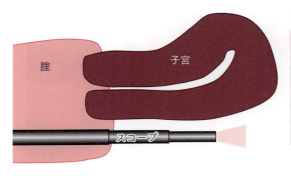

図7　THL 挿入イメージ

表1　経腟腹腔鏡（THL）の利点と欠点

利点	欠点
腹部切開が不要 静脈麻酔あるいは局所麻酔でも施行可能 外来ベースあるいは短期間入院で施行可能 液相での観察のため，卵管などの観察が気相より鮮明	視野が限定される 剥離や切断操作が十分に行いえない 手技にやや習熟が必要

である（表1）．現在の方法では1本の鉗子しか挿入することができないため，生検や軽度の癒着剥離，卵巣多孔術（図6）のみが可能となっている（図7）[1,2]．

腹腔鏡検査の副作用

　通常の腹腔鏡あるいは細径腹腔鏡では，トロッカー刺入時の腸管あるいは血管損傷には注意が必要である．また，一般的な腹腔鏡の合併症である皮下気腫や検査時の体位と気腹に伴う血栓症，気腹での横隔神経刺激に伴う肩の痛みや胃部圧迫に伴う胃痛にも注意が必要である．THL では，経腟的にスコープを穿刺する際に直腸穿刺となることがあるので注意を要する．しかし，直腸穿刺となったとしても通常は腹膜外に直腸が穿刺されているので，特別な処置を必要としないことが多く，抗菌薬投与や食事を数日間制限するのみでよい[3]．

参考文献
1) 福井淳史，他：不妊症症例に対する経腟腹腔鏡の有用性．青森県臨床産婦人科医会誌，25：105-110，2011
2) Shibahara H, et al: Postoperative endocrine alterations and clinical outcome of infertile women with polycystic ovary syndrome after transvaginal hydrolaparoscopic ovarian drilling. Fertil Steril, 85: 244-246, 2006
3) Shibahara H, et al: Major complications and outcome of diagnostic and operative transvaginal hydrolaparoscopy. J Obstet Gynaecol Res 33: 705-709, 2007

（福井淳史）

Q30 卵管鏡下卵管形成術とは，どんな治療ですか？

卵管鏡下卵管形成術（FT）の治療原理

　卵管鏡下卵管形成術（FT）の治療原理は，心臓の冠動脈疾患に用いられるバルーンカ

テーテル治療と同様である．FTでは，治療用バルーンカテーテルを格納した専用のディスポーザブルのガイド・カテーテルを，経腟的に子宮頸部から子宮卵管口まで挿入する．この位置からバルーンカテーテルを間質部，峡部，膨大部と卵管采部に向かって進展させることにより，卵管を傷つけることなく閉塞部位の開放や狭窄部位の拡張を行うことができる．FT特有の機能として，病変部位治療後のバルーンカテーテル収納時に，内蔵された卵管鏡(falloposcopy)により逆行性に卵管内腔を観察することができる．障害部位の直視評価がその後の治療方針決定に役立つ．FTは，従来ブラックボックスであった卵管内の直接評価が可能となる画期的な診断的治療法である．外来FTの利点は，腹腔鏡を併用することなく日帰り手術として静脈麻酔下もしくは局所麻酔下にて実施可能である．FTが健康保険の適用であることは患者にとって大きなメリットとなる．

当院における不妊治療の流れとFTの位置

　初診患者には子宮卵管造影検査(HSG)と精液検査を実施し治療方針を決定する．両側卵管切除例や絶対的生殖補助医療(ART)適応男性因子症例は直接ARTに進む．HSG正常例では，精液所見に基づき治療を行う．HSGにて卵管近位部に閉塞や狭窄などの通過障害の認められた症例に対してまずFTを実施し，その後は精液所見に基づきタイミング治療や人工授精を一定期間行う．HSGにて卵管水腫などの卵管遠位部病変や腹腔内癒着疑いのある症例では，腹腔鏡手術を優先する．腹腔鏡手術後にFTを実施する場合もある．すべての治療を経て妊娠成立をみなかった症例には，ARTを実施する．当院におけるFT適応の基準(図1)と治療方針(図2)をわかりやすく図に示した．

FTの実施方法

・**機器**：FTシステム(ファロプラストFTカテーテルシステム：テルモ株式会社ホームページ参照)の構成は，他の内視鏡と同様である．卵管内治療と内腔観察を行うための灌流ポンプとディスポーザブルカテーテルキットを必要とする点に違いがある．

・**実施時期**：自然妊娠を目指すため排卵直前が望ましいが，妊娠している可能性がなければ高温期の実施も問題ではない．

・**実施方法の実際**：卵管治療法は卵管内にバルーンカテーテルを挿入し，卵管鏡で内腔を損傷しないようバルーンを前進させる．全長を進展させたのちにバルーンから卵管鏡を突出させ，内腔を観察する．バルーンには6 cmと10 cmがあり，通常は6 cmを用いているが，遠位部に障害があれば10 cmのカテーテルを用いる．現在ほとんどの症例を静脈麻酔下(プロポフォール)で実施している．

その過程を以下の3つのステップに分けて示す(図3)．

　Step1．子宮頸管よりディスポーザブルカテーテルを挿入し，治療側の卵管口にウェッジ(クサビを打ち込むように押し付け嵌入)する．卵管鏡を少し突出させ，卵管口を

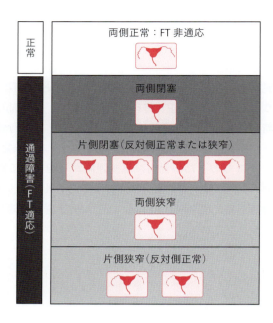

図1 HSG所見と卵管鏡下卵管形成術の適正症例の基準

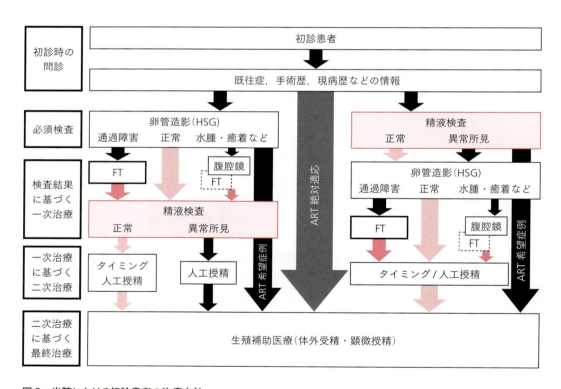

図2 当院における初診患者の治療方針

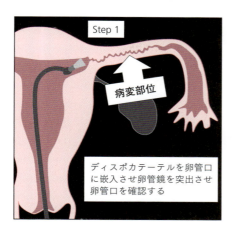
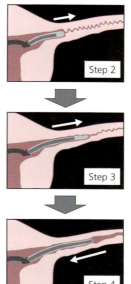
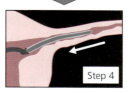

図3 FT実施方法の手順（Step 1〜4）

直視することで正確にウェッジされていることを確認する．
　Step2．卵管内にバルーンを進展させ治療を開始．
　Step3．バルーンを全長まで進展．
　Step4．バルーンが最後まで進展した時点でバルーン内圧を下げ，卵管鏡をバルーン先端から突出させた状態で灌流液を注入しながら卵管内腔の逆行性観察を実施．

■ FT後の治療成績とその後の方針指針

　FT実施後6か月間（年齢により前後）は一般不妊治療を実施する．当院における4,500例統計では，全症例で25.4％（1,143/4,500）に妊娠が成立，両側罹患群では24.2％（899例），片側罹患群では31.4％（244例）であった．妊娠例の検討ではFT実施1年後の全妊娠を100とすると，妊娠例の80％以上はFT実施後4か月以内，90％以上が8か月以内に妊娠が成立していた．FT後妊娠率を患者年齢で比較すると，30歳以下で31.3％，30〜34歳で30.3％，35〜39歳で21.0％，40〜44歳以上で8.7％と，年齢上昇に伴い妊娠率は低下した．以上の成績より，筆者らは34歳以下の患者ではFT後6か月間はタイミング治療や人工授精にて経過を観察，35歳以上では3〜4か月間の経過を観察した．40歳以上の症例については，FT後1〜2回の人工授精後にARTを推奨．FT後の子宮外妊娠発生率はHSG正常群とFT後群間に差はなく，日産婦の自然妊娠による子宮外妊娠率との間にも差は認められなかった．現在の不妊治療では，卵管性不妊にARTという既成概念が成り立っている．しかし，患者は常に自然妊娠を希望している．女性不妊の最も頻度の高い卵管因子に対しまずFTを試みるこ

とが，患者の精神的，肉体的，経済的負担の点からも考慮すべき治療法と考えている．

(福田愛作)

卵管因子の手術療法とは何ですか？

■ 卵管因子の診断

　卵管因子の検査には，子宮卵管造影検査(HSG)が再現性もあり診断の信頼度が高い．HSGにより子宮内腔の形態，卵管疎通性，骨盤内癒着が判定される．HSGの有用性に関する議論もあるが，現実には臨床的にHSGが最も高い頻度で用いられ，通水や通気に比べ信頼性が高いと考えられる．

■ 治療法の選択

　卵管因子には以下のような病態があり，病態に応じた対応が必要である．卵管通過性以外の病変についても，現在では生殖補助医療(ART)が主たる治療手段であり，腹腔鏡手術や開腹手術を希望する患者は少ない．しかし，卵管留症などARTの治療成績に影響を与える病変もあり，手術療法は不可欠である．図1に当院における手術療

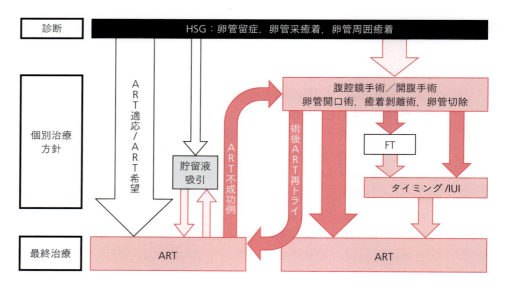

図1　卵管因子手術適応症例に対する治療方針の決定方法

法とARTの関係を示した．

- **卵管周囲癒着**：癒着剝離術後妊娠率は，26.2%とARTに匹敵する成績が示されている．よりよい妊娠率を得るには術後癒着防止が大きなポイントと考えられている．
- **卵管采癒着・卵管采周囲癒着**：癒着に様々な病態が存在する．重症卵管采癒着症例に対して卵管采形成術を施行した場合に，術後妊娠率はARTに匹敵するとの報告もある．
- **卵管留症（卵管水腫）**：取り扱いについては一定の見解はない．卵管留症の存在がARTの妊娠率低下をもたらすとの報告以来，卵管内貯留液を除去するため外科的治療（卵管開口術または卵管切除術）が推奨されている．ART前の卵管切除術がART妊娠率を改善するとの報告もあるが，卵管切除術については女性の喪失感，またその後の自然妊娠可能性喪失も考慮しなければならない．卵管内腔粘膜の損傷程度や癒着状況，卵管留症のサイズ，卵管壁の肥厚状態などを勘案し術式を決定する．卵管粘膜の正常範囲が広く，癒着が認められず卵管壁が薄い症例で，留症の大きさが1 cm以下の場合は卵管開口術により自然妊娠が期待できる．卵管粘膜の状態が予後にかかわることから，FT所見も手術適応の判断材料となる．
- **卵管内貯留液吸引法**：胚移植前日または当日に貯留液を経腟超音波下に吸引してから胚移植を行う．この方法による成績は卵管開口術より劣るが，手術を必要とせず一定の成績が得られるためARTの補助としてよく用いられている．
- **卵管開口術**：卵管留症の先端部に十字切開を加え卵管を開口し，卵管内を十分に洗浄した後，再発防止のために吸収糸で切開部卵管を翻転固定する方法である．卵管粘膜の状態がよく卵管周囲の癒着がなければ再閉塞の可能性は少ない．卵管粘膜の状態が悪い場合には，卵管クリッピングや卵管切除術が行われる．この際，卵巣の血流に対する細心の注意が必要である．

■ 卵管因子に対する手術療法の現状

ART時代の不妊治療では手術療法は敬遠されがちであるが，手術療法は単独でも，またARTに対する補助治療としても大きな効果を発揮するため，まだまだ不妊治療の大きな選択肢の1つである．

（福田愛作）

セックスができないときには，どうしたらいいのでしょうか？

セックスができないとは，①勃起ができない，②射精ができないのいずれか，もしくは両者によるものである．このような病態を性機能障害という．2014年度の男性

不妊症患者のアンケート調査では，男性不妊症の原因の第2位として性機能障害が挙げられ，頻度は13.5%だった．性機能障害には勃起障害と射精障害に分類される．多くの場合，性機能障害の患者は，精液検査やホルモン値は正常なことが多く，適切な指導や治療によって自然妊娠を得られることが少なくない．

勃起障害（ED）

勃起障害（ED）とは満足な性行為を行うのに十分な勃起が得られないか，または維持できない状態が持続または再発することを指す．EDの分類は，器質性，心因性，混合性に分けられる．

EDのリスクファクターとして，12の因子がある．①加齢，②糖尿病，③肥満/運動不足，④心血管疾患/高血圧，⑤喫煙，⑥テストステロン低下，⑦慢性腎臓病/下部尿路症状，⑧神経疾患，⑨手術/外傷，⑩うつなど精神的因子，⑪薬物，⑫睡眠時無呼吸症候群である．

EDの診断は，問診にて約57%が診断可能である．問診には，SHIM（Sexual Health Inventory for Men）(表1)およびIIEF-5（International Index of Erectile Function）(表2)の質問用紙が有用である．SHIMとIIEF-5の違いは，SHIMでは「性的刺激がなかった」「性交を試みなかった」の項目があり，IIEF-5ではその項目がないことである．

EDの治療は，生活習慣の変更およびリスクファクターの排除，患者とパートナーの教育とカウンセリングを行う．薬物治療としてPDE5阻害薬を用いる．現在，わが国では，シルデナフィル，バルデナフィル，タダラフィルの3薬剤が処方可能である(表3)．

1. 男性不妊症における勃起障害

症例の多くは，心理的要因や対人関係（不安，うつ状態，悩みなど）が原因であることが多い．特に，勃起は副交感神経が優位で起こるので，リラックスしていないと勃起は起こらず，また勃起が起こってもすぐに消退してしまう．本人の診察の際にパートナーの同伴が評価および治療には望ましい．治療では，患者とパートナーの教育およびカウンセリングを行いつつ，薬物療法としてPDE5阻害薬を用いる．2014年度の男性不妊症患者のアンケート調査では，PDE5阻害薬の効果は86%と高い有効率であった．

射精障害

射精は，尿道から精液を放出することであり，①精液の後部尿道への排出，②膀胱頸部の閉鎖，③後部尿道から体外への射出の3つの段階から構成される．

射精障害の分類として，早漏，逆行性射精，脊髄損傷や悪性腫瘍手術の後腹膜リンパ節郭清によるもの，心因性または不適切な自慰行為が原因の腟内射精障害がある．

表1　SHIM（Sexual Health Inventory for Men）

この6か月に，

1. 勃起してそれを維持する自信はどの程度ありましたか
    1 非常に低い
    2 低い
    3 中くらい
    4 高い
    5 非常に高い

2. 性的刺激によって勃起したとき，どれくらいの頻度で挿入可能な硬さになりましたか
    0 性的刺激はなかった
    1 ほとんど，または全くならなかった
    2 たまになった（半分よりかなり低い頻度）
    3 時々なった（ほぼ半分の頻度）
    4 しばしばなった（半分よりかなり高い頻度）
    5 ほぼいつも，またはいつもなった

3. 性交の際，挿入後にどれくらいの頻度で勃起を維持できましたか
    0 性交を試みなかった
    1 ほとんど，または全く維持できなかった
    2 たまに維持できた（半分よりかなり低い頻度）
    3 時々維持できた（ほぼ半分の頻度）
    4 しばしば維持できた（半分よりかなり高い頻度）
    5 ほぼいつも，またはいつも維持できた

4. 性交の際，性交を終了するまで勃起を維持するのはどれくらい困難でしたか
    0 性交を試みなかった
    1 極めて困難だった
    2 とても困難だった
    3 困難だった
    4 やや困難だった
    5 困難ではなかった

5. 性交を試みたとき，どれくらいの頻度で性交に満足できましたか
    0 性交を試みなかった
    1 ほとんど，または全く満足できなかった
    2 たまに満足できた（半分よりかなり低い頻度）
    3 時々満足できた（ほぼ半分の頻度）
    4 しばしば満足できた（半分よりかなり高い頻度）
    5 ほぼいつも，またはいつも満足できた

表2　IIEF-5

この6か月に，

1. 勃起してそれを維持する自信はどの程度ありましたか
    1 非常に低い
    2 低い
    3 中くらい
    4 高い
    5 非常に高い

2. 性的刺激によって勃起したとき，どれくらいの頻度で挿入可能な硬さになりましたか
    1 ほとんど，または全くならなかった
    2 たまになった（半分よりかなり低い頻度）
    3 時々なった（ほぼ半分の頻度）
    4 しばしばなった（半分よりかなり高い頻度）
    5 ほぼいつも，またはいつもなった

3. 性交の際，挿入後にどれくらいの頻度で勃起を維持できましたか
    1 ほとんど，または全く維持できなかった
    2 たまに維持できた（半分よりかなり低い頻度）
    3 時々維持できた（ほぼ半分の頻度）
    4 しばしば維持できた（半分よりかなり高い頻度）
    5 ほぼいつも，またはいつも維持できた

4. 性交の際，性交を終了するまで勃起を維持するのはどれくらい困難でしたか
    1 極めて困難だった
    2 とても困難だった
    3 困難だった
    4 やや困難だった
    5 困難ではなかった

5. 性交を試みたとき，どれくらいの頻度で性交に満足できましたか
    1 ほとんど，または全く満足できなかった
    2 たまに満足できた（半分よりかなり低い頻度）
    3 時々満足できた（ほぼ半分の頻度）
    4 しばしば満足できた（半分よりかなり高い頻度）
    5 ほぼいつも，またはいつも満足できた

表3 PDE5阻害薬の種類と特徴

	シルデナフィル	バルデナフィル	タダラフィル
写真			
用量	25, 50 mg	5, 10, 20 mg	5, 10, 20 mg
投与時間	性行為の約1時間前	性行為の約1時間前	例：夕方服用⇒2晩効果あり
効果時間	約4時間	約4時間	約36時間
性的刺激	陰茎刺激が必要	陰茎刺激が必要	陰茎刺激が必要
食事の影響	吸収／効果発現の遅延	なし（高脂肪食では効果減弱）	なし
副作用	・ほてり（10.19％） ・頭痛（12.74％） ・視覚障害（1.91％） など	・ほてり（15.66％） ・頭痛（5.59％） ・鼻閉（2.96％） など	・ほてり（8.6％） ・頭痛（11.3％） ・消化不良（2.30％） など
禁忌	硝酸薬	硝酸薬	硝酸薬

男性不妊症外来における射精障害では，腟内射精障害，脊髄損傷に伴うもの，逆行性射精が多くみられる．

1. 腟内射精障害

自慰では射精可能であるが，腟内において射精ができない状態である．原因としては，自慰の際に床にこすりつける方法や，手で自慰行為を行う際に陰茎を握る力が強いなどの不適切な自慰行為によるもの（原発性）や，以前は腟内で射精はできていたが，排卵日に性交渉を勧められるストレスによるもの（続発性）がある．治療は，本人とパートナーに対してカウンセリングが有効であるが，難渋するケースが多い．2014年度の男性不妊症患者のアンケート調査では，有効率は27.4％であった．

2. 脊髄損傷によるもの

陰茎振動刺激や電気射精が有効と報告されているが，実施できる施設は少なく，実臨床では精巣内精子採取術（TESE）を施行するケースが多い．

3. 逆行性射精

膀胱頸部の閉鎖障害にて，精液が膀胱に流入する状態である．原因の多くは糖尿病によるものである．三環系抗うつ薬であるアモキサピンが有効である．2014年度の

男性不妊症患者のアンケート調査では，アモキサピンの有効率は70.6％であった．

参考文献
1) 日本生殖医学会編：生殖医療の必修知識 2017. 杏林舎, pp. 239-243, 2017
2) 日本性機能学会/日本泌尿器科学会編：ED 診療ガイドライン第3版．RichHill Medical Inc, 2018
3) 特集 ART 時代の男性不妊診療―いま泌尿器科医に求められていること．臨泌，70：254-257, 2016
4) 平成27年度厚生労働省子ども・子育て支援推進調査研究事業　我が国における男性不妊に対する検査・治療に関する調査研究．2015

（小林秀行，永尾光一）

Q33 精子はいるけれど強くない場合には，泌尿器科を受診したほうがよいのですか？

　男性不妊症の原因の1つに無精子症がある．今回，精子はいるということは，無精子症ではなく，乏精子症または精子無力症だと思われる．2014年度の男性不妊症患者のアンケート調査では，男性不妊症の原因の第1位として造精機能障害が挙げられている．その内訳で，約30％は精索静脈瘤が占めている．精索静脈瘤は，外科的治療にて精液所見や精子の質が改善することがわかっている．また，精索静脈瘤を抱えたまま，体外受精を行っても成績率が低いのもわかっている．そのため，泌尿器科を受診し診察を受けることが勧奨される．

■ 精索静脈瘤

　精索静脈瘤は，思春期以降の男性に後発する蔓状静脈叢の怒張とうっ血である．右内精索静脈は直接に下大静脈に注ぐが，左内精索静脈は左腎静脈を介して下大静脈に注ぐため，逆流を受けやすく，左側に多い．成人男性の10～20％に認めるが，男性不妊症患者の30～40％で認めるとされる．

　精索静脈瘤による陰囊温度の上昇，低酸素やアシドーシス，腎や副腎から代謝産物の曝露が原因で造精機能障害が起こると考えられる．また，精子の reactive oxygen species 産生の上昇，DNA 断片化が促進され，精子の質が低下すると考えられる．静脈瘤の存在は片側でも，両側の精巣の障害をきたし，精液所見の悪化を引き起こす．

　診断は，触診および陰囊超音波検査によって行う．静脈瘤の程度は立位での触診，視診所見により3段階に分類される(表1)．超音波検査では，精索静脈の拡張と腹圧時のパワードプラにて逆流を認める(図1)．

　治療は，内鼠径輪から上で行う高位結紮術と，下で行う低位結紮術に分けられる．以前は，高位結紮術や腹腔鏡下手術が行われていたが，現在は，顕微鏡下低位結紮術が主流となっている．2014年度の男性不妊症患者のアンケート調査では，1年間に1,388件の手術が行われており，低位結紮術が1,202件(86.6％)と大部分を占めて

表1 精索静脈瘤の程度分類

Grade 1	立位 Valsalva 負荷（腹圧負荷）で触診可能
Grade 2	立位で容易に触診可能
Grade 3	陰嚢，精索の視診のみで診断可能

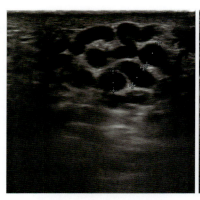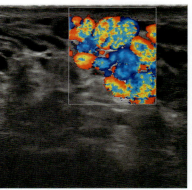

図1 精索静脈瘤における超音波所見

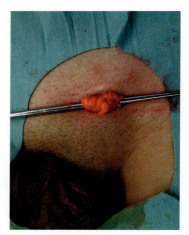

図2 顕微鏡下低位結紮術における subinguinal アプローチ法

いた．
　すべての術式を含む精索静脈瘤手術の治療効果は，2014年度の男性不妊症患者のアンケート調査で74.0％であった．

1. 顕微鏡下低位結紮術について

　外鼠径輪より足側の subinguinal アプローチで行われることが多い（図2）．精索内の内精静脈は太く，本数も多いため動脈，リンパ管および神経の温存が必要な本術式を

安全かつ確実に行うためには，熟練した顕微鏡下手術の経験が必要である．

精液所見の改善や精巣機能の温存のために，精度の低い手術では，如実に結果に現れるので注意が必要である．

閉塞性無精子症

閉塞性無精子症は，精巣における造精機能は問題ないが，精子の通り道である精巣上体，精管，射精管の閉塞または，精管形成不全にて無精子症をきたしている状態である．なお，2014 年度の男性不妊症患者のアンケート調査では，閉塞性精路通過障害は男性不妊疾患の第 3 位(3.9%)を占めていた．

精巣容積が正常で血清黄体形成ホルモン(LH)，卵胞刺激ホルモン(FSH)，テストステロン値は正常である．既往歴で小児期に鼠径ヘルニア手術がないか，精管結紮術を受けていないかを確認する．診察にて精管が触れるか確認する．

治療は，精路再建術または，精巣内精子採取術(TESE)を行う．

参考文献
1) 一般社団法人日本生殖医学会編：生殖医療の必修知識 2017. 杏林舎, pp. 228-231, 2017
2) 特集 ART 時代の男性不妊診療—いま泌尿器科医に求められていること．臨泌, 70：214-219, 2016
3) 平成 27 年度厚生労働省子ども・子育て支援推進調査研究事業　我が国における男性不妊に対する検査・治療に関する調査研究．2015

（小林秀行，永尾光一）

Q34　精子はどうやってつくられるのですか？

精細管の基底膜に位置する精祖細胞が内腔側に向かって，一次精母細胞，二次精母細胞，精子細胞，精子へと成熟していく．精子細胞は，染色体数，DNA 量ともに体細胞の半分の半数体である．また，精祖細胞のみでは分化することができず，基底膜に存在するセルトリ細胞が精子形成に必要な栄養を与え，環境を維持している．セルトリ細胞は精祖細胞にとって"ゆりかご"のような存在である．このヒトの精子形成には，約 74 日かかる．

精子は精巣上体を通り，運動能を獲得する．その後，精管を通り，その終末部は膨大部となる．精管膨大部と精囊は合流し，射精管として前立腺後面に入り，前立腺部尿道に開口する．

この通り道がどこかで閉じていれば，閉塞性無精子症となる．また，膀胱頸部の閉鎖障害が起きると逆行性射精となる．

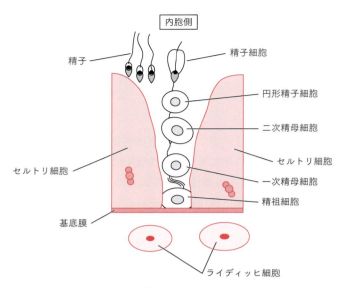

図1　セルトリ細胞による血液精巣関門（BTB）

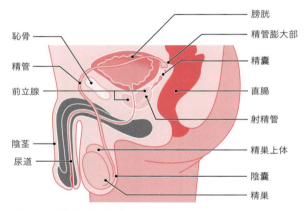

図2　男性生殖器の解剖

1. 精巣の構造

　精巣容積の約60〜80％は精細管が占めており，間質は主にライディッヒ細胞が存在する．精細管は，1精巣当たり約600本が存在する．精細管内の約35〜40％はセルトリ細胞が占めている．セルトリ細胞は精細管の基底膜に接して存在し，精祖細胞に密着して存在する．またセルトリ細胞は，血液精巣関門（BTB）が形成されて，免疫細胞から精子や精子細胞の接触を避けて免疫反応が起こらないようにしている（図1）．それと同時に，精子形成に必要な栄養を精祖細胞に供給し，微小環境を維持している．

　ライディッヒ細胞は間質の10〜20％を占めており，下垂体からの黄体形成ホルモン（LH）刺激を受けてテストステロンを分泌する．

2. 男性生殖器の解剖

精巣内で作られた精子は，精巣上体を通り精管へと運ばれる．精管の終末部は膨大部となる．精管膨大部は，精囊と合流し，射精管として前立腺後面に入る．射精管は前立腺部尿道に開口する(図2)．

3. 精路の通過障害

精巣における造精機能は問題ないが，精路(精巣上体，精管，射精管)のいずれかの部位の閉塞，または精管形成不全により，無精子症を呈する．

4. 膀胱頸部の閉鎖障害

射精の際に，膀胱頸部の閉鎖が起きないと，精液は尿道ではなく膀胱内へと流入してしまう．このことを逆行性射精という．

参考文献
1) 一般社団法人日本生殖医学会編：生殖医療の必修知識 2017．杏林舎，pp. 35-39，2017
2) 藤澤正人：精子形成．In 岩本晃明，松田公志編：男性不妊症の臨床．メジカルビュー，pp. 2-9，2007
3) 島崇，他：精子機能と受精．In 岩本晃明，松田公志編：男性不妊症の臨床．メジカルビュー，pp. 16-21，2007
4) 正田朋子，他：精子の形成と成熟．In 日本哺乳動物卵子学会編：生命の誕生に向けて 生殖補助医療(ART)胚培養の理論と実際．近代出版，pp. 87-94，2005

（小林秀行，永尾光一）

Q35 精液検査と妊娠可能な範囲は？

精液検査について

1. 禁欲期間

禁欲期間は2～7日が推奨されており，禁欲日数も検査所見と併せて記録しておく．禁欲期間によって精液所見が変動しやすい患者もいるため，施設で統一しておくとよい．また，患者の高齢化に伴い性的活動度は低下傾向にあるため，初回の精液検査には特に注意を要する．

2. 検査回数

　複数回の検査で判断するべきである．精液検査所見は同一個人であっても，採取した状況（体調，禁欲期間，自宅採精の場合検査までの時間など）によって大きく変動しうる．特に冬場はインフルエンザなどの感染により高熱をきたすことがまれではなく，その場合3か月ほど精液所見不良な状況が続くことがある．複数回検査を行った場合，2回であればその平均値を，3回以上であれば中央値を採用する．

3. 検査方法

1）採取場所

　採取から検査まで，1時間以内に行うことが望ましい．施設内に精液検査専用の部屋が設置してあれば，施設内での採精も可能である．自宅で採精した場合，精子への熱の影響を抑えるため移送の間は20〜37℃に保つ必要があるため，夏場や冬場の移送の際には注意が必要である．

2）精液量の測定

　精液量の測定は，精液の比重を1 g/mlと仮定して重量で測ることが推奨されている．この場合は測定に用いる容器の重量をあらかじめ量っておき，容器に記載しておくとよい．ピペットやシリンジで直接容量を測定することも可能であるが，壁面に付着した精液が全量回収できず，重量法に比べて低い測定値となることは理解しておく必要がある．

3）精液の液化

　精液採取後は室温か37℃にセットしたインキュベーターで液化を待つ．液化後すぐに測定を行うが，大半が15分以内に液化は終了する．60分経っても液化しない場合は，液化不良として記録しておきピペッティングなどで液化を機械的に行う．

4）運動率の測定

　精子運動率は，精液10 μl をスライドグラスに乗せ22×22 mmのカバーグラスで覆った後に400倍で観察する．精子濃度は，希釈液で精子不動化を行った後に改良型Neubauer血球計算盤を用いて測定することが推奨されている．正確性は落ちるが原精液の利用が可能で運動率も同時に測定できる簡便さから，Makler計算盤も多くの施設で用いられていると思われるが，その特性を理解して使用するべきである．

5）機械による自動測定

　いくつかの会社がCASA（computer-assisted sperm analysis）を販売しており，その解析能力はアナログでは不可能なパラメーター（精子の運動速度，直進性，頭部の振幅など）まで評価できるため，それらパラメーターと臨床成績の関連性につき多数の報告がなされて

表 1 精液検査基準値

パラメーター	5パーセンタイル（95％信頼区間）
精液量（ml）	1.5（1.4-1.7）
総精子数（百万/射精量）	39（33-46）
精子濃度（百万/ml）	15（12-16）
総運動率（PR＋NP，％）	40（38-42）
前進運動率（PR，％）	32（31-34）
生存率（生存精子，％）	58（55-63）
精子形態（正常形態，％）	4（3.0-4.0）
pH	≧7

〔WHO：「ヒト精液検査と手技」WHO・ラボマニュアル5版　翻訳．2010より改変して転載〕

いる．ソフトウェアの進歩とともに解析能力も向上してきているが，その評価方法に標準化されたものがないことや導入費用が高額であることから一部の施設で限定的に行われている．

精液検査結果の解釈

1. 基準値

精液検査の基準値は『「ヒト精液検査と手技」WHO・ラボマニュアル5版』[1]に記載されている（表1）．この基準値は妊孕性を有する男性4,500人を対象とした研究における精液検査の5パーセンタイル値であり，絶対的な基準値でないことは理解しておく必要がある．現に第4版（1999年）の基準値と比べると，各パラメーターは軒並み引き下げられている．

2. 精液所見と妊孕性

精液所見と妊孕性の関連で確実にいえることは，無精子症で自然妊娠はしないということぐらいではないだろうか．高度乏精子症でも自然妊娠をすることはあるし，正常所見でも妊娠しないこともある．しかし，妊孕性をもった集団に比べて，不妊症の集団で精液所見が不良であるのも事実である．精液所見と妊娠までの期間をみた研究で，精子濃度が5,500万/mlまで，奇形率がstrict criteriaで19％までの範囲においては，その値は妊娠までの期間と関連するとの報告もある[2]．

参考文献
1) WHO：「ヒト精液検査と手技」WHO・ラボマニュアル5版　翻訳．2010
2) Slama R, et al: Time to pregnancy and semen parameters: a cross-sectional study among fertile couples from four European cities. Hum Reprod, 17: 503-515, 2002

（飯島将司）

column 精子機能検査

　臨床の中では，受精にかかわる精子機能を検査することが困難な状況にある．それはエビデンスが認められた機能検査がほとんどないこと，検査の手技が煩雑なことに起因している．ここでは受精過程に沿って，関係する検査を概説する(図1)．

受精能獲得に関する検査
　受精能獲得だけを検査するものはなく，精子・卵子融合に至る精子は受精能獲得，そして先体反応を起こした精子であることから評価する．代表的なものはハムスターテストで，ハムスター卵子がもつ他種精子の侵入を許す特性を利用したものである．精子侵入率の正常値が低く(15％以上)，対照をおく必要もあり有用性が低いと判断されている．実施に当たってはヒト動物交雑胚の作成と誤解されないように行う(後述のマウステストも同様)．

先体反応に関する検査
1. zymogenic assay
　ヒアルロン酸を含む寒天とホモジナイズした精子液を反応させ，反応部位を可視化して先体中ヒアルロニダーゼ活性を測定する(図2-①)．測定値と体外受精(IVF)の受精率には正の相関が報告されている[1]．

2. triple-stain technique
　精子の生存性と先体反応の判定を染色法で行う．死滅精子がtrypan blueで，生存精子がbismark brownで，先体反応を起こしていない精子がrose bengalで染色され，1,000倍油浸レンズで鏡検すると，先体部が染色されずに透明にぬける精子が先体反応

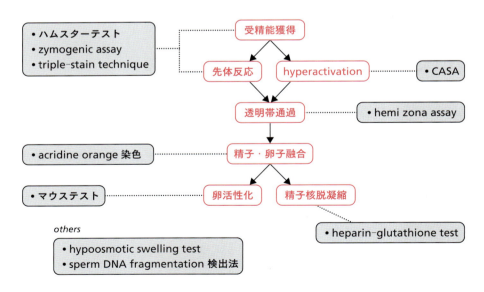

図1　受精の各ステップに関連する精子機能検査

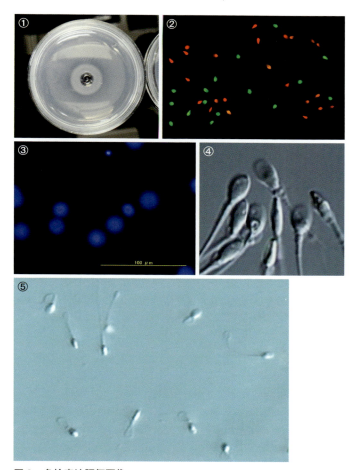

図2 各検査法評価画像
①zymogenic assay：中央の白いドーナツ状リングがヒアルロニダーゼの反応域である．
②acridine orange 染色：成熟精子が緑色蛍光，未熟精子が赤色蛍光を示す．
③SCD：精子頭部にハローを認めるのが DNA 断片化が少ない精子である．
④IMSI（intracytoplasmic morphyologically selected sperm injection）：強拡大で精子頭部を観察する．大きな空胞をもつ精子を避ける．
⑤HOST：尾部の変化に注目する．

精子である[2]．

hyperactivation に関する検査

CASA（computer-aided sperm analysis）を用いて 3 つのパラメーター（curvilinear velocity, linearity, amplitude of lateral head displacement）の計測で評価する[3]．CASA の注意点は解析アルゴリズムが異なると（機器が異なると）数値を比較できないことである．

透明帯通過に関する検査

HZA（hemi zona assay）：半切した透明帯（hemi zona）を作成し，被検者精子の hemi zona への接着性を対照精子と比較し，受精能を相対的に評価する[4]．HZA index＝結合した被検精子数/結合した対照精子数×100 で表される．HZA index が 62 以上で受精能（＋）

と判断する．

精子・卵子融合に関する検査
acridine orange 染色：酸で処理した精子に acridine orange 染色を行うと，成熟（核蛋白の S-S 結合が多い）精子頭部は green に，未熟（S-S 結合が少ない）精子頭部は red に蛍光発色する[5]（図2-②）．red 型精子は透明帯接着，精子・卵子融合が起きない．体外受精（IVF）の受精障害の検査として有用とされる．

精子脱凝縮に関する検査
heparin-glutathione test：ヘパリンとグルタチオン処理による精子の脱凝縮誘起試験である[6]．

卵活性化に関する検査
マウステスト：マウス卵子にヒト精子を顕微授精（ICSI）し，卵活性化誘起を調べる．マウス卵子はヒト卵子よりも感受性が高いので，マウス卵子を活性化できても，ヒト卵子を活性化できるとは限らない．マウス卵子を活性化できない場合，ヒト卵子も活性化できない．

その他
1. HOST（hypoosmotic swelling test）
　受精に重要な精子細胞膜の機能を調べる検査で，150 mOsmol/l の低浸透圧溶液中で生じる精子尾部の膨化（ballooning）を観察し，尾部細胞膜機能から精子受精能力を間接的に判定する[7]（図2-⑤）．この尾部の変化は可逆的であり，通常の培養液に戻すと尾部の変化も元に戻る．

2. 精子 DNA 断片化に関する検査
　SCSA（sperm chromatin structure assay），TUNEL（TdT-mediated dUTP nick end labeling）法，SCD（sperm chromatin dispersion test）（図2-③）などの検査法がある．SCSA や SCD において，精子 DNA 断片化率が高い場合，治療は ICSI が推奨されている．また，精子 DNA 断片化が受精率や着床率に影響するとの報告もある一方，影響がないとの報告もあり，今後の検討が必要である．妊娠群と非妊娠群で，正常形態精子の DNA 断片化率は有意差がなく[8]，現在行っている運動性良好精子回収法でよい精子が選別されているとも考えられる．

　以上，精子機能検査について概説したが，WHO のマニュアルに記載されている標準的な検査は精子生存性を調べるための HOST のみであり，他の検査は臨床での検査としては十分な評価が得られていないと判断されている．

参考文献
1) Abdul-Aziz M, et al: Intracytoplasmic sperm injection for treatment of infertility due to acrosomal enzyme deficiency. Fertil Steril, 65: 977–980, 1996
2) Talbot P, et al: A triple-stain technique for evaluating normal acrosome reaction of human sperm. J Exp Zool, 215: 201–208, 1981
3) Consensus Workshop Advanced Andrology, Excerpts on Human Reproduction, 1996

4) Burkman LJ, et al: The hemizona assay (HZA): development of a diagnostic test for the bindingof human spermatozoa to the human hemizona pelliucida to predict fertiliozation potential. Fert Steril, 49: 688-697, 1988
5) Tejada RI, et al: A test for the practical evaluation of male fertility by acridine orange (AO) fluorescence. Fertil Steril, 42: 87-91, 1984
6) Julianelli V, et al: Heparin enhances protamine disulfide bond reduction during in vitro decondensation of human spermatozoa. Hum Reprod, 27: 1930-1938, 2012
7) Jeyendran RS, et al: Development of an assay to assess the functional integrity of the human sperm membrane and its relationship to other semen characteristics. J Reprod Fertil, 70: 219-228, 1984
8) Avendaño C, et al: Fragmentation of DNA in morphologically normal human spermatozoa. Fertil Steril, 91: 1077-1084, 2009

（栁田薫）

Q36 乏精子症，精子無力症とは？人工授精はどんな治療ですか？

■ 乏精子症・精子無力症

1. 治療範囲

　　精子濃度および精子運動率が基準値を下回った状態を乏精子症，精子無力症と定義している．しかし，前述のとおり精液検査の基準値は妊孕性集団の 5 パーセンタイル値であるため，治療を考えるうえでの絶対的な基準ではない．精子濃度 5,500 万/ml 以下の症例に関しては精子濃度と妊娠期間との関連があるとの報告もあり[1]，1 つの参考になるかもしれない．

2. 治療の方法

　　造精機能障害の原因として最も多いものは精索静脈瘤であり，男性不妊の原因の約 40％を占めている．臨床上問題になる場合に治療適応になるが，その基本は外科的治療である．外科的治療が行えない場合の選択肢として塞栓術が選択されることもある．外科的治療は大きく分けて，顕微鏡下手術，腹腔鏡下手術，解放手術があるが，顕微鏡下手術の成績がよいという報告が多数あり，推奨されている（図1）．
　　そのほか，原因不明の造精機能障害に対する治療として抗酸化剤などを用いることがあるが，効果について十分なエビデンスがないのが現状である．

■ 人工授精とは

1. 人工授精の方法

　　人工授精とは精液もしくは洗浄精子を，女性性管内に注入する方法である．注入する部位により呼び名が異なるが，現在は一般的に子宮内人工授精（IUI）が行われている．人工授精の成績を上げるため様々な工夫がされているが，卵巣刺激を行うことで妊娠率が向上することが報告されている[2]．
　　黄体補充の効果については，ゴナドトロピンによる排卵誘発を行った場合に人工授精の妊娠率および生児獲得率は向上するが，クロミフェンによる排卵誘発の場合には妊娠率の向上は認めないと報告されている[3]．

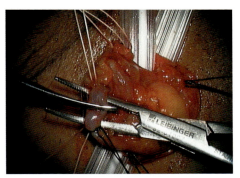

図1　顕微鏡下精索静脈瘤手術の写真

表1　逆行性射精に対する有効性が報告されている薬剤

薬剤名	分類
アモキサピン	うつ病治療薬
イミプラミン	
クロミプラミン	
プソイドエフェドリン	抗アレルギー薬
ブロムフェニラミン	
ミドドリン	低血圧治療薬
メトキサミン	
デキストロアンフェタミン	精神神経系用薬
フィゾスチグミン	

2. 注意すべき点

　人工授精に伴う合併症として出血，疼痛，感染が挙げられる．合併症の発生率を減らすため，子宮腔の方向を確認し患者に適したカテーテルを選択することを考慮する必要がある．また，排卵誘発による多胎妊娠，卵巣過剰刺激症候群には十分な注意が必要である．

3. 適応

　人工授精の適応は主に，①精子の量・質の低下，②性機能障害，③性交後試験不良，④機能性不妊に分類される．性機能障害は勃起障害，射精障害，性交障害にさらに分類されるが，射精障害の中でも逆行性射精は薬剤により改善することがある．

4. 逆行性射精の対処法

　逆行性射精は糖尿病による末梢神経障害や前立腺肥大症に対する内服治療の副作用などで認めることがある病態で，原因を除くことが行われるべきであるが，内服薬が有効であることもあり，試してみる価値はある(表1)．日本ではアモキサピンがよく使用されている[4]．しかし，内服治療が無効な症例もあり，尿をアルカリ化させた後に膀胱内の精液を回収するという方法もあり，人工授精での周期当たり妊娠率は20〜50％と報告されている[5]．精巣精子を顕微授精に用いる機会も少なくない．

参考文献
1) Slama R, et al: Time to pregnancy and semen parameters: a cross-sectional study among fertile couples from four European cities. Hum Reprod, 17: 503-515, 2002
2) The ESHRE Capri Workshop Group1: Intrauterine insemination. Hum Reprod Update, 15: 265-277, 2009
3) Green KA, et al: Progesterone luteal support after ovulation induction and intrauterine insemination: an updated systematic review and meta-analysis. Fertil Steril, 107: 924-933, 2017
4) Hu J, et al: Randomized Crossover Trial of Amoxapine Versus Vitamin B12 for Retrograde Ejaculation. Int

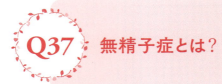

Q37 無精子症とは？

● 無精子症

1. 無精子症とは

　無精子症は，射出精液中に精子が見当たらない状態のことである．精巣内で精子が産生されているかどうかでは定義されない．

2. 診断方法

　診断を確定するためには原精液を15分間，3,000 g で遠心し，沈殿物に精子が認めないことを2回以上確認する必要がある．遠心後に精子を認めることがあるが，その場合は不定型無精子症（cryptozoospermia）と定義され，無精子症とは区別する．

● 無精子症の分類（表1）

1. 閉塞性無精子症

　閉塞性無精子症は，精巣の精子形成能は一定以上保たれているが，何らかの原因で精路の閉塞をきたして無精子症になっている状態を示す．射精管閉塞の場合，精液量が減少しているため精液量にも留意すべきである．

表1　閉塞性無精子症と非閉塞性無精子症の比較

	閉塞性無精子症	非閉塞性無精子症
FSH	正常	上昇
精巣サイズ	正常	小さい
精巣精子回収率	約100%	約30%
遺伝学的検査	省略可	推奨
治療方法	精路再建術 cTESE	mTESE

cTESE: conventional TESE, mTESE: microdissection TESE.

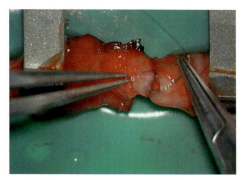

図1　精路再建術（精管吻合術）の写真

2. 非閉塞性無精子症

　非閉塞性無精子症は，精路の閉塞の有無にかかわらず，精巣の精子形成能の低下により無精子症になっている状態を示す．原因として遺伝学的異常（染色体核型異常やY染色体微小欠失など）や内分泌学的異常（低ゴナドトロピン性性腺機能低下症など）や薬剤性（抗がん剤など）などを認めることがあるが，原因不明であることが多い．

無精子症の治療

1. 閉塞性無精子症の場合

　閉塞性無精子症では，女性不妊の因子がなく，自然妊娠，人工授精での挙児が期待できる場合に精路再建術を検討する（図1）．女性因子がある場合や，妻が高齢である場合には顕微授精を前提に精巣内精子採取術（TESE）を検討する．

2. 非閉塞性無精子症の場合

　非閉塞性無精子症では，まれに低ゴナドトロピン性性腺機能低下症で無精子症をきたしていることがある．この場合，ゴナドトロピン補充療法によって射出精子が出現してくることはある．しかし，発熱や薬物の影響などによる一時的な精子形成能の低下を除き，自然回復や薬物療法による治療は期待できない．そのような場合，顕微鏡下精巣精子採取術（microdissection TESE）が唯一の治療法である．精子採取率は患者背景により多少の違いはあるが30～40％ほどに留まる．

無精子症診断後の検査

1. 外性器の診察

外性器の診察は男性不妊患者において基本的に行うが，無精子症患者に関してはとりわけ重要である．精巣のサイズ，精巣上体の腫大の有無によってある程度閉塞性か非閉塞性かの予測ができる．また，精巣容積が5 mlを下回っていたら，クラインフェルター症候群が強く疑われる．

2. 内分泌検査

内分泌検査としては，テストステロン，黄体形成ホルモン(LH)，卵胞刺激ホルモン(FSH)の検査を行う．プロラクチン(PRL)やエストラジオール(E_2)は必要時に追加する．FSHが正常範囲内であれば閉塞性無精子症である可能性が高い．

3. 遺伝学的検査

遺伝子検査としては，非閉塞性無精子症に対して，G-バンドによる染色体核型検査とY染色体微小欠失検査が推奨されている．特に精巣精子採取術を予定する場合，Y染色体微小欠失のパターンによっては精子回収率がほぼ0%であることもあるため，十分な説明を行ったうえで検査を行うことが望ましい．

参考文献
1) Schoysman R, et al: Successful fertilization by testicular spermatozoa in an in-vitro fertilization programme. Hum Reprod, 8: 1339-1340, 1993
2) Schlegel PN: Testicular sperm extraction: microdissection improves sperm yield with minimal tissue excision. Hum Reprod, 14: 131-135, 1999
3) Donker RB, et al: Chromosomal abnormalities in 1663 infertile men with azoospermia: the clinical consequences. Hum Reprod, 32: 2574-2580, 2017
4) Shin T, et al: Chromosomal abnormalities in 1354 Japanese patients with azoospermia due to spermatogenic dysfunction. Int J Urol, 23: 188-189, 2016

（飯島将司）

Q38 男性不妊の治療は，いつ次の段階を考えればいいのでしょうか？

■ 乏精子症の場合

1. 軽度～中等度乏精子症の場合

軽度～中等度乏精子症の場合は精液検査所見不良の原因が明らかであれば，その原疾患の治療を行う．多くの場合問題になるのが精索静脈瘤であるが，外科的治療により改善することがある（Q33参照）．無治療に比べて自然妊娠率が高く[1]，治療のステップダウンが可能であったと報告されているが，フォローアップ期間は1年が推奨されている[2]．年齢や過去の治療歴により判断するべきであるが，同様の方法で結果が出ない場合，半年から1年でステップアップを検討するべきと思われる．

2. 高度乏精子症の場合

高度乏精子症の場合は初めから生殖補助医療（ART）が選択されることが多いと思われるが，精索静脈瘤を認める場合は治療を考慮すべきである．治療を行った場合に，精液所見の改善がみられればARTからのステップダウンが可能になることもある[3]．そうでなくても，ARTの成績向上が期待できるため積極的に介入する価値はある．

3. cryptozoospermia の場合

cryptozoospermiaは顕微授精が前提であるが，その成績は十分とはいえない．十分な良好精子が回収できない場合や胚発生が不良な場合には，精巣精子を用いることも検討するべきである[4]．

■ 性機能障害の場合（表1）

1. 逆行性射精の場合

逆行性射精の原因としては糖尿病や骨盤内手術による神経障害などが挙げられる．逆行性射精にアモキサピンやイミプラミンなどの3環系抗うつ薬が有効であることが知られており，糖尿病に合併した逆行性射精に対してアモキサピン投薬で93％と高い有効率が報告されている[5]．薬物療法が無効の場合，膀胱内の精液を回収し，人工授精や顕微授精に使用する方法も過去にいくつか報告されている．これらの方法で

表1　性機能障害に対する治療の選択肢

疾患	治療選択肢
逆行性射精	3環系抗うつ薬
	膀胱内精液回収
	精巣精子採取術
腟内射精障害	カウンセリング，リハビリテーション
	シリンジ法，人工授精
勃起障害	PDE5阻害薬
	シリンジ法，人工授精

表2　PDE5阻害薬の種類と特徴

商品名	一般名	規格	半減期	食事の影響	剤形
バイアグラ	シルデナフィル	25 mg，50 mg	2〜3時間	受ける	錠剤，フィルム剤
レビトラ	バルデナフィル	10 mg，20 mg	3〜4時間	受けない	錠剤
シアリス	タダラフィル	5 mg，10 mg，20 mg	16〜21時間	受けない	錠剤

挙児が得られない場合には，精巣精子や精巣上体精子を回収することを検討する．

2. 腟内射精障害の場合

　腟内射精障害の根本的治療はカウンセリングやリハビリテーションが中心となるが，難渋することが多く，早めのステップアップを検討する必要がある．マスターベーションでの射精は可能であるため，精液所見が正常であればマスターベーションで採取した精液を5〜10 ml程度のシリンジで腟内に注入する方法（シリンジ法）が最も簡便な方法として推奨される．同方法で結果が出ない場合や精液所見が不良の場合には，人工授精，体外受精へのステップアップを検討する．

3. 勃起障害の場合

　不妊外来を訪れる患者で勃起障害を主訴とする方は少なからずともいるが，その多くは心因性の勃起障害と思われる．不妊治療自体や仕事がストレスとなっていることが多く，PDE5阻害薬が有効である(表2)．ストレスの原因を取り除くことは困難であり，PDE5阻害薬が無効であった場合にはシリンジ法や人工授精等を検討する．

参考文献
1) Abdel-Meguid TA, et al: Does varicocele repair improve male infertility? An evidence-based perspective from a randomized, controlled trial. Eur Urol, 59: 455-461, 2011
2) Practice Committee of the American Society for Reproductive Medicine; Society for Male Reproduction and Urology: Report on varicocele and infertility: a committee opinion. Fertil Steril, 102: 1556-1560, 2014
3) Kohn TP, et al: Varicocelectomy before assisted reproductive technology: are outcomes improved? Fertil Steril, 108: 385-391, 2017

4) Ben-Ami I, et al: Intracytoplasmic sperm injection outcome of ejaculated versus extracted testicular spermatozoa in cryptozoospermic men. Fertil Steril, 99: 1867-1871, 2013
5) Hu J, et al: Randomized Crossover Trial of Amoxapine Versus Vitamin B12 for Retrograde Ejaculation. Int Braz J Urol, 43: 496-504, 2017

（飯島将司）

Q39 精巣からどうやって直接精子をとるのですか？

■ 精巣精子採取術（TESE）

1. cTESE（convetional TESE）

cTESEは肉眼下での手術で，精巣内で一様にほぼ正常な精子形成が行われている場合に選択される．すなわち，閉塞性無精子症や射精障害が主な適応となる．

2. mTESE（microdissection TESE）

mTESEは非閉塞性無精子症やcryptozoospermiaに対して行われる．非閉塞性無精子症であっても精巣内の限られた部位で精子を認めることがあり，それを回収することを目的としている．多くの場合で精巣内の大半の精細管はSertoli cell onlyになっている．

■ 手術の実際（表1）

1. cTESE

cTESEでは精巣の一部から必要十分量の精細管を採取できればよいため，精巣を脱転する必要もなく，1cm程度の皮膚切開で十分である．肉様膜，漿膜，白膜をそれぞれ1cmほど切開し，精細管を鑷子などで採取し，精子が十分存在することを確

表1 cTESEとmTESEの比較

手術法	対象	皮膚切開	精巣の脱転	精子回収率
cTESE	閉塞性無精子症 射精障害	1cm	不要	約100%
mTESE	非閉塞性無精子症 cryptozoospermia 脊髄損傷に伴う射精障害	3～4cm	必要	約30～40% cryptozoospermiaは約95～100%

男性因子

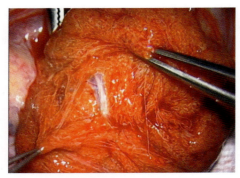

図1　mTESE の術中写真

認したら必要十分量組織を切除して閉創する．

2. mTESE

　mTESE では精巣内全体をくまなく探すため精巣を脱転する必要があり，皮膚切開も精巣の大きさに応じて3〜4 cm ほど必要になる．脱転した精巣の白膜を十分に縦もしくは横に切開して精巣内の組織を反転させる．その状態で手術用顕微鏡を用いて観察して周囲の精細管に比べて太い箇所を探して選択的に採取する(図1)．採取した組織をすぐに胚培養士に確認してもらい精子の有無を判断する[1]．必要十分量の精子が回収できた場合には片側で終了することもあるが，少しでも可能性を上げるため筆者らの施設では両側で施行している．

■ 成績と合併症

1. 精子回収率

　閉塞性無精子症や射精障害における cTESE の精子回収率はほぼ100％である．非閉塞性無精子症における mTESE の精子回収率は患者背景によって多少の違いはあるが，一般的に約30〜40％程度である．cryptozoospermia 患者の精巣内の状態は一様ではなく，mTESE で95〜100％の回収率であるが cTESE や TESA（testicular sperm aspiration）では回収率が下がる[2]．

2. 顕微授精の成績

　顕微授精の成績に関しては，cTESE で良好な精子が採取されれば通常の射出精子による顕微授精と遜色のない結果が得られる．一方で mTESE の場合，精子が採取できたとしてもその数が少なかったり，質が悪いことも多くあり，妊娠率，出産率は cTESE に比べて低い傾向にある[3]．

3. 合併症

合併症としては血腫形成や感染，テストステロンの低下などに注意が必要であるが，丁寧な手術を行っていれば発症率を下げることは可能である．ただし，クラインフェルター症候群で精巣が極めて小さく，テストステロンの基礎値が低値の場合には術後ホルモン補充が必要になる場合もあるため，術前に十分な説明が必要である．

参考文献
1) Dabaja AA, et al: Microdissection testicular sperm extraction: an update. Asian J Androl, 15: 35-39, 2013
2) Alrabeeah K, et al: Sperm retrieval outcomes with microdissection testicular sperm extraction (micro-TESE) in men with cryptozoospermia. Andrology, 3: 462-466, 2015
3) Nicopoullos JD, et al: Use of surgical sperm retrieval in azoospermic men: a meta-analysis. Fertil Steril, 82: 691-701, 2004

（飯島将司）

Q40 無精子症や男性不妊は遺伝するのですか？

■ 男性不妊症の遺伝学的要因

1. 原発性精巣機能障害に関連するもの

染色体核型異常としてクラインフェルター症候群が最も多いが，それ以外にも表1に示すような異常が原因となることがある．その他代表的な原因としてY染色体微小欠失が挙げられる．様々な欠失パターンをとるが，AZFa，AZFb，AZFc，AZFb＋c欠失が古典的パターンとして有名である（図1）．

2. 精路通過障害に関連するもの

先天性両側精管欠損症の症例は，生まれつき両側の精管，精嚢が欠損している．嚢胞性線維症は慢性呼吸器症状や成長障害をきたす難病であるが，嚢胞性線維症の95％に先天性両側精管欠損症を合併している[1]．その発生頻度はコーカジアン（2,500〜3,000人に1人）に比べて日本人では10〜35万人に1人程度とされており，まれな疾患である．

3. 下垂体機能低下に関連するもの

まれではあるが，下垂体機能低下に伴いゴナドトロピンの分泌が低下し，造精機能

表1　男性不妊症に関連する遺伝学的要因

染色体核型	補足
47,XXY	クラインフェルター症候群
46,X,del(Y)(q11.2)	Y染色体長腕の欠失（切断点はq11.2が多い）
46,X,idic(Y)(q11.2)	セントロメアを2つもつ同腕ダイセントリック染色体
46,X,+mar	マーカー染色体．多くはY染色体長腕の全欠失
46,XX	XX男性．SRYが他の染色体に存在．精子形成はない．
45,X/46,XY	混合性腺異形成症．外性器は幅広い表現型をとる．

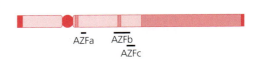

図1　Y染色体におけるAZFの位置

障害をきたすことがある．先天的に認めるものと，後天的に生じるものがあるが，カルマン症候群は低ゴナドトロピン性性腺機能低下症に嗅覚異常を伴った先天性の遺伝疾患である．

■ 男性不妊症の遺伝リスク

1. クラインフェルター症候群

　理論上は47,XXYの細胞からXY精子は発生しうるが，クラインフェルター症候群の患者から同様の染色体核型異常の児が生まれた報告は見当たらない．出生前診断を用いずに健常児が生まれたという報告は過去に100例以上報告されており[2]，現時点では理論的には遺伝しうるが過去に報告がなく，その可能性は低いという説明でよいと思われる．

2. Y染色体微小欠失

　Y染色体は1つしか存在しないため，生まれてきた子が男児だった場合，Y染色体微小欠失は100%遺伝することになる．そのためY染色体微小欠失の検査を行う場合，検査前にその旨を伝える必要がある．

3. 先天性両側精管欠損症

　先天性両側精管欠損症の原因遺伝子はCFTR遺伝子で，過去に1,000以上の変異や多型が報告されている．CFTR遺伝子の変異は嚢胞性線維症を引き起こすことで

知られており，常染色体劣性遺伝の形式をとる．

4. カルマン症候群

カルマン症候群の原因遺伝子は過去に30以上報告されているが，それらの異常を伴うものは全体の40％ほどである．遺伝形式も様々で，X連鎖劣性遺伝，常染色体優性遺伝，常染色体劣性遺伝などが報告されている．例えば有名なKAL-1遺伝子はX連鎖劣性遺伝の形式をとるため男性の場合，子への遺伝の心配はないが，原因遺伝子により遺伝リスクは変わってくる[3]．

5. 原因不明群

原因が解明されていない遺伝子の異常が遺伝する可能性もある．顕微授精で生まれた男児の精液所見についての報告によると[4]，自然妊娠による群に比べて優位に精子濃度が低いという結果になっている．しかし，父親の精液所見との関連はないため，遺伝的要因なのか顕微授精の影響によるものかは現時点では断定できない．

参考文献
1) Anzai C, et al: CFTR gene mutations in Japanese individuals with congenital bilateral absence of the vas deferens. J Cyst Fibros, 2: 14-18, 2003
2) Greco E, et al: Birth of 16 healthy children after ICSI in cases of nonmosaic Klinefelter syndrome. Hum Reprod, 28: 1155-1160, 2013
3) Quaynor SD, et al: Targeted next generation sequencing approach identifies eighteen new candidate genes in normosmic hypogonadotropic hypogonadism and Kallmann syndrome. Mol Cell Endocrinol, 437: 86-96, 2016
4) Belva F, et al: Semen quality of young adult ICSI offspring: the first results. Hum Reprod, 31: 2811-2820, 2016

（飯島将司）

Q41 フーナー検査で何がわかりますか？

■ フーナー検査とは？

フーナー検査はHuhnerが1913年に実用化した不妊検査法で，性交後検査（PCT）とも呼ばれる[1]．腟内に射精された運動良好な精子の頸管粘液への進入を確かめることで，頸管粘液と適合して子宮内に進入できるか否かを確認する検査である（図1）．これにより精子が頸管粘液内で生存できる能力と，頸管粘液が精子を受け入れる能力の有無を評価できる．したがって，あらかじめ検査前に精液検査と頸管粘液検査を行

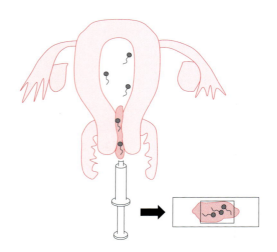

図1 フーナー検査

い，異常がないことを確認する必要がある．フーナー検査は臨床の場で広く用いられ，わが国の産婦人科診療ガイドラインでも1次スクリーニングとされているが[2]，検査方法や判定基準が統一されていないのが現状である[3]．本項では，WHOラボマニュアル第5版[4]を参考に，フーナー検査について概説する．

フーナー検査の方法

1. 検査準備

検査の2日前からは性交およびマスターベーション(男性)を控える．9～14時間後に検査ができるよう性交を指示する．性交時には潤滑ゼリーの使用は控え，性交後には腟を洗浄しないように，また浴槽につからないように指示する．

2. 検査時期

基礎体温，頸管粘液の性状変化，超音波検査による卵胞径，エストロゲン濃度などを参考に，検査が排卵前あるいは排卵日になるように計画する．性交後9～14時間後に頸管粘液を採取して観察する．

3. 検査手順

腟鏡を挿入し，ツベルクリン注射器(針なし)あるいはピペットを用いて後腟円蓋部と頸管内の粘液を各々できるだけ多く採取し，各々スライドガラスにおいてカバーガラスで被い，総精子数と運動精子数を鏡検(400倍)する．

4. 評価方法

1） 腟円蓋部粘液

精子は腟内では通常 2 時間以内に死滅する．この検査は精液が腟内に放出されたかの確認を目的とする[4]．すなわち，後腟円蓋に精子を認めることは，腟内に確実に射精されたことを意味する[1]．

2） 頸管粘液

子宮頸管下方の精子数は性交後の時間経過とともに変動し，2～3 時間後に最も多い．頸管粘液中の精子濃度は精子数/mm^3 で，精子の運動性は直進運動精子，非直進運動精子，不動精子で表現する[4]．

3） 評価

a) 頸管粘液中に 1 個でも直進運動精子が存在すれば，フーナー検査陽性として頸管因子による不妊原因は存在しない根拠とする．
b) 頸管粘液中に精子が存在しなければ，フーナー検査陰性とする．再検のうえ反復して陰性の場合は，不妊原因として頸管因子があると判定する．
c) 非直進運動精子，不動精子，その場で振動している精子がみられる場合には，頸管粘液あるいは精子に抗精子抗体が存在する可能性を考慮する．

フーナー検査の臨床的意義と限界

フーナー検査の判定基準にはいまだ一定の見解はなく，さらには検査の意義に関しても否定的な報告もある[5]．2012 年の米国生殖医学会のガイドライン[6]によると，フーナー検査は頸管因子の検査として用いられてきたが，主観的，再現性に乏しい，患者にとって不便である，治療方針がほとんど変わらない，妊娠予後を反映しないなどの理由から，不妊女性の不妊スクリーニング検査としては推奨されていない[7]．

しかし，上述したようにフーナー検査で直進しない振動精子(shaking phenomenon)を認めた場合には，頸管粘液中に抗精子抗体が存在する可能性がある．精子不動化抗体保有する女性不妊患者では，抗体は頸管粘液中にも分泌され，腟内で射精された精子の運動障害をきたす結果，フーナー検査陰性の原因となる．また抗精子抗体を保有する男性不妊患者では，Koriyama らはフーナー検査とイムノビーズテスト(IBT)の分析結果から，IB の結合率が 20％未満と比較して 20％以上で有意にフーナー検査陰性が多いと報告している[8]．したがって，フーナー検査は抗精子抗体を検出する 1 次スクリーニング法になりうると考えられる．

また，フーナー検査により頸管因子があると判定された不妊患者で 6 か月間，すぐに子宮内人工授精(IUI)による管理をした場合(IUI 群)と待機的管理(TI 群)をした場合の臨床成績の比較検討がある[9]．妊娠率はそれぞれ IUI 群 43％，TI 群 27％で，相対リスクは 1.6 (95％信頼区間，0.91-2.8)であった．さらに，IUI 群に生殖補助医療(ART)

を含めた3年間の累積妊娠率と，TI群にIUIとARTを含めた3年間の累積妊娠率の比較において，前者は71%と後者は79%で有意差を認めなかった[10]．以上より，頸管因子のある不妊女性において，6か月以内の妊娠を期待する場合はすぐにIUIから開始してもよいかもしれない．このため，頸管因子の有無を判断するために，フーナー検査は有用である可能性がある．ただし，IUI群もTI群も3年後の累積妊娠率は同等で，IUI群はTI群より出費があることから，6か月間の待機的管理は正当化される．すなわち，長期的にみて妊娠を計画する場合においては，フーナー検査は不要であるかもしれない．

Hesselらは，フーナー検査の結果は妊娠の成立と相関関係があると報告している[11]．この報告では，フーナー検査陽性と陰性の不妊患者の臨床成績を比較している．3年後の自然妊娠率と，IUIとARTを含めた全妊娠率は，いずれもフーナー検査陽性で有意に高率であった．しかし，他の不妊因子を除外して，原因不明，頸管因子，中等症の男性因子を対象にしたサブグループ解析においては，前者ではフーナー検査陽性で有意に高率であったが，後者では有意差を認めなかった．したがって，フーナー検査は原因不明不妊カップルにおける自然妊娠の予測に重要な役割を果たすと考えられる．

おわりに

フーナー検査は，ヨーロッパ生殖医学会[3]，アメリカ生殖医学会[6]のいずれも不妊症のスクリーニング検査としては推奨していない．しかし，フーナー検査は簡便，安価，かつ低侵襲で，検査周期での妊娠も期待できる．したがって，フーナー検査の臨床的意義は治療方針の決定の判断材料となりうることで，一方限界は，早期からARTを考慮する場合には，その検査結果により妊娠率を予測できないことであるといえる．

参考文献
1) 柴原浩章：精子─頸管粘液適合試験．日産婦誌，59：36-39，2007
2) 日本産科婦人科学会/日本産婦人科医会：産婦人科診療ガイドライン婦人科外来編．pp. 173-175，2017
3) 日本生殖医学会編：生殖医療の必修知識．pp. 97-100，日本生殖医学会，2017
4) World Health Organization: Laboratory manual for the examination and processing of human semen, 5th edition. Cambridge University Press, 2010
5) Oei SG, et al: Effectiveness of the postcoital test: randomized controlled trial. BMJ, 317: 502-505, 1998
6) Practice Committee of American Society for Reproductive Medicine: Diagnostic evaluation of the infertile female: a committee opinion. Fertil Steril, 98: 302-307, 2012
7) 福井淳史，他：頸管因子による不妊．産婦人科の実際，63：1540-1546，2014
8) Koriyama J, et al: Toward standardization of the cut-off value for the direct immunobead test using the postcoital test in immunologically infertile males. Reprod Med Biol, 12: 21-25, 2013
9) Steures P, et al: Effectiveness of intrauterine insemination in subfertile couples with an isolated cervical factor: a randomized clinical trial. Fertil Steril, 88: 1692-1696, 2007
10) Scholten I, et al: Long term outcome in subfertile couples with isolated cervical factor. Eur J Obstet Gynecol Reprod Biol, 170: 429-433, 2013
11) Hessel M, et al: Long-term ongoing pregnancy rate and mode of conception after a positive and negative postcoital test. Acta Obstet Gynecol Scand, 93: 913-920, 2014

（脇本裕，福井淳史，柴原浩章）

Q42 抗精子抗体とは，どのようなものでしょうか？

■ 抗精子抗体とは

1. 免疫性不妊の機序と抗精子抗体について

　抗精子抗体は女性では同種抗体として，男性では自己抗体として産生され，免疫性不妊の原因となることがある．

　男性にとって精子は自己が産生する細胞で，血液−精巣関門（blood-testis barrier）により精子免疫が誘導されにくい環境（immunologically privileged site）にある[1]．しかし，免疫制御機構の許容範囲以上の精子抗原刺激を受ける，あるいは血液−精巣関門の破綻により，抗精子抗体が産生される可能性が報告されている[2,3]．

　一方，女性にとって精子は非自己であるため，性交渉により精子免疫が誘導されうる．精子免疫によって生殖機能が損なわれないような免疫制御機構の存在が考えられるが，免疫制御機構と抗精子抗体の産生機序については明らかになっていない．

　抗精子抗体の生物活性は多様であるため，不妊症発症の臨床像も多様である．抗精子抗体の中には精子の不動化，凝集化，受精障害作用などを示す抗体も存在するが，必ずしも不妊症となるわけではない．多様性の原因としては，抗体の精子への結合部位や力価，産生部位，イムノグロブリンクラス（IgA, IgG, IgM）などによる相違が考えられている[4]．

2. 抗精子抗体の診断・治療

1）女性因子としての抗精子抗体検査

　精子抗原には多様性があり，それに対する抗体も多様である．間接蛍光抗体法，混合抗グロブリン反応，酵素結合抗体法を用いて種々の抗精子抗体測定法が考案されてきたが，現在不妊症の発症と最も関連する抗精子抗体測定法として一般の検査機関で測定されているのは，精子不動化抗体である．Isojimaらは不妊女性患者血清中の抗体を検出する精子不動化試験（SIT），および精子不動化抗体価を定量的に測定するSI_{50}値（sperm immobilization titer）の測定法を開発し[5]，不妊症との相関を明らかにした．SI_{50}値を計測することで抗体陽性不妊女性の診療指針が決定できる（図1）[6]．すなわち，SI_{50}値が常に10以上を推移する高抗体価群の場合には，人工授精（AIH）までの治療では妊娠は困難であるので体外受精・胚移植（IVF・ET）を実施する．SI_{50}値が10前後を変動する中抗体価群，あるいは常に10未満を推移する低抗体価群の場合は，AIHまたは反復AIHによる治療を試み，妊娠成立しない場合にはIVF・ETを選択

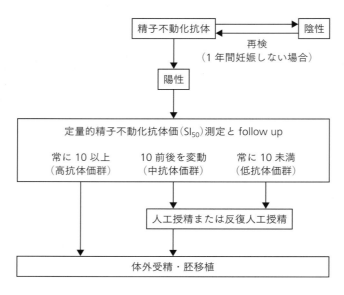

図1 精子不動化抗体陽性不妊女性の診療指針

する．

精子不動化抗体による主な不妊機序は，抗体と補体の協調による精子運動障害の結果，女性性器管内での精子輸送障害[7]，ならびに補体非存在下でも生じうる受精障害である[8]．したがってIVF・ETに用いる培養液には患者血清を加えないこと，卵胞液中にも抗体が存在するので検卵に際して十分に洗浄してできるだけ抗体の持ち込みを減らすことなどの注意を払えば，患者血中や卵胞液中に精子不動化抗体が存在しても，IVF・ETで良好な受精率・妊娠率が得られる．

2）男性因子としての抗精子抗体検査

不妊男性の抗精子抗体の検出に際しては，精子に結合することにより精子の運動性あるいは受精能に影響を及ぼす抗体を検出する必要がある[1]．Bronsonらの方法による直接イムノビーズテスト（direct-IBT：D-IBT）が繁用されてきたが[9]，現在IBTの検査キットは製造中止に伴い入手不能である．そこでIBTと同じ原理で，かつIBTとの高い相関性が報告されているイムノスフェア（ImmunoSpheres：IS）（Bioscreen Inc.）を用いる[10]．

D-IBTではウサギ抗ヒトIgG・A・M抗体を結合させたポリアクリルアミドビーズを用い，運動精子細胞膜に結合する抗精子抗体を網羅的に検出する．これにより，抗体のイムノグロブリンの各クラス（IgG，IgA，IgM），精子の結合部位（頭部，中片部，尾部），抗体結合運動精子が運動精子全体に占める割合を判定する[9]．精子全体の80％にIBが結合する場合に，有意に受精障害を発症するので顕微授精（ICSI）の適応となる．また，D-IBT陽性すなわち運動精子に抗精子抗体が結合している場合は，その抗体の存在と精子の運動能との関連を明らかにするために，Shibaharaらの方法による直接精子不動化試験（direct-SIT：D-SIT）[4]を実施する．D-SIT陽性患者におい

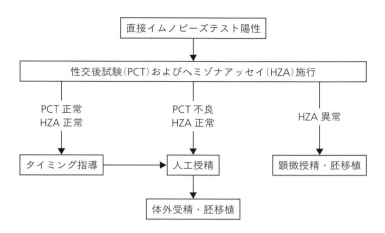

図2 抗精子抗体陽性不妊男性の診療指針

て，程度の差はあるものの，有意に精子無力症を発症すると報告されている[11]．

　Shibaharaらが考案した抗精子抗体陽性不妊男性の診療指針を示す(図2)[12]．直接イムノビーズテスト陽性者に対して性交後試験(PCT)およびヘミゾナアッセイ(HZA)を行い，精子の頸管粘液内での貫通能および受精能を評価する．PCTおよびHZAが良好であれば，タイミング療法から治療を開始できる．PCT不良かつHZA良好であれば，子宮内人工授精(IUI)による治療を選択し，数周期のAIHが奏功しない場合，体外受精による治療へstep-upする．HZAが異常である場合は，PCTの結果にかかわらずICSIによる治療の適応となる．

参考文献
1) 香山浩二：精子免疫．In 森沢正昭，他編：新編精子学．東京大学出版会，pp. 399-411, 2006
2) Maddocks S, et al: Recent evidence for immune privilege in the testis. J Reprod Immunol, 18: 9-18, 1990
3) Baker HW, et al: Increased frequency of autoantibodies in men with sperm antibodies. Fertil Steril, 43: 438-441, 1985
4) Shibahara H, et al: Diversity of antisperm antibodies bound to sperm surface in male immunological infertility. Am J Reprod Immunol, 47: 146-150, 2002
5) Isojima S, et al: Immunological analysis of sperm-immobilizing factor found in sera of women with unexplained infertility. Am J Obstet Gynecol, 101: 677-683, 1968
6) Koyama K, et al: Application of the quantitative sprm immobilization test for follow-up study of perm immobilizing antibody in the sera of sterile women. Int J Fertil, 33: 201-206, 1988
7) Shibahara H, et al: Relationship between level of serum sperm immobilizing antibody and its inhibitory effect on sperm migration through cervical mucus in immunologically infertile women. Am J Reprod Immunol, 57: 142-146, 2007
8) Taneichi A, et al: Sperm immobilizing antibodies in the sera of infertile women cause low fertilization rates and poor embryo quality in vitro. Am J Reprod Immunol, 47: 46-51, 2002
9) Bronson R, et al: ability of antibody-bound human sperm to penetrate zona-freee hamster ova in vitro. Fertil Steril, 36: 778-783, 1981
10) Centola GM, et al: Comparison of the immunobead binding test (IBT) and immunospheres (IS) assay for detecting serum antisperm antibodies. Am J Reprod Immunol, 37: 300-303, 1997
11) Shibahara H, et al: Effects of sperm-immobilizing antibodies bound to the surface of ejaculated human spermatozoa on sperm motility in immunologically infertile men. Fertil Steril, 79: 641-642, 2003
12) Shibahara H, et al: Diversity of the inhibitory effects of fertilization by antisperm antibodies bound to the surface of ejaculated human sperm. Hum Reprod, 18: 1469-1473, 2003

　　　　　　　　　　　　　　　　　　　　　　　（脇本裕，杉山由希子，柴原浩章）

Q43 原因不明不妊症とは？ その原因には何が多いのですか？

■ 原因不明不妊症とは

1. 原因不明不妊症の頻度について

　　夫婦の約85％は妊娠が成立するが，約15％は不妊検査が必要とされる[1]．さらに，全夫婦の約10％程度は不妊症であり，そのうち15～25％程度は不妊検査を実施しても原因が明らかにはならない原因不明不妊との報告もある[2]．藤井らは，原因不明不妊症における不妊治療および検査については主治医の裁量と患者の希望によるところが大きく，妊娠の可能性が低い治療を漫然と続けて妊娠の機会を失うことがないよう努めなくてはならないと述べている[3]．

2. 原因不明不妊症の定義について

　　『産婦人科診療ガイドライン―婦人科外来編2017』によると，原因不明不妊は，不妊期間が1年以上で，不妊症の1次検査を行っても明らかな異常を認めない場合と定義されている[4]．原因不明不妊は，真に原因がないわけではなく，検査ではみつからない原因が潜んでいるということである[5]．1次検査としては基礎体温測定，超音波検査，内分泌検査，クラミジア抗体検査あるいは核酸増幅検査，卵管疎通性検査，精液検査，頸管因子検査がある．これらの一次検査で評価が困難な病態としては黄体化未破裂卵胞，軽症の子宮内膜症，軽度の卵管周囲癒着，卵管の配偶子輸送障害，着床障害，精子の受精障害，卵子の活性化障害がある．原因不明不妊では，1次検査で特定できない病態について患者に説明したうえで，さらに原因を明らかにするために2次検査を実施する．2次検査としては腹腔鏡検査，子宮鏡検査が挙げられている[4]．ただし，必ずしも2次検査を実施して原因が明らかになるわけではない．原因不明不妊に対して腹腔鏡検査を実施すると，その割合は15％程度から10％未満になると報告されている[6,7]．また，1次検査である超音波検査や子宮卵管造影で異常を認めなかった症例に対して，子宮鏡検査を行うと20～40％程度の症例に子宮内膜ポリープや子宮筋腫，中隔子宮などの異常所見を認めると報告されている[8]．

　　原因不明不妊の他の原因として，精子あるいは卵子そのものの妊孕性が低下している，あるいは消失している場合が挙げられている[5]．妊孕性の低下は加齢が原因の1つと考えられており，その証拠として原因不明不妊は夫婦の年齢が上昇すると一般に割合が高くなることが報告されている[5]．また，晩婚化と晩産化に伴い近年，加齢による妊孕性低下が原因と考えられる原因不明不妊は増加している．このように女性に

おいて加齢に伴い妊孕性が低下するのは，「卵子の質の低下」が主な原因と考えられている．これは自身の卵子を用いた治療では，年齢の上昇とともに妊娠率は低下するが，若年女性から卵子提供を受けると年齢の上昇とは無関係に高い生産率が得られることから裏付けられる．現在のところ卵子の質が低下する機序は不明であるが，加齢に伴い第一減数分裂の異常である染色体不分離の頻度が上昇し，卵子や胚の染色体異常の頻度は上昇する．胚の染色体異常の有無を検索する着床前診断(PGT-A)が行われているが，PGT-A は胚質を改善させるわけではない．加齢による卵子の質の低下は体外受精による治療をもってしても，治療成績が不良となる要因の１つである[9]．

原因不明不妊に対して生殖補助医療(ART)を実施して，受精障害[10]や反復着床不全が明らかになることがある．現在のところ，生殖補助医療を実施する前に受精障害や反復着床不全を確定診断する検査はなく，ART は診断的意義と治療的意義の両方の側面を有することになる．原因不明不妊では conventional IVF(体外受精)における受精率が低く，顕微授精(ICSI)を選択することにより受精率の向上と全受精障害の回避が可能と報告されている[3,11]．反復着床不全は慢性子宮内膜炎の罹患率が高く，慢性子宮内膜炎を有する反復着床不全患者は有意に着床率が低下するとの報告がある[8]．

3. 原因不明不妊症の治療について

原因不明不妊症患者は，真に不妊原因がなく，タイミング指導により容易に妊娠成立する患者と，ステップアップの結果 IVF を実施しても妊娠成立しない難治性患者に大別される．したがって，原因不明不妊と診断された場合には，必ずしも ART による治療から開始する必要はなく，不妊女性の年齢や不妊期間を考慮して，侵襲が少なく，効率が高い治療を選択する必要がある．現在考えられている原因不明不妊の治療としてはクロミフェン(CC)療法，ゴナドトロピン療法，配偶者間人工授精(AIH)，これらのコンビネーション，ART などがある．Fukui らの検討によると，CC 単独療法とゴナドトロピン療法(rhFSH 50IU)で，それぞれ患者当たりの妊娠率は 13.0％と32.4％，周期当たりの妊娠率は 3.0％と 9.6％で，卵巣過剰刺激症候群(OHSS)や多胎妊娠もみられなかったことから，低刺激ゴナドトロピン療法の有用性を報告している[12]．また，タイミング指導や自然周期の AIH に比べ，排卵誘発併用の AIH は妊娠率が向上すると報告されている[4]．以上のように AIH の有用性はあるが，CC-AIH 療法 3 周期，ゴナドトロピン AIH 療法 3 周期，最後に ART 6 周期をした RCT において，ゴナドトロピン AIH を省略したほうが累積妊娠率が高い報告がある[4,13]．よって高年女性の原因不明不妊では，ART による治療が生児獲得率の向上に影響するため，漫然と同じ治療を継続せず，早い時期に ART を行うことが勧められる．

参考文献
1) Practice Committee of the American Society for Reproductive Medicine: Diagnostic evaluation of the infertile female: a committee opinion. Fertil Steril, 103: 44-50, 2015
2) 熊澤由紀代, 他：原因不明不妊. 臨婦産, 65：1170-1174, 2011
3) 藤井俊策, 他：原因不明不妊に対する対応は？ 臨婦産, 68：965-969, 2014

4) 公益社団法人日本産科婦人科学会/日本産婦人科医会：産婦人科診療ガイドライン―婦人科外来編 2017. pp. 173-175, 209-212, 2017
5) 日本生殖医学会ホームページ
   http://www.jsrm.or.jp/public/funinsho_qa04.html
6) 辰巳賢一,他：原因不明不妊への対処は？ 臨婦産,62：488-491,2008
7) Crosignani PG, et al: Unexplained infertility. Hum Reprod, 8: 977-980, 1993
8) 原田竜也：子宮鏡検査の適応と実施法.臨婦産,70：79-83,2016
9) 玉置優子,他：染色体検査の適応と意義.臨婦産,70：52-55,2016
10) 田原隆三：原因不明不妊. In 日本生殖医学会編：生殖医療ガイドライン 2007. 金原出版, pp. 104-106, 2007
11) Johnson LN, et al: Does intracytoplasmic sperm injection improve the fertilization rate and decrease the total fertilization failure rate in couples with well-defined unexplained infertility? A systematic review and meta-analysis. Fertil Steril, 100: 704-711, 2013
12) Fukui A, et al: What is the safe and effective first line therapy for women with unexplained infertility? Fertil Steril, 102: e226, 2014
13) Reindollar RH, et al: A randomized clinical trial to evaluate optimal treatment for unexplained infertility: the fast track and standard treatment (FASTT) trial. Fertil Steril, 94: 888-899, 2010

（脇本裕，福井淳史，柴原浩章）

column 女性の性機能障害

女性性機能障害（FSD）とは？
　女性性機能障害（FSD）は，性的関心や性欲の欠如，興奮障害，オルガズム障害，性嫌悪という性的反応の障害と，性行為中の痛み，挿入障害という性行為に関する障害に大別され，片方または両者が複雑に絡みあっている病態である．日本国内では十分な認知をされているとはいいがたい．

女性性機能障害に関する分類
　2013 年に『DSM-5』が作成され，以下の 6 つの項目に分かれている．
1) 女性の性的関心/興奮障害
2) 女性オルガズム障害
3) 性器-骨盤痛/挿入障害
4) 物質/医薬品誘発性性機能障害
5) 他の特定される性機能障害（性嫌悪を含む）
6) 特定不能の性機能障害

女性性機能障害の年齢層
　FSD は 20 歳代後半から 30 歳代にかけて始まっていると報告されている．当院での受診年齢においても 30 歳代が中心である．

女性性機能障害の診断
　FSD の診断には，女性性機能質問紙（Female Sexual Function Index：FSFI）（札幌医大日本語訳）（表 1）および東邦大式性嫌悪症質問紙（表 2）を用いる．FSFI は 23 未満が女性性機能障害ありと判断する．また，東邦大式性嫌悪症質問紙は 66 点以上で性嫌悪と判断する．
　質問紙以外に，病歴聴取，一般的な診察，内診，必要に応じて超音波検査を行う．ホルモン検査として，テストステロン，エストラジオール（E_2），黄体形成ホルモン（LH），卵胞刺激ホルモン（FSH），プロラクチン（PRL），甲状腺刺激ホルモン（TSH）の測定を行う．

女性性機能障害の治療
　抗不安薬や漢方の投与，パートナーとの面談，タッチングの指導を行うが，治療に難渋するケースが多い．海外では女性の性欲低下の治療薬としてフリバンセリンがあるが，日本では認可されていない．

女性性機能障害における実際
　筆者らの施設での以前の報告では，DSM-5 の分類に基づいた主訴の多くは，性的関心/興奮障害が 47％と最も多く，次いで性器-骨盤痛/挿入障害が 42％，性嫌悪による性機能障害が 31％であった．また，主訴は複数にまたがる症例も多くみられた．
　さらに，主訴が性嫌悪以外でも質問紙で性嫌悪が疑われる症例が約 30％にみられた．

表1　女性性機能質問紙（FSFI）（札幌医大日本語訳）

最近1か月の状態をお答えください．

	質問		選択項目
Q1	どれくらい性的欲求や性的な関心を持ちましたか？	5	殆どいつも，またはいつも
		4	かなり頻繁に（半分以上）
		3	時々（半分くらい）
		2	数回（半分以下）
		1	殆どなし，または全然なし
Q2	自分の性的欲求や性的関心のレベル（度合い）を割合付けるとどうなりますか？	5	とても高い
		4	高い
		3	中程度
		2	低い
		1	とても低いまたは全然なし
Q3	どれくらいの頻度で性行動や性交の間に，性的に興奮（性的に興味を搔き立てられる）しましたか？	0	性行動がなかった
		5	殆どいつも，またはいつも
		4	かなり頻繁に（半分以上）
		3	時々（半分くらい）
		2	数回（半分以下）
		1	殆どなし，または全然なし
Q4	自分の性的欲求や性的関心の興奮度をレベル（度合い）づけるとどうなりますか？	0	性行動がなかった
		5	とても高い
		4	高い
		3	中程度
		2	低い
		1	とても低いまたは全然なし
Q5	性行動や性交の間に，どのくらい確信をもって性的に興奮したと言えますか？	0	性行動がなかった
		5	とても高い確信を持っている
		4	高い確信を持っている
		3	中程度の確信を持っている
		2	低い確信を持っている
		1	とても低い確信を持っている，または全く確信を持てない
Q6	性行動や性交の間に，性的興奮度（刺激）にどのくらいの頻度で満足されましたか？	0	性行動がなかった
		5	殆どいつも，またはいつも
		4	かなり頻繁に（半分以上）
		3	時々（半分くらい）
		2	数回（半分以下）
		1	殆どなし，または全然なし
Q7	性行動や性交の間に，どのくらいの頻度で濡れましたか？	0	性行動がなかった
		5	殆どいつも，またはいつも
		4	かなり頻繁に（半分以上）
		3	時々（半分くらい）
		2	数回（半分以下）
		1	殆どなし，または全然なし
Q8	性行動や性交の間に濡れた状態になるまで，どのくらい困難さを感じましたか？	0	性行動がなかった
		1	非常に困難であった，または不可能であった
		2	とても困難であった
		3	困難であった
		4	ちょっと困難であった
		5	困難ではなかった
Q9	性行動や性交の完了時まで濡れている状態を維持できた頻度は？	0	性行動がなかった
		5	殆どいつも，またはいつも
		4	かなり頻繁に（半分以上）
		3	時々（半分くらい）

（次頁へつづく）

表1 女性性機能質問紙(FSFI)(札幌医大日本語訳)(つづき)

		2	数回(半分以下)	Q14	パートナーとの性交時に感じる心理的一体感にどのくらい満足感を感じましたか？	0	性行動がなかった
		1	殆どなし，または全然なし			5	とても満足している
Q10	性行動や性交の完了時まで濡れている状態を維持するのに，どのくらいの困難さを感じましたか？	0	性行動がなかった			4	中程度に満足している
		1	非常に困難であった，または不可能であった			3	満足でもあり，不満足でもある
		2	とても困難であった			2	中程度に不満足
		3	困難であった			1	とても不満足
		4	ちょっと困難であった	Q15	パートナーとの性的な活動にどのくらい満足感を感じましたか？	5	とても満足している
		5	困難ではなかった			4	中程度に満足している
Q11	性行動や性交時において，どのくらいの頻度でオルガスムス(性的興奮の絶頂)を迎えましたか？	0	性行動がなかった			3	満足でもあり，不満足でもある
		5	殆どいつも，またはいつも			2	中程度に不満足
		4	かなり頻繁に(半分以上)			1	とても不満足
		3	時々(半分くらい)	Q16	全般的な性生活にどの程度満足されてますか？	5	とても満足している
		2	数回(半分以下)			4	中程度に満足している
		1	殆どなし，または全然なし			3	満足でもあり，不満足でもある
Q12	性行動や性交時において，オルガスムス(性的興奮の絶頂)を迎えることにどのくらいの困難さを感じましたか？	0	性行動がなかった			2	中程度に不満足
		1	非常に困難であった，または不可能であった			1	とても不満足
		2	とても困難であった	Q17	腟性交中の不快感，または痛みをどのくらいの頻度で感じましたか？	0	性交を試みなかった
		3	困難であった			1	殆どいつも，またはいつも
		4	ちょっと困難であった			2	かなり頻繁に(半分以上)
		5	困難ではなかった			3	時々(半分くらい)
Q13	性行動や性交時に，オルガスムス(性的興奮の絶頂)を迎える能力にどのくらいの満足感を感じましたか？	0	性行動がなかった			4	数回(半分以下)
		5	とても満足している			5	殆どなし，または全然なし
		4	中程度に満足している	Q18	腟性交後の不快感，または痛みをどのくらいの頻度で感じましたか？	0	性交を試みなかった
		3	満足でもあり，不満足でもある			1	殆どいつも，またはいつも
		2	中程度に不満足				
		1	とても不満足				

(次頁へつづく)

表1 女性性機能質問紙(FSFI)(札幌医大日本語訳)(つづき)

		2	かなり頻繁に(半分以上)		2	高い
		3	時々(半分くらい)		3	中程度
		4	数回(半分以下)		4	低い
		5	殆どなし,または全然なし		5	とても低いまたは全然なし
Q19	腟性交中・後の不快感,または痛みにレベル(度合い)づけるとどうなりますか?	0	性交を試みなかった			
		1	とても高い			

これで終了です.ご協力誠にありがとうございました.
〔札幌医科大学泌尿器科:女性の性機能に関する指標(Japanese version of the FSFI)札幌医科大学泌尿器科試案, 2009より転載〕

表2 性嫌悪症質問紙(東邦大式)

	そうだ	まあそうだ	ややちがう	ちがう
A. 最近1か月間の状態についてお答えください.最もあてはまるものに○をつけてください.				
1. セックスのことを考えると,不安や恐怖が生じる.	4	3	2	1
2. 性欲が低下している.	4	3	2	1
3. 腟内性交することを恐れている.	4	3	2	1
4. セックスへの恐れから,最近は性的関係を避けている.	4	3	2	1
5. 自分の性的行動を批判されないか心配している.	4	3	2	1
6. 他人が自分をどのように思っているかよく気になる.	4	3	2	1
7. 性的関係を持つような状況を避けるようにしている.	4	3	2	1
8. パートナーからの性器への性的接触を,いつもあるいはほとんど,繰り返し避けている.	4	3	2	1
9. キスやペッティングは怖くないが,腟内性交は怖い.	4	3	2	1
10. セックスに対する私の態度は異常だと思う.	4	3	2	1
11. 今のところ,腟内性交をするつもりはない.	4	3	2	1
12. 性生活は常に不満の原因になっている.	4	3	2	1
13. セックスの時にもっとリラックスしたい.	4	3	2	1
14. 以前より現在の方が,セックスを恐れている.	4	3	2	1
15. 自分の性的行動を心配しないようになりたい.	4	3	2	1
16. 異性と2人きりになるのを避けている.	4	3	2	1
17. 自分が性的行動に適していないと感じる.	4	3	2	1
18. セックスの問題について相談したい.	4	3	2	1
19. セックスに関するリスクは,得られる快感より大きな問題だと思う.	4	3	2	1
20. エイズの恐怖が,セックスへの恐れを増加させている.	4	3	2	1
21. 性行為感染症に罹患することをとても心配している.	4	3	2	1
22. 相手に性行為感染症のような病気がないと分かれば,もっとセックスに対して活動的になれると思う.	4	3	2	1
23. 妊娠するかもしれないと考えると怖い.	4	3	2	1
24. 安全なセックスはありえないと思う.	4	3	2	1
B. 過去の状態についてお答えください.最もあてはまるものに○をつけてください.				
25. 子供の頃,性的なことをタブー視した教育を受けた.	4	3	2	1

(次頁へつづく)

表2 性嫌悪症質問紙(東邦大式)(つづき)

26. 子供の頃,性的行動をしたことを罰せられた.	4	3	2	1
27. 過去に,痴漢(その他,レイプ,近親相姦など)を受けたことがある.	4	3	2	1
C. パートナーについてお答えください.最もあてはまるものに○をつけてください.				
28. 性生活以外では,パートナーとの関係は良好である.	1	2	3	4
29. 性生活以外でパートナーに問題や要望がありますか(記述式).				
30. 性生活(雰囲気,タイミング,内容)についてパートナーに問題や要望がありますか(記述式).				

〔田中祝江,他:東邦大学医療センター大森病院リプロダクションセンターにおける女性性機能外来の現状.日性会誌,30:203-211,2015より転載〕

引用・参考文献
1) IsHak WW, Tobia G. et al: DSM-5 Changes in Diagnostic Criteria of Sexual Dysfunctions. Reprod Syst Sex Disord, 2, 2013
2) 日本精神医学会精神科病名検討連絡会:DSM-5病名・用語翻訳ガイドライン(初版).精神誌,116:429-457,2014
3) Rosen R, et al: The Female Sexual Function Index (FSFI): A Multidimensional Self-Report Instrument for the Assessment of Female Sexual Function. J Sex Marital Ther, 26: 191-208, 2000
4) 札幌医科大学泌尿器科:女性の性機能に関する指標(Japanese version of the FSFI)札幌医科大学泌尿器科試案,2009
http://web.sapmed.ac.jp/uro/pdf/reseach/ed-josei-shian.pdf
5) 田中祝江,他:東邦大学医療センター大森病院リプロダクションセンターにおける女性性機能外来の現状.日性会誌,30:203-211,2015

(小林秀行)

Q44 着床が起こるにはどんな条件が必要ですか？

■ 着床のメカニズム

　着床とは，受精卵から初期発生を経て形成された胚が子宮内膜に触れ，結合（侵入・絨毛構造を形成）することをいい，妊娠のはじまりといえる現象である．子宮内膜が着床を起こすことのできる時期は限られており，それを胚受容期（implantation window）という．胚受容期でなければ胚は着床することはできない．着床が起こるためには，胚受容能をもった子宮内膜と，着床可能な良好な胚とが適切なタイミングで合わさるという条件が必要である．体外受精‐胚移植の治療はこの条件を整え，着床を成立させ，妊娠の第一段階を起こすことである．

■ 胚受容期と女性ホルモン

　胚受容期はプロゲステロン・エストロゲンの2つの女性ホルモンによりコントロールされる．月経により子宮内膜が剥離・排泄された後，子宮内膜はエストロゲンの刺激を受け発育し，厚みをもつ．排卵後のホルモン動態を図1に示す．プロゲステロンが徐々に上昇し，子宮内膜管腔上皮細胞の増殖抑制と間質細胞の増殖亢進が起きる．その後エストロゲンが上昇し，その刺激により子宮内膜は胚を着床させる能力を獲得し，着床が可能となる胚受容期を迎える．その時期に着床成立しなければ，非胚受容期へと至る（図1）．胚受容期の時期は排卵後5〜9日目と推定されている．
　また，この胚受容期には，受精卵と子宮内膜との間でサイトカインなどを介したやり取り（相互作用）が行われていると考えられており，これも着床が成功するために必要であるとされる．その詳細な機構は未だ明らかになっていないが，マウスなどを使

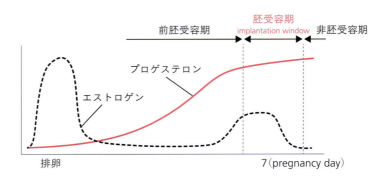

図1　排卵後の女性ホルモン動態と胚受容期

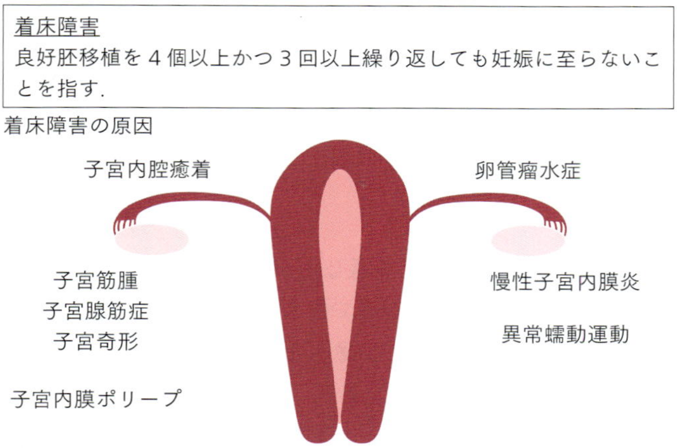

着床障害
良好胚移植を4個以上かつ3回以上繰り返しても妊娠に至らないことを指す．

着床障害の原因

子宮内腔癒着　　　　　　　卵管瘤水症

子宮筋腫　　　　　　　　　慢性子宮内膜炎
子宮腺筋症
子宮奇形　　　　　　　　　異常蠕動運動

子宮内膜ポリープ

図2　着床障害の定義と原因

用した研究により，LIF，Cox-2，HOXA-10などの因子の関与が明らかになりつつある[1]．今後のさらなる研究による詳細な機構の解明，実臨床への応用・新規治療法の開発が期待される．

着床障害とその原因

　不妊症となる原因の1つに，着床に何らかの問題をもつケースがある．特に体外受精-胚移植治療の場面において，「40歳以上で4個以上の良好胚を最低3回以上の周期で繰り返し移植したにもかかわらず着床が成立しない場合」には反復着床障害と診断される．着床障害の原因は図2のように多岐にわたる．それぞれの疾患に対して介入することで着床障害を改善できる可能性がある[2]．

　特に近年明らかになってきた着床障害の原因として注目されているものに，慢性子宮内膜炎がある．これは大腸菌や腸球菌，マイコプラズマ属などによる感染が子宮内膜に起こることにより慢性的な炎症をきたし，正常な着床を妨げるものである．診断には子宮内膜生検による病理学的検査が主となる．形質細胞マーカーの1つであるCD138免疫染色を行い，その陽性細胞の存在をもって診断を行う．慢性子宮内膜炎は反復着床障害症例の30％程度にみられるという報告もある[3]．

　その他，原因不明の着床障害も多くあり，今後その原因解明の必要がある．

参考文献
1) Wang H, et al: Roadmap to embryo implantation: clues from mouse models. Nat Rev Genet, 7: 185-199, 2006
2) Coughlan C, et al: Recurrent implantation failure: definition and management. Reprod Biomed Online, 28: 14-38, 2014
3) Johnston-MacAnanny EB, et al: Chronic endometritis is a frequent finding in women with recurrent implantation failure after in vitro fertilization. Fertil Steril, 93: 437-441, 2010

（松尾光徳，廣田泰）

Q45 MRIの検査でわかることは？

MRIは骨盤内臓器の評価に適した検査であり，子宮・卵巣の疾患の精査に有用である．超音波検査が簡便で安価であり頻用できるのに対し，MRI検査は比較的高価であり撮影時間も長く，頻回な撮影を繰り返すことはできない．しかしMRI検査は一度の撮影で骨盤の全体的を記録・評価することができ，また三次元的な評価を行うことができるため，不妊因子や着床障害のスクリーニングに有用である．

MRI検査では子宮筋腫，子宮腺筋症，子宮内膜ポリープ，子宮奇形，卵管瘤水症，子宮内膜症性嚢胞などの疾患の評価を行うことができる．いずれも着床障害の原因となりうる疾患である．

● 子宮筋腫

子宮筋腫は30歳以上の女性の20〜30％に認められる疾患である．

子宮筋腫は着床障害を引き起こすことがある．その機序は子宮膜の圧迫と血流障害により起こると考えられており，特に粘膜下筋腫や筋層内筋腫で子宮内腔の変形をきたす場合は，妊孕性に悪影響があり，漿膜化筋腫ではその影響は乏しいとされている．MRI検査は子宮筋腫のサイズ，位置，個数，内膜突出度の評価に適しており，着床への影響，手術の要否を判断するために有用である．典型例はT_1強調画像で子宮筋層と等信号，T_2強調画像で子宮筋層よりも低信号を示す境界明瞭な腫瘤として認められる．

● cineMRI 検査(図1)

上記以外の子宮筋腫が着床に影響をもつかを判断するために，cineMRI検査を行い，子宮の蠕動運動を評価する方法がある．子宮は蠕動運動を起こすことが知られており，月経期には頸部方向へ，排卵期は底部方向に蠕動をするが，着床時期に当たる黄体期中期は蠕動頻度が減少する．黄体期中期の頻回な蠕動運動は不妊に繋がりうることが提唱されている．

cineMRIは連続した撮影を行うことで子宮の運動を評価することができる．通常の撮影を行った後，3分間に30枚の撮影で評価を行っている．

子宮筋腫をもつ患者を蠕動運動の低頻度群(3分間で2回未満)と高頻度群(2回以上)に分類し，黄体期中期の子宮蠕動運動が亢進している症例に対し子宮筋腫核出術を施行したところ，子宮蠕動運動が正常化する症例が多くみられ，高い妊娠率となったと報告している[1]．また異常蠕動運動を認めなかったものの妊娠に至らなかった症例に対

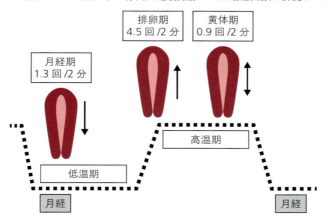

図1　子宮蠕動とcineMRI
〔Togashi K: Uterine contractility evaluated on cine magnetic resonance imaging. Ann N Y Acad Sci, 1101：62-71, 2007 より改変して転載〕

して子宮筋腫核出術を行ったところ，その後の妊娠症例を認めなかった[2]．子宮の蠕動運動の評価は，子宮筋腫を切除すべき症例を選択するための指標となる可能性がある．

子宮腺筋症

子宮腺筋症は，子宮筋層内に子宮内膜由来の腺上皮および間質細胞が侵入し局所/びまん性に増大した疾患である[3]．近年，子宮腺筋症の妊娠予後に関する報告が多くみられる．また，体外受精-胚移植においても妊娠率および妊娠継続率が有意に低下するという報告がある．

しかし，腺筋症をもつ患者の中で5人中4人が経腟超音波検査で見逃されていたという報告もあり，子宮腺筋症の正しい評価には課題が残る．MRI検査では，T_2強調画像でJunctional Zoneの肥厚やそれに連続した境界不明瞭な低信号域が認められ，子宮腺筋症の位置や範囲の評価に適している[4]．

子宮内膜ポリープ

子宮内膜ポリープは，子宮内膜が肥厚/増殖して限局的に子宮内膜に提出したものである．子宮内膜ポリープをもつ不妊症例において，子宮鏡下子宮内膜ポリープ切除術を行った症例は人工授精での妊娠率が有意に高かったという報告もあり，着床障害と関連がある可能性がある．MRI検査上典型例では，T_2強調像で腫瘍の中心に低信号を示す線維性間質がみられ，高信号を示す小嚢胞構造を伴う．嚢胞部分は増強効果

を欠くがそれ以外の部分は子宮筋層に近い強い増強効果を呈する[5]．子宮鏡検査や超音波検査と合わせて評価を行い，治療方針を定めるべきである[6]．

先天性子宮形態異常

　子宮奇形の検出も着床障害にかかわりうる．中隔子宮なども子宮内膜の血流の低下が妊孕性の低下にかかわっている可能性が指摘されている．手術を行うべきか一定の見解は得られていないものの，ケースによっては着床障害の治療になりうる．

引用・参考文献
1) Yoshino O, et al: Decreased pregnancy rate is linked to abnormal uterine peristalsis caused by intramural fibroids. Hum reprod, 25: 2475-2479, 2010
2) Yoshino O, et al: Myomectomy decreases abnormal uterine peristalsis and increases pregnancy rate. J Minim Invasive gynecol, 19: 63-67, 2012
3) Bergeron C, et al: Pathology and physiopathology of adenomyosis. Best Pract Res Clin Obstet Gynecol, 20: 511-521, 2006
4) Vercellini P, et al: Uterine adenomyosis and in vitro fertilization outcome: a systematic and metaanalysis. Hum Reprod, 29: 964-977, 2014
5) 今岡いずみ：婦人科MRIアトラス．学研メディカル秀潤社，2004
6) Pérez-Medina T, et al: Endometrial polyps and their implication in the pregnancy rates of patients undergoing intrauterine insemination: a prospective, randomized study. Hum Reprod, 20: 1632-1635, 2016
7) Somigliana E, et al: Fibroids and female reproduction: a critical analysis of the evidence. Hum Reprod Update, 13: 465-476, 2007
8) Kroon B, et al: Fibroids in infertility-consensus statement from ACCEPT (Australasian CREI Consensus Expert Panel on Trial evidence). Aust N Z J Obstet Gynecol, 51: 289-295, 2011
9) Elizabeth A, et al: Fibroids and infertility: an updated systematic review of the evidence. Fertil Steril, 91: 1215-1223, 2009
10) Togashi K: Uterine contractility evaluated on cine magnetic resonance imaging. Ann N Y Acad Sci, 1101: 62-71, 2007
11) Kuijsters NPM, et al: Uterine peristalsis and fertility: current knowledge and future perspectives: a review and meta-analysis. Reprod Biomed Online, 35: 50-71, 2017

（松尾光徳，廣田泰）

Q46　子宮鏡検査と子宮内膜ポリープの関係は？

子宮鏡検査

　子宮鏡検査は，子宮鏡を経頸管的に子宮内腔に挿入し，子宮内腔を灌流しながら観察する検査法で，粘膜下子宮筋腫や子宮内膜ポリープなどの隆起性病変の診断だけでなく，子宮腔内癒着や子宮奇形の診断や慢性子宮内膜炎の診断補助として用いられる．不妊症での子宮内病変の観察に関しては，経腟超音波検査（TVUS）で正常所見であっても，子宮鏡検査では43.3％に異常所見があり，顕微授精（ICSI）前に子宮鏡検査を施行した群では，有意に高い妊娠率（70.1％，$p=0.001$）を示し，ICSI前には，定期的

に子宮内視鏡検査を行うことが不可欠である[1]．しかし，最近のシステマティック・レビューでは，不妊症女性のルーチンの子宮鏡検査の有用性に関しては十分なエビデンスはなく[2,3]，TVUSにより子宮内病変が疑われる場合は，子宮鏡検査を実施すべきだが，正常なTVUS所見を有する不妊症女性では，体外受精(IVF)の結果，生産率を改善しないとしている[4]．

1. 子宮鏡器具

軟性鏡（ファイバースコープ）あるいは細径の硬性鏡は，麻酔や頸管拡張の必要なく，外来的に可能である．腟鏡を使用せずに腟から子宮鏡を挿入し(vaginoscopy)，子宮頸管を確認して子宮内に挿入する方法であれば，より痛みも少ない．ファイバースコープは操作性に優れているが，画像の解像度は硬性鏡に比べやや劣る．

2. 灌流液

生理食塩水や10％ブドウ糖液の点滴用バッグを，患者の体から約75 cm上方において滴下することにより，子宮内腔を拡張し灌流しながら観察する．

3. 施行時期

卵胞期に行う．排卵期前後や分泌期は，子宮内膜が肥厚しているので，子宮内膜ポリープなどを見落とすことがあり，出血しやすく検査時期には適さない．

子宮内膜ポリープ

子宮内膜ポリープは，子宮内膜から子宮内腔に突出する良性の隆起性病変である．数mmから数cmの大きさで，半球状から有茎性と様々な形態を示し，孤立性(図1)から多発性(図2)に発生することもある．組織学的には内膜腺と間質の増生からなる．生殖可能年齢だけでなくあらゆる年齢に起こる．子宮内膜ポリープの25％は自然に退縮し，特に10 mm以下であればその傾向が強い[5]．鑑別診断として，子宮内膜増殖症やポリープ状異型腺筋腫(atypical polypoid adenomyoma：APAM)が挙げられる．APAMは扁平上皮化生を伴う不規則な子宮内膜腺の増殖とその周囲を取り囲む平滑筋の密な増殖によって特徴づけられるポリープ状病変と定義され良性病変だが，時に高度な異型性や壊死を有し，腺癌との鑑別に苦慮することがあり，不正出血などの有症状の場合は，組織診断を行う．

1. 治療

子宮内膜ポリープの切除は，子宮鏡下切除術が標準的に行われている．侵襲度も低

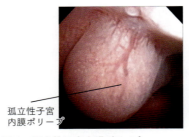
図1 孤立性子宮内膜ポリープ

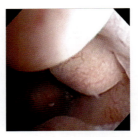
図2 多発性子宮内膜ポリープ

く，術後の子宮腔内癒着のリスクも少ない．盲目的な子宮内容除去術では完全切除率は 50% 以下であり，十分な組織診断もできないため勧められない．ホルモン治療による消失を図る方法は十分なエビデンスがない．

2. 子宮鏡下子宮内膜ポリープ切除術（hysteroscopic surgery）

子宮鏡下に子宮内腔を灌流しながら観察し，高周波電極を使用し子宮内膜ポリープを切開，切除する．小さなポリープの場合は，なるべく内膜の損傷を起こさないように通電しないで切除する．

1）器具

レゼクトスコープ（trans cervical resectoscopy：TCR）と呼ばれる手術用硬性鏡を使用する．TCR は持続灌流式になっており，外套管，スコープ，内套管と電極操作用のハンドル部からなる．高周波電極にはループ型，ローラー型，針型など数種類があるが，主にループ型電極を使用して，切開や止血を行う．

2）灌流液

モノポーラ電極を使用する場合は，電解質を含まない 3% D-solbitol（ウロマチック S®）を使用する．バイポーラを使用する際は，生理食塩水の使用も可能である．灌流圧は 70～80 mmHg とする．

3）術前処置

手術時期は卵胞期に行うが，術前にディナゲストなどを使用すれば時期を選ばない[6]．手術前にラミナリア桿を挿入し，頸管拡張を行う．ダイラパン® やラミセル® であれば，3～4 時間で頸管拡張が可能である．

参考文献
1) Elsetohy KA, et al: Routine office hysteroscopy prior to ICSI vs. ICSI alone in patients with normal transvaginal ultrasound: a randomized controlled trial. Arch Gynecol Obstet, 291：193-199, 2015
2) Di Spiezio Sardo A, et al: Efficacy of hysteroscopy in improving reproductive outcomes of infertile couples: a systematic review and meta-analysis. Hum Reprod Update, 22：479-496, 2016

3) Armstrong SC, et al: Baseline anatomical assessment of the uterus and ovaries in infertile women: a systematic review of the evidence on which assessment methods are the safest and most effective in terms of improving fertility outcomes. Hum Reprod Update, 23: 533-547, 2017
4) Smit JG, et al: Hysteroscopy before in-vitro fertilisation (inSIGHT): a multicentre, randomised controlled trial. Lancet, 387: 2622-2629, 2016
5) AAGL Advancing Minimally Invasive Gynecology Worldwide: AAGL Practice report: practice guidelines for the diagnosis and management of endometrial polyps. J Minim Invasive Gynecol, 19: 3-10, 2012
6) Laganà AS, et al: Endometrial preparation with Dienogest before hysteroscopic surgery: a systematic review. Arch Gynecol Obstet, 295: 661-667, 2017

（西井修）

Q47 何歳まで妊娠できますか？

　女性年齢の上昇，特に35歳を過ぎた頃から，妊娠率の低下に加え流産率の上昇により，出産にまで至る生産率が急激に低下する．一方，男性の年齢と妊孕性の関係では，精液所見の悪化などはあるが妊娠率低下への関与は低く，何歳になっても妊娠可能である．その違いは，卵子と精子の形成過程（減数分裂）と細胞のもつ特性による．卵子は胎児期に減数分裂を開始し，排卵するまで停止状態にあるため，非常に長い減数分裂期間を要することになり，加齢とともに染色体異常が生じやすくなる．一方精子の減数分裂は24日と短いために，染色体の異数性異常は生じにくい．また，受精卵のもつ細胞質は卵子由来であり，核（染色体）のみを運ぶ作用の精子とは異なり，卵子細胞質の機能低下が胚発生に深く関与している．生殖補助医療（ART）においても，卵子の質そのものを直接的に改善することはできない．

■ 女性の加齢が妊娠に及ぼす因子

　女性の年齢に関係する要因は，提供卵子を用いた体外受精[1]において，被提供者の年齢にかかわらず一定の妊娠率が得られるデータが示す通り，子宮要因ではないことは明らかである（精子の妊娠に与える影響も少ないことを示している）．卵子提供者の年齢が重要である．

■ 胚の染色体異常

　年齢に関する妊娠率・生産率の低下に関する最も大きな原因は，胚の染色体異常である．着床前異数性検査において，胚盤胞の染色体異常率が年齢とともに上昇することが示されている（図1）[2]．

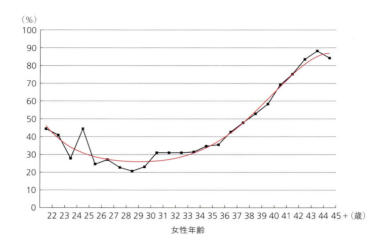

図1　胚盤胞染色体異常率（異数性）
〔Franasiak JM, et al: The nature of aneuploidy with increasing age of the female partner: a review of 15, 169 consecutivetrophectoderm biopsies evaluated with comprehensive chromosomal screening. Fertil Steril, 101: 656-663, 2014 より改変して転載〕

■ わが国の生殖補助医療（ART）成績

　妊孕性の低下は，女性年齢が35歳くらいから顕著になる．わが国のART成績[3]から，総治療周期当たりの生産率は，30歳：21.5%，35歳：18.4%，40歳：9.1%，41歳：6.5%，42歳：4.5%，43歳：3.0%，44歳：1.5%，45歳：0.9%，46歳：0.7%である．妊娠後の流産率が40歳以上では30%を超え，40歳：34.6%，41歳：39.9%，42歳：45.9%，43歳：52.4%，44歳：61.0%と，高年齢女性で高くなっている．生産率から単純計算した生産児獲得に必要と考えられる治療周期数は，1/生産率で計算してみると図2に示すとおり，35歳までは5回，40歳：11回，41歳：16回，42歳：22回，43歳：33回，44歳で65回，45歳：113回，46歳：136回になる．44歳以降では現実的に生児を得ることは困難となる．

　ARTの累積生産率は治療周期が増えるごとに上昇するが，女性年齢が低い場合には治療周期が増えるにつれ1回当たりの生産率は低下するが，高齢女性では治療周期が増えた場合にも生産率低下は少ないとされている[4]．高齢女性の生産率向上には，胚の染色体異常率が高いことから治療周期を増やすことが重要である．

■ まとめ

　治療終結の大まかな目安は，卵子が得られない場合，さらに，着床が困難および流産を繰り返す子宮因子，重篤な母体合併症，妊娠が児に与える影響が大きい場合などであり，女性年齢からは44歳以上と考えられる．ただ，わが国の体外受精による生産した最高齢の女性は，48歳で妊娠し49歳で出産している．

　治療終結には，医学的な要因だけでなく，夫婦の社会的な要素も考慮する必要があ

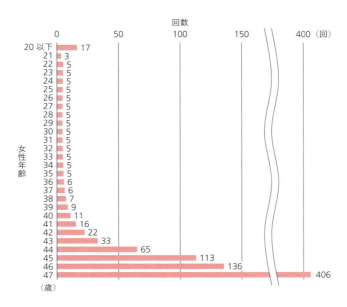

図2 何回の治療周期で生産となるか
〔日本産科婦人科学会：ARTデータブック．2015より改変して転載〕

り，医師は看護師，心理カウンセラー，胚培養士などとの緊密な連携が必要である．

参考文献
1) Broekmans FJ, et al: Ovarian aging: mechanisms and clinical consequences. Endocr Rev, 30: 465-493, 2009
2) Franasiak JM, et al: The nature of aneuploidy with increasing age of the female partner: a review of 15, 169 consecutivetrophectoderm biopsies evaluated with comprehensive chromosomal screening. Fertil Steril, 101: 656-663, 2014
3) 日本産科婦人科学会：ARTデータブック．2015
   https://plaza.umin.ac.jp/~jsog-art/
4) 竹原祐志, 他：高齢女性の不妊症治療．母子保健情報, 66：23-28, 2012

（中岡義晴）

 卵巣年齢とは何ですか？

　卵巣年齢とは卵巣予備能のことで，卵巣内の卵子数と卵子の質で表される．一生涯増え続けることができる精子と異なり，卵子は出生前の胎児期にすべてが形成されてストックされている．ストックされた卵子数は年齢を経るとともに減少し，同じ年齢でも個人差が大きいことがわかっている．

　卵巣予備能の評価方法には，実年齢，卵胞刺激ホルモン（FSH）値（基礎値），胞状卵胞数（AFC），抗ミュラー管ホルモン（AMH）などがある．卵子の質は実年齢によるところ

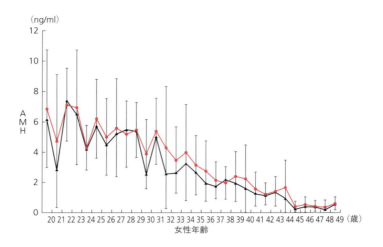

図1　年齢とAMH値
〔Asada Y, et al: Age-specific serum anti-Müllerian hormone concentration in Japanese women and its usefulness as a predictor of the ovarian response. Reprod Med Biol, 16: 364-373, 2017 より改変して転載〕

が大きく，年齢とともに増加する胚染色体異常や細胞質低下に起因する．一方，卵巣内の卵子数はAMHとAFCにより正確に反映され，月経期に超音波検査で測定するAFCに対し，AMHは月経周期に関係なく測定することができるために汎用性が高い．

■ 抗ミュラー管ホルモン（AMH）

　AMHは前胞状卵胞の顆粒膜細胞から分泌され，その値は月経周期による変化が少なく，卵巣内の卵子数をよく反映し，年齢とともに減少する(図1)[1]．ただ，年齢依存性に若干卵胞数に比較しAMHが高くなる傾向がある．

　AMHを測定する意義は，不妊治療方針の選択および体外受精（IVF）における卵巣刺激法の選択に役立つことである．AMH値が非常に低い場合には早期の卵子枯渇による早発閉経の可能性があるため，積極的な治療を勧めるなどの治療方針決定に役立つ．また，AMH値が高くなるに従い多嚢胞性卵巣症候群（PCOS）の可能性が高まり，卵巣刺激法などにおいて卵巣過剰刺激症候群（OHSS）対策が必要となる．また，図2のように，ばらつきはあるもののIVFでの卵巣刺激により得られる卵子数が予測できることから，AMH値は卵巣刺激法選択の基準になる．

　AMH値は卵子数を評価するもので，卵子の質を評価するものではない．AMH値が低値でも，単一排卵により自然妊娠することはよく知られている．IVFの成績に関しても多くの報告は，AMH値は胚盤胞到達率や良好胚盤胞率などの胚質との関連性はなく，移植当たりの妊娠率にも関与しないとしている．一方で，特に卵巣機能低下症例等ではAMHが妊娠率に関与する[2]とし，また，Marcaら[3]は着床前スクリーニングにおいて，年齢とは独立してAMH値が染色体正常率と関連していると報告し

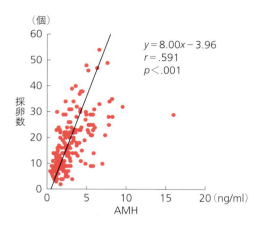

図2　AMHと採卵数
〔Asada Y, et al: Age-specific serum anti-Müllerian hormone concentration in Japanese women and its usefulness as a predictor of the ovarian response. Reprod Med Biol, 16: 364-373, 2017 より改変して転載〕

ている．

　低 AMH 症例においては，高卵巣刺激法は低卵巣刺激法と比較して採卵数は増えるものの，その後の妊娠率に差がないとされる[4]ために，卵巣刺激に要する費用や身体的負担から低刺激周期が勧められることになる．

胞状卵胞数（AFC）

　AFC は月経3日目前後に超音波検査で計測した卵巣内の小卵胞数であり，卵巣予備能をよく反映する．簡便な検査法である一方，正確な AFC は月経中の測定を要することや，実施者によるばらつきが生じることが問題となる．

卵胞刺激ホルモン（FSH）

　下垂体前葉から分泌される FSH は，月経中（月経3日目前後）の基礎値が卵巣機能を示す指標となる．ただ，卵胞ホルモンなどの他のホルモンに影響を受け変動が大きく，卵巣機能がある程度悪くならなければ FSH 値が高くならないなどの問題点がある．

最後に

　AMH を含めた卵巣予備能検査は，不妊治療を始める前に実施すべき必須項目と考えられる．卵巣年齢を知るための最も適した方法は AMH である．卵子の質を示す女性年齢を考慮に入れ，不妊治療の方針決定に AMH や AFC を役立てる必要がある．

引用文献
1) Asada Y, et al: Age-specific serum anti-Müllerian hormone concentration in Japanese women and its usefulness as a predictor of the ovarian response. Reprod Med Biol, 16: 364-373, 2017
2) Tal R, et al: Antimüllerian hormone as predictor of implantation and clinical pregnancy after assisted conception: a systematic review and meta-analysis. Fertil Steril, 103: 119-130, 2015
3) La Marca A, et al: Female age, serum antimüllerian hormone level, and number of oocytes affect the rate and number of euploid blastocysts in in vitro fertilization/intracytoplasmic sperm injection cycles. Fertil Steril, 108: 777-783, 2017
4) Revelli A, et al: "Mild" vs. "long" protocol for controlled ovarian hyperstimulation in patients with expected poor ovarian responsiveness undergoing in vitro fertilization (IVF): a large prospective randomized trial. J Assist Reprod Genet, 31: 809-815, 2014

（中岡義晴）

Q49 受精卵染色体が正常でも，受精卵の原因で妊娠できないことがあるのでしょうか？

着床障害

着床前診断（PGT-A，旧：着床前スクリーニング）により染色体正常胚を移植した場合にも，妊娠率は60〜70％程度である．妊娠が成立しない原因は，胚生検がもたらす胚質低下の他に，子宮内の着床環境に問題が存在する可能性が考えられる．

着床障害（反復着床不全）は，3回以上の良好胚を移植し妊娠成立しないことと定義され，子宮因子（子宮筋腫，内膜ポリープ，子宮奇形など），卵管水腫，抗リン脂質抗体，血液凝固異常，免疫因子異常，内科疾患，喫煙などが原因（表1）として挙げられる．近年さらに，慢性子宮内膜炎および子宮内細菌叢（子宮内フローラ）の異常や，子宮内膜着床能検査による受容期のずれが原因として注目されている．

1. 子宮因子

子宮内腔病変である粘膜下筋腫や子宮内膜ポリープ，さらに中隔子宮などの子宮奇形は着床障害との関連性が認められている．子宮内腔分泌物の増加や子宮筋層の血流障害が原因で，いずれの病態の治療法も手術療法である．

2. 卵管因子

卵管水腫は卵管内に貯留している分泌液が子宮内に流入することで，体外受精での妊娠率や流産率を悪化させ，特に超音波検査で確認できる卵管水腫や両側性水腫では顕著である[1]．治療は卵管切除となる．

表1 着床障害の原因と治療

原因	診断法	関連性	治療法
子宮因子			
子宮筋腫(粘膜下)	USG, MRI	高	手術
子宮筋腫(筋層内)	USG, MRI	中	手術
子宮内膜ポリープ	USG, 子宮鏡	高	手術
子宮奇形	USG, MRI	高	手術
慢性子宮内膜炎	子宮鏡, 内膜組織診	可能性	抗菌薬治療
子宮内菌叢異常	子宮内菌叢解析	可能性	乳酸菌製剤, ラクトフェリン, 抗菌薬治療
胚と子宮内膜受容期のずれ	子宮内膜着床能検査	可能性	移植期調節
卵管因子			
卵管水腫	USG, 子宮卵管造影	高	手術
その他			
抗リン脂質抗体	血液検査	低	低用量アスピリン, ヘパリン
血液凝固異常	血液検査	低	低用量アスピリン, ヘパリン
甲状腺機能低下症	血液検査	低	甲状腺ホルモン補充
喫煙	問診	中	禁煙

3. 抗リン脂質抗体, 凝固因子異常

　抗リン脂質抗体や血液凝固因子異常は, 血液凝固による異常から流産の原因とされているが, 着床障害との関連性は十分に証明されていない. 治療には低用量アスピリンやヘパリン療法が行われている.

4. 内科疾患など

　甲状腺機能異常と着床障害との関連は十分ではないが可能性がある.
　喫煙は不妊の原因となることから, 禁煙が勧められる.

5. 慢性子宮内膜炎(CE)

　慢性子宮内膜炎(CE)は, 細菌感染が主な原因である子宮内膜局所の炎症性疾患である. 子宮内膜間質部に形質細胞(免疫組織検査におけるCD138陽性細胞)の検出や子宮鏡の内膜所見(発赤, 浮腫, 微小ポリープなど)から診断される. CEが着床や妊娠に悪影響を与えると考えられている. Vitaglianoら[2]は, 体外受精(IVF)成績(妊娠率, 生産率, 流産率)において, CE抗菌薬非治癒群とCE無治療群での成績は同等であり, またCE抗菌薬治癒群はCEなし群と比較し差がないが, CE抗菌薬非治癒群より明らかな改善を認めたと報告している. 治療には抗菌薬(ビブラマイシンなど)が有効である.

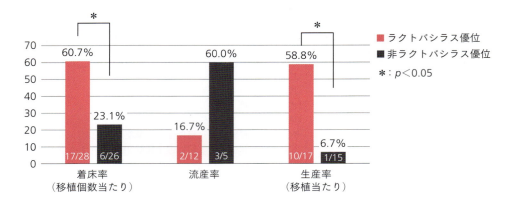

図1 子宮内フローラによるART臨床成績
〔Moreno I, et al: Evidence that the endometrial microbiota has an effect on implantation success or failure. Am J Obstet Gynecol, 215: 684-703, 2016 より改変して転載〕

6. 子宮内フローラ異常

　子宮内は無菌ではなく，常在菌としてのラクトバシラスが大多数を占める子宮内フローラを形成している．ラクトバシラス優位となっていることで，ガードネラなどの他の細菌増殖を防ぐ働きがある．ラクトバシラスの占める割合が少ない場合，胚移植による着床率，流産率が低下することが報告されている（図1)[3]．Kyonoら[4]は，わが国のIVF患者の約62%にラクトバシラスが優位でない状態であることを報告している．今後は，慢性子宮内膜炎との関連，体外受精の臨床成績，必要時の有効な治療法の確立など，さらなる議論が望まれる．

7. 子宮内膜着床能異常

　胚を受け入れることができる子宮内膜の受容期（着床の窓）は短く，個人により前後にシフトしていることがあるとされている．子宮内膜の遺伝子発現から，受容期を診断する検査法が子宮内膜着床能検査（ERA）である．胚移植と同様に調整された子宮内膜組織を採取し，着床に最適な時期とのズレを調べる．ズレのある症例の妊娠率が低いことが報告[5]されている．Hashimotoら[6]は，着床障害50症例のうち24%に非受容期の内膜と診断し，そのうちの67%の症例が子宮内膜の発育が遅れていると報告している．そのずれを補正して移植することで受容期内膜症例と同様の妊娠率を報告している．

■ 最後に

　今後，高頻度に生じる胚の染色体異常を解析できるPGT-Aの導入により，着床障害の診断法や治療法の解明が進み，IVF成績向上につながると考えられる．

引用文献
1) Strandell A, et al: Hydrosalpinx and IVF outcome: a prospective, randomized multicentre trial in Scandinavia on salpingectomy prior to IVF. Hum Reprod, 14: 2762-2769, 1999
2) Vitagliano A, et al: Effects of chronic endometritis therapy on in vitro fertilization outcome in women with repeated implantation failure: a systematic review and meta-analysis. Fertil Steril, 110: 103-112, 2018
3) Moreno I, et al: Evidence that the endometrial microbiota has an effect on implantation success or failure. Am J Obstet Gynecol, 215: 684-703, 2016
4) Kyono K, et al: Analysis of endometrial microbiota by 16S ribosomal RNA gene sequencing among infertile patients: A single-center pilot study. Reprod Med Biol, 17: 297-306, 2018
5) Tan J, et al: The role of the endometrial receptivity array (ERA) in patients who have failed euploid embryo transfers. J Assist Reprod Genet, 35: 683-692, 2018
6) Hashimoto T, et al: Efficacy of the endometrial receptivity array for repeated implantation failure in Japan: A retrospective, two-centers study. Reprod Med Biol, 16: 290-296, 2017

（中岡義晴）

Q50 子宮内膜症だと不妊になりますか？それはどうしてですか？ 内膜症の不妊治療法は？

■ 子宮内膜症と不妊症との関連について

不妊症における子宮内膜症の頻度は25〜40％と推定され，一般生殖可能年齢女性における子宮内膜症の頻度が0.5〜5％と推定されているのに比べ数倍高い．健常のカップルが1回の性交で妊娠する確率が15〜20％と想定される一方，子宮内膜症患者の場合2〜10％と低い．一方で，子宮内膜症性嚢胞合併患者の累積妊娠率は6か月で43％[1]との報告もあり，必ずしも子宮内膜症患者が不妊症となるわけではない[1]．

■ 子宮内膜症がなぜ不妊症となるのか

メカニズムに関しては色々と推定されているが，以下のような機序が考えられる．
①癒着：子宮内膜症による骨盤内癒着は骨盤内の解剖学的位置を変化させる．排卵，卵子のピックアップ，卵管の輸送能といった機能低下を引き起こす[2]．
②慢性炎症：子宮内膜症では，腹腔内貯留液中や血液中の炎症性サイトカインの上昇が知られている．慢性炎症は卵子の質を低下させる，受精を障害し，卵管機能を低下させると考えられている[3]．
③性交回数の減少：癒着や慢性炎症が原因で性交痛を生じ，性交回数を減少させる．厳密に言えば不妊症ではないが，様々な疼痛のためにホルモン治療を選択することもあり，結果として妊娠せずに経過する患者もいる．
④合併疾患：子宮内膜症患者は，高頻度で子宮腺筋症を合併する[4]．子宮腺筋症による着床障害がメカニズムの1つとして考えられる．子宮内膜症と着床障害の関連には議論の余地もあるが，ドナー卵子胚移植後の妊娠率は健常者に比べ0.19倍であっ

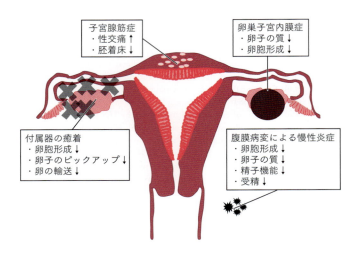

図1 子宮内膜症による不妊のメカニズム

たという報告[5]もあり，関連が疑われる．

⑤既往手術：卵巣子宮内膜症性嚢胞に対して嚢胞手術を行った場合，卵巣予備能を低下させる．特に両側性の場合は顕著である[6]．

上記のメカニズムに関して図1の模式図にまとめた．

子宮内膜症の不妊治療について

子宮内膜症の治療として，ホルモン療法，手術療法がある．これらの治療を体外受精や人工授精等の不妊治療より先行するかどうかの判断に，年齢，他の不妊因子の有無，卵巣予備能（AMH値），卵巣嚢胞のサイズなどの情報が必要である．まず，不妊スクリーニングを行ったうえで治療方針を立てる．以下にそれぞれの治療の知見について触れる．

1. 薬物療法

妊孕性の改善という意味でいかなる薬剤も有効性が示されていない[7]．手術前においても同様である．

2. 手術療法

Stage Ⅰ-Ⅱの子宮内膜症では，術後36週間の累積妊娠率は観察のみに止めた場合の17.7％から30.7％に上昇したという報告がある[8]．一方で，36週間で10％の上昇のみという考えもあり，高齢の場合には推奨されない．

Stage Ⅲ-Ⅳの子宮内膜症では，手術による妊孕性の改善を評価したランダム化比較試験（RCT）はない[9]．術後の自然妊娠が2年間で50％程度という報告もあるが，不妊

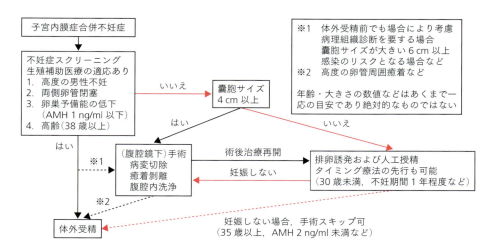

図2　子宮内膜症性不妊症の治療フローチャート

歴のない患者も混じっていることから，手術による妊孕性改善に関しては過大評価している可能性がある．術後は卵巣予備能が低下する．なお，生殖補助医療（ART）を受ける患者に対する囊胞摘出術は生産率の改善につながらず，ESHRE（ヨーロッパ生殖医学会）ガイドラインにおいても推奨されていない[10]．

6 cm以上の大きな囊胞では，病理組織学的診断，採卵の物理的障害の除去，感染のリスク低減，妊娠時の急性腹症予防などの理由から手術も考慮されるが，それらのリスクは手術リスクよりも相対的に低いと結論する報告もある．

3. 生殖補助医療（ART）

子宮内膜症患者のARTの成績は27論文のメタ解析による報告では，子宮内膜症のない対照群と比較してStage Ⅰ-ⅡおよびⅢ-Ⅳの子宮内膜症患者の生産率はそれぞれ0.92（0.83〜1.02）倍，0.86（0.68〜1.08）倍と有意差のない軽度の低下となっている．

以上から，参考までに治療戦略を図2のフローチャートにまとめた．なお，年齢，大きさの数値などはあくまで一応の目安であり絶対的なものではない．

参考文献
1) Leone Roberti, et al: Endometriotic ovarian cysts do not negatively affect the rate of spontaneous ovulation. Hum Reprod, 30: 299-307, 2015
2) Schenken RS, et al: Etiology of infertility in monkeys with endometriosis: measurement of peritoneal fluid prostaglandins. Am J Obstet Gynecol, 150: 349-353, 1984
3) de Ziegler, et al: Endometriosis and infertility: pathophysiology and management. Lancet, 376: 730-738, 2010
4) Zondervan KT, et al: Endometriosis. Nat Rev Dis Primers, 4: 9, 2018
5) Prapas Y, et al: History of endometriosis may adversely affect the outcome in menopausal recipients of sibling oocytes. Reprod Biomed Online, 25: 543-548, 2012
6) Somigliana E, et al: Surgical excision of endometriomas and ovarian reserve: a systematic review on serum anti-mullerian hormone level modifications. Fertil Steril, 98: 1531-1538, 2012
7) Brown J, et al: Endometriosis: an overview of Cochrane Reviews. Cochrane Database Syst Rev, 3: CD009590,

8) Marcoux S, et al : Laparoscopic surgery in infertile women with minimal or mild endometriosis. Canadian Collaborative Group on Endometriosis. N Engl J Med, 337 : 217-222, 1997
9) Somigliana E, et al : Management of Endometriosis in the Infertile Patient. Semin Reprod Med, 35 : 31-37, 2017
10) Dunselman GA, et al : ESHRE guideline : management of women with endometriosis. Hum Reprod, 29 : 400-412, 2014

（高村将司，大須賀穣）

Q51 子宮筋腫がある場合，手術と採卵どちらを優先すればよいかと聞かれたときにどう答えたらよいですか？ cineMRIの研究からどのような筋腫を妊娠のために手術すべきでしょうか？

■ 頻度

子宮筋腫は不妊治療を希望する女性の10%が有すると報告されている[1]．筋腫が不妊症の原因かどうかの判断は時に困難であり，治療方針の決定に難渋する．

■ 筋腫による不妊症への影響とメカニズム

Prittsらのメタアナリシスによると，内腔の変形を引き起こす筋腫は，臨床妊娠率，着床率，妊娠継続率，生産率の低下を引き起こす．圧排を伴う筋腫の場合，組織学的には分泌腺の伸長と捻じれ，過形成，ポリポーシス，細静脈の拡張が観察され，着床障害を引き起こすと推察される[2]．

Oliveiraらは4cm以上で内腔への影響がない筋腫を合併する患者の生殖補助医療（ART）の成績低下を報告している[3]．そのメカニズムとして，筋腫による子宮内膜の微小環境の変化が考えられている．粘膜下もしくは筋層内筋腫患者の内膜では，サイトカイン，成長因子の異常発現，免疫細胞の異常集積，エストロゲン活性の変化などが報告されており[4]，これら微小環境の変化が，精子運動障害，卵管機能障害，子宮内膜の異常蠕動様運動，血流低下を引き起こすと考えられている[5]．

ただし，内腔への影響がない筋腫に関しては妊娠率を下げないとする報告もあり，外科治療適応の判断に難渋する．近年では後述するcineMRIによって蠕動様運動の定量評価が可能である．

■ 治療方針

筋腫合併不妊症の治療方針を立てる際には，①筋腫が不妊症の原因となっているか，②妊娠中のトラブルの原因となるか，③ARTが必要な症例かどうかという点が重要である．

1. 筋腫が不妊症の原因となっているか

　内腔を圧排する筋腫が着床障害となることに異論はないが，圧排のない筋腫の場合には影響の有無の判断が難しい．近年，黄体中期にMRIを撮像し，内膜の蠕動様運動を観察するcineMRIの有効性が報告されている．通常，この時期には蠕動様運動はほとんど観察されないが，子宮筋腫合併症患者においては，頻回に観察される．吉野らは3分間に2回以上の異常蠕動様運動を認めた患者15人に対して，筋腫核出術を施行し，蠕動様運動の消失とその後の良好な妊娠率を報告している[6]．一方でこのような異常を認めない患者では，核出術後の妊娠率が改善しないことから，cineMRIが手術適応の判断に非常に有用であることがわかる．

2. 妊娠への影響

　筋腫合併妊娠では，筋腫非合併妊娠例と比較して，様々な妊娠中合併症率が上昇するが報告されている．前置胎盤，胎盤早期剝離，羊水過少・過多といった合併症率は有意に上昇する．また，筋腫が変性し疼痛が出ることもある．これら諸症状は筋腫が5cm以上のときに出現しやすいことが報告されている[7]．

　核出術が流産率を50％低下させるという報告もあるが，妊娠前の核出術によってリスクが低下するというエビデンスは乏しい．一方で子宮破裂の危険性上昇と帝王切開率の増加の問題があり，それらも考慮して治療指針を立てる必要がある．

3. 手術前の採卵

　近年では，不妊治療法としてARTが盛んに行われている．年齢や卵巣予備能から，人工授精などの一般不妊治療を経ずにARTが行われる症例も多い．そのような患者で，妊娠前の筋腫核出が必要な患者の場合，手術に先立ち採卵を施行し，良好胚を複数個確保した後に核出手術を行うほうが逆の場合よりもより成績のよい胚の獲得につながると考えられる．筆者らの施設では，このような方針を embryo cryopreservation before surgery の頭文字をとって ECBS と略し，積極的に推奨している．解析では3個以上の良好胚獲得者で有意に妊娠率が上昇しており，3個以上の良好胚を獲得後の手術を推奨している[8]．ただし，筋腫により採卵が安全に行えない場合もあり，そのような場合は手術を優先する．

4. 手術以外の治療法

　手術以外の子宮筋腫の治療法として，性腺刺激ホルモン放出ホルモン（GnRH）アゴニスト療法，子宮動脈塞栓術（UAE）があるが，妊孕性改善につながるというエビデンスはない．逆にUAEでは，妊孕能の低下が報告されており，将来的な挙児希望のある患者も含めて，推奨されない．

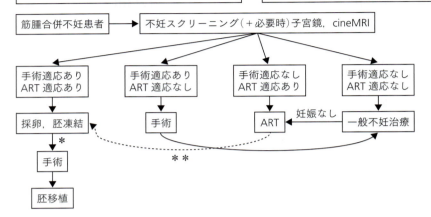

図1 子宮筋腫合併不妊症の治療フローチャート
＊採卵困難例では手術先行も考慮される．
＊＊筋腫増大例，ET 反復不成功例など必要に応じ手術適応再検討．年齢・大きさの数値などはあくまで一応の目安であり絶対的なものではない．

　上述内容を踏まえ，治療方針をフローチャートにまとめた(図1)．年齢，大きさなどは，あくまで一応の目安であり絶対的なものではない．

参考文献
1) Cook H, et al: The impact of uterine leiomyomas on reproductive outcomes. Minerva Ginecol, 62: 225-236, 2010
2) Somigliana E, et al: Fibroids and female reproduction: a critical analysis of the evidence. Hum Reprod Update, 13: 465-476, 2007
3) Metwally M, et al: Surgical treatment of fibroids for subfertility. Cochrane Database Syst Rev, 11: CD003857, 2012
4) Ikhena DE, et al: Literature Review on the Role of Uterine Fibroids in Endometrial Function. Reprod Sci, 25: 635-643, 2018
5) Van Heertum K, et al: Uterine fibroids associated with infertility. Womens Health (Lond), 10: 645-653, 2014
6) Yoshino O, et al: Myomectomy decreases abnormal uterine peristalsis and increases pregnancy rate. J Minim Invasive Gynecol, 19: 63-67, 2012
7) Milazzo GN, et al: Myoma and myomectomy: Poor evidence concern in pregnancy. The J Obste Gynaecol Res. 43: 1789-1804, 2017
8) Takahashi N, et al: Factors associated with successful pregnancy in women of late reproductive age with uterine fibroids who undergo embryo cryopreservation before surgery. J Obstet Gynaecol Res, 2018

（高村将司，大須賀穣）

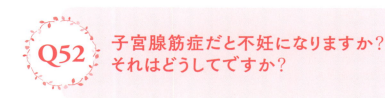

子宮腺筋症と不妊症との関連性

　子宮腺筋症と不妊症の関連を示すデータはあるが，多くはケースシリーズであり，明らかな関連性があると結論付けることはできない[1]．しかし，生殖補助医療（ART）に限った治療成績を論じたメタアナリシスでは，子宮腺筋症合併患者の臨床妊娠率はコントロールに比べ28％低下することが報告されており，子宮腺筋症が妊娠を妨げる要因であると考えるのが妥当である[2]．子宮腺筋症は高頻度に子宮内膜症を合併するが，ARTにおける臨床妊娠率は子宮内膜症の合併の有無で変わらないことが報告されている．流産率もコントロールの2.12倍と有意に高いと報告されている．

子宮腺筋症による不妊のメカニズム

　子宮腺筋症が不妊症を引き起こすメカニズムとして，Vlahosらは以下の6つのメカニズムを提唱している[3]．
①子宮の収縮能の異常による精子輸送障害
②着床期の子宮筋層の異常運動による着床障害
③分泌期子宮内膜症間質細胞の異常血管新生による子宮内膜環境の変化
④子宮内膜のサイトカインや成長因子の異常発現
⑤HOXA-10発現低下
⑥アロマターゼ活性上昇による高エストロゲン環境による接着因子の発現低下
　また，子宮腺筋症による子宮腔の拡大，変形，圧排が着床障害を引き起こしている可能性も考えられる[4]．

子宮腺筋症合併不妊症の治療

　子宮腺筋症合併不妊に対する治療指針は示されておらず，一般的な不妊スクリーニング検査を経て治療を進めていく．治療戦略を考えるうえで下記の事項を考慮する必要がある．

1. 子宮腺筋症病巣除去術

　子宮腺筋症病巣除去術は妊孕性の温存を必要とする患者に適用する手術である．可及的完全な子宮腺筋症の除去と残存子宮の修復を行う手術で，びまん性に広がり子宮

全体に及んでいるものは適用できない．

　子宮腺筋症は耐えがたい疼痛により不妊治療の継続を困難にすることがあるが，Osadaらの報告では，子宮腺筋症病巣除去術後のビジュアルアナログスケール（VAS）値は術前を10とすると，術後3か月で1.61±1.43に低下し，術後2年後の値も1.67±1.79と良好な状態を保っている．過多月経も同様に手術による改善と術後2年の継続が報告されている[5]．

　この手術の問題点は，本手術術後妊娠時に子宮破裂や癒着胎盤，産科出血といった重篤な合併症を高率で認めることである．子宮破裂の頻度は報告によって差があるが，全報告を平均すると3.6％であったと報告されている[6]．

　同手術術後に自然妊娠がコントロールに比べ6.22倍みられたという報告があり，手術による妊孕性改善効果の可能性もあるが，しかし症例数が少なく効果を結論付けることはできない．同様に反復流産に対する効果も不明であり，不妊や反復流産を理由とする手術適応は慎重に判断する必要がある．

　なお，本手術術後に妊娠を認めた症例の特徴を解析した興味深い報告によると，39歳以下では41.3％に臨床妊娠を認めたのに対して，40歳以上では3.7％しか妊娠を認めない[7]．また，手術前の体外受精（IVF）治療歴がある場合のオッズ比は6.22であり，良好な妊娠率に関連していた．この報告から高齢で体外受精を希望しない不妊患者に対しては，妊娠の得られる可能性がかなり低いことをよく説明したうえで，同手術の施行を決める必要がある．

2. 性腺刺激ホルモン放出ホルモンアゴニスト（GnRHa）療法

　挙児希望がない場合に用いられる性腺刺激ホルモン放出ホルモンアゴニスト（GnRHa）やジエノゲストなどのホルモン治療は，当然併用しながら妊娠は得られない．一般不妊治療前や，子宮腺筋症病巣除去術前後のGnRHa療法で良好な妊娠率を報告するケースシリーズはあるが，ランダム化比較試験（RCT）ではなく，効果は不明である．一方，ART前のGnRHa療法が妊娠率を向上させるという報告はある．最近の後方視的研究では，新鮮胚移植前のGnRHa療法の有無は成績に差がないが，ホルモン補充周期における凍結融解胚移植前のGnRHa療法が着床率を上昇させるという報告がある[8]．

3. 一般不妊治療

　不妊スクリーニングの結果，子宮腺筋症以外に明らかな不妊原因が見つからない場合は，一般的な不妊治療（タイミング指導，排卵促進，人工授精など）を行う[4]．挙児希望のある102例の子宮腺筋症病巣除去術後妊娠の報告では，臨床妊娠が得られた32名のうち16名はIVFを用いず妊娠しており[7]，若年で卵巣予備能が保たれている症例では，一般不妊治療からの治療を考慮してよい．ただし，びまん性病変の摘出後には卵管機能障害を呈する可能性があり，そのような症例に対しては術後ARTを選択する．

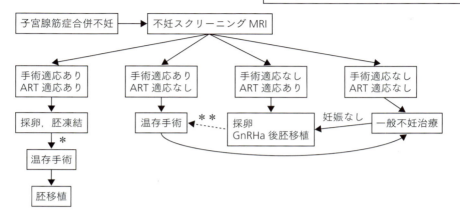

図1　子宮腺筋症合併不妊に対する治療フローチャート
＊採卵困難例では手術先行も考慮される．
＊＊2〜3回の移植不成功あれば手術を考慮する．
年齢・大きさの数値などはあくまで一応の目安である．
実際の診療では，子宮内膜症などの合併疾患により総合的な判断が必要である．

　筆者らの診療科では以上に挙げた点を考慮し，図1のような治療指針で診療を進めている．実際の診療では，子宮内膜症を高率で合併し，治療方針の策定には総合的判断が求められる．また，年齢・数値などはあくまで一応の目安であることを留意してもらいたい．

参考文献
1) Maheshwari A, et al: Adenomyosis and subfertility: a systematic review of prevalence, diagnosis, treatment and fertility outcomes. Hum Reprod Update, 18: 374-392, 2012
2) Vercellini P, et al: Uterine adenomyosis and in vitro fertilization outcome: a systematic review and meta-analysis. Hum Reprod, 29: 964-977, 2014
3) Vlahos NF, et al: Myomas and Adenomyosis: Impact on Reproductive Outcome. Biomed Res Int, 2017
4) 長田尚夫：子宮腺筋症合併不妊の取り扱い．In 百枝幹雄：子宮筋腫子宮内膜症子宮腺筋症診療マニュアル．診断と治療社，pp. 179-186, 2013
5) Osada H, et al: Surgical procedure to conserve the uterus for future pregnancy in patients suffering from massive adenomyosis. Reprod Biomed Online, 22: 94-99, 2011
6) Osada H: Uterine adenomyosis and adenomyoma: the surgical approach. Fertil Steril, 109: 406-417, 2018
7) Kishi Y, et al: Who will benefit from uterus-sparing surgery in adenomyosis-associated subfertility? Fertil Steril, 102: 802-807, 2014
8) Niu Z, et al: Long-term pituitary downregulation before frozen embryo transfer could improve pregnancy outcomes in women with adenomyosis. Gynecol Endocrinol, 29: 1026-1030, 2013

〈髙村将司，大須賀穣〉

Q53 子宮内膜増殖症とはどのような病気ですか？

　子宮内膜増殖症は子宮内膜の過剰増殖状態をいい，エストロゲン依存性の type I の子宮体癌（類内膜癌）の前駆病変と考えられている．この子宮内膜増殖症はもともと4つに分類されていたが，2014年 WHO 組織学的分類では子宮内膜増殖症（endometrial hyperplasia without atypia）と子宮内膜異型増殖症（AEH）の2分類となり，後者は類内膜上皮内腫瘍（EIN）が併記されている[1]．わが国では子宮体癌の罹患率は増加傾向にあり，40歳未満の発症も約5%あり[2]，妊孕性温存の可否が問題となる．

■ 診断

　子宮内膜生検だけでなく，子宮内膜全面掻爬術を施行して診断を行う．子宮体癌の併存が起こりうるため，MRI による筋層浸潤や局所進展の有無の評価も行う．

■ 婦人科治療

　AEH の標準治療は子宮全摘術である．しかし，AEH や筋層浸潤を認めない高分化型類内膜癌（EC）の挙児希望患者には，妊孕性温存療法である黄体ホルモン療法の選択肢を提示することができる（グレード C1[3]）．妊孕性温存療法として，高用量メドロキシプロゲステロンアセテート（MPA）と子宮内膜全面掻爬術の併用が用いられるが，頻回の子宮内操作が問題となる．そこで，レボノルゲストレル放出性子宮内システム（levonorgestrel-releasing intrauterine system：LNG-IUS）を使用する方法[4]や，子宮鏡手術と経口プロゲステロンを併用する方法[5]も報告されている．

　再発例や非消失例および進展例は標準治療が奨められ（グレード B[3]），再発例の反復ホルモン療法は日常診療では奨められない（グレード C2[3]）が，最近 Yamagami らは反復ホルモン療法の有効性を報告している[6]．

■ 婦人科治療後の不妊治療

　婦人科治療後は，再発の可能性にも注意を払いながら早期に妊娠を試みる必要がある．筆者らは，AEH と EC IA に対して妊孕性温存療法を行った174例について検討し，妊娠を試みた98例中45例（45.9%）の妊娠成立を報告した[7]．妊娠方法の内訳は，不妊治療なし31.6%，自然周期におけるタイミング指導14.0%，クエン酸クロミフェン周期におけるタイミング指導14.0%，人工授精5.3%，体外受精22.8%であり，自然妊娠の割合が高かった．しかし，妊孕性温存療法後の不妊治療に際しては，

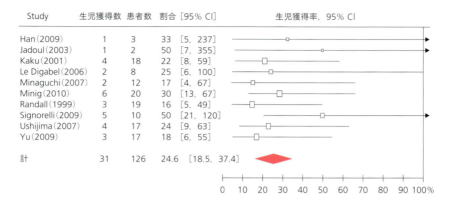

図1　AEH 患者の 24.6% は生児を獲得している
〔Gallos ID, et al: Regression, relapse, and live birth rates with fertility-sparing therapy for endometrial cancer and atypical complex endometrial hyperplasia: a systematic review and metaanalysis. Am J Obstet Gynecol, 207: 266. e1-12, 2012 より改変して転載〕

　頻回の子宮内操作による子宮内膜の菲薄化や子宮内腔の癒着，もともと多囊胞性卵胞症候群が背景にある例も多く排卵障害を合併していること，排卵誘発中のエストロゲンの上昇などが問題となりうる．また，不妊治療を進める間に再発や病期の進行などの可能性，卵巣癌合併などを起こすこともあり，死亡例も報告されているため慎重な管理が必要となる．

　報告にもよるが，再発率は 23〜49.5% と高いため，再発の危険性を考慮し，自然妊娠を試みるより早期妊娠のため生殖補助医療（ART）を勧める報告もある[8]．さらに，自然妊娠と ART を比較したメタ解析[9]によると（図1），EC または AEH に対し妊孕性温存療法を受けている 451 人の女性のうち，142 人が ART で妊娠を試み，56 人（39.4%）が生児を獲得し，残りの 309 人は自然妊娠を試み，46 人（14.9%）が生児を獲得した．有意に ART 群で生児獲得率が高かった．ART における調節卵巣刺激はエストロゲンの上昇をもたらすが，排卵誘発剤の使用の有無で EC/AEH の再発率は変わらないとする報告[10]がある一方，マウスにおいてアロマターゼ阻害薬を調節卵巣刺激と併用した場合，子宮体癌の発育が抑制されたとの報告もある[11]．寛解後はアロマターゼ阻害薬を併用した ART を行う早期介入が勧められる．

引用・参考文献
1) Emons G, et al: Uterus commission of the Gynecological Oncology Working Group (AGO): New WHO Classification of Endometrial Hyperplasias. Geburtshilfe Frauenheilkd, 75: 135-136, 2015
2) Aoki D: Annual report of Gynecologic Oncology Committee, Japan Society of Obstetrics and Gynecology, 2013. J Obstet Gynaecol Res, 40: 338-348, 2014
3) 日本婦人科腫瘍学会：子宮体がん治療ガイドライン 2013 年版．金原出版，2013
4) Park JY, et al: Hormonal therapy for women with stage IA endometrial cancer of all grades. Obstet Gynecol, 122: 7-14, 2013
5) Mazzon I, et al: Reproductive preservation for treatment of stage IA endometrial cancer in a young woman: hysteroscopic resection. Int J Gynecol Cancer, 15: 974-978, 2005
6) Yamagami W, et al: Is repeated high-dose medroxyprogesterone acetate (MPA) therapy permissible for patients with early stage endometrial cancer or atypical endometrial hyperplasia who desire preserving fertility? J Gynecol Oncol, 29: e21, 2018

7) Inoue O, et al: Factors affecting pregnancy outcomes in young women treated with fertility-preserving therapy for well-differentiated endometrial cancer or atypical endometrial hyperplasia. Reprod Biol Endocrinol, 14: 2, 2016
8) Zhou R, et al: Prognostic factors of oncological and reproductive outcomes in fertility-sparing treatment of complexatypical hyperplasia and low-grade endometrial cancer using oral progestin in Chinese patients. Gynecol Oncol, 139: 424-428, 2015
9) Gallos ID, et al: Regression, relapse, and live birth rates with fertility-sparing therapy for endometrial cancer and atypical complex endometrial hyperplasia: a systematic review and metaanalysis. Am J Obstet Gynecol, 207: 266.e1-e12, 2012
10) Ichinose M, et al: The influence of infertility treatment on the prognosis of endometrial cancer and atypical complex endometrial hyperplasia. Int J Gynecol Cancer, 23: 288-293, 2013
11) Kawahara T, et al: Aromatase inhibitor use during ovarian stimulation suppresses growth of uterine endometrial cancer in xenograft mouse model. Hum Reprod, 33: 303-310, 2018

（井上治，山上亘，浜谷敏生）

Q54 甲状腺の病気は不妊と関係がありますか？

■ 母体の甲状腺機能異常

妊娠中の顕性甲状腺機能低下症は早産，低出生体重，流産，および児の認知機能の発達との関連が指摘されている[1]．また，潜在性甲状腺機能低下症においても，流早産との関連性が指摘されている[1]．一方で，バセドウ病を含む顕性甲状腺機能亢進症においても流早産，低出生体重，胎児発育不全，死産などとの関連性が指摘されている[1]．そのため，妊娠を希望する女性に甲状腺機能のスクリーニング検査を実施することは大切であり，筆者らの施設のデータでは妊娠を希望して受診した患者の1%前後で顕性の甲状腺機能異常を認めている．顕性異常の場合，内科での甲状腺機能のコントロール後に不妊治療を開始する必要がある．甲状腺機能亢進症治療薬にはメチマゾール（MMI）とプロピルチオウラシル（PTU）があり，非妊娠時にはMMIが第1選択薬として使用されることも多いが，妊娠初期のMMIの使用は臍腸管関連異常，頭皮欠損などのMMI先天異常症候群発症の原因となることが報告されている[2]．

■ 甲状腺機能低下症と不妊症

潜在性甲状腺機能低下症（SCH）に関しては，2017年の米国甲状腺学会ガイドラインでは，特に生殖補助医療（ART）治療において妊娠を希望する場合は，甲状腺刺激ホルモン（TSH）<2.5 mIU/lを目標とした管理を推奨している．しかしながら，TSH<2.5 mIU/lの女性はTSH≧2.5 mIU/lの女性より高い妊娠率が得られるとする報告がある一方で，両群間の妊娠率に違いはないとする報告も多数存在する[1]．TSHは人種や居住地域により差が生じることが知られており，欧米のデータをもとに設定され

た TSH 2.5 mIU/l は海藻類を多く食べ，日頃よりヨード摂取量の多い日本人には適さない可能性がある．そのため，日本人の不妊治療患者を対象とした検討が待たれる．

甲状腺自己抗体と不妊症

甲状腺自己抗体には甲状腺ペルオキシダーゼ(TPO)抗体とサイログロブリン(Tg)抗体があり，どちらも甲状腺ホルモン合成の阻害原因となる．そのため甲状腺自己抗体を保有している場合，甲状腺機能低下症の発症リスクになる[1]．甲状腺自己抗体の保有が流産の原因となる可能性については多くの報告があるが[1]，Negro らによる検討では，甲状腺自己抗体をもっていても TSH がコントロールできていれば流産率の増加に寄与しないと結論している[3]．2017 年ガイドラインでは，TPO 抗体を保有する甲状腺機能正常者において流産予防を目的としたレボチロキシン(LT4)治療には十分なエビデンスはないとするものの，過去に流産歴のある女性には 25〜50 μg の低用量を考慮してもいいとしている[1]．

子宮卵管造影の影響

子宮卵管造影検査で用いられる造影剤は，ヨードを含有しているため甲状腺機能低下症を引き起こすリスクがある．油性造影剤と水溶性造影剤の 2 種があるが，Dreyer らによる前方視的検討では，水溶性造影剤に比べ油性造影剤を使用したときのほうが RR：1.37（95% CI：1.16-1.61）で高い妊娠率が得られると報告されている[4]．しかしながら油性造影剤を用いた場合，甲状腺機能低下症の発症リスクが水溶性造影剤に比べ約 2.5 倍高くなることを筆者らのグループでは報告している[5]．これは油性造影剤の体内貯留期間が，水溶性造影剤に比べて長いことが原因である[6]．そのため，特に油性造影剤を用いた場合には，有害な妊娠事象を予防するためにも甲状腺機能の定期的なフォローが必要である．

参考文献
1) Alexander EK, et al: 2017 Guidelines of the American Thyroid Association for the Diagnosis and Management of Thyroid Disease During Pregnancy and the Postpartum. Thyroid, 27: 315-389, 2017
2) 妊娠初期に投与されたチアマゾール(MMI)の妊娠結果に与える影響に関する前向き研究(Pregnancy Outcomes of Exposure to Methimazole Study：POEM study)：中間報告
3) Negro R, et al: Levothyroxine treatment in euthyroid pregnant women with autoimmune thyroid disease: effects on obstetrical complications. J Clin Endocrinol Metab, 91: 2587-2591, 2006
4) Dreyer K, et al: Oil-Based or Water-Based Contrast for Hysterosalpingography in Infertile Women. N Engl J Med, 376: 2043-2052, 2017
5) So S, et al: The effect of oil and water-soluble contrast medium in hysterosalpingography on thyroid function. Gynecol Endocrinol, 33: 682-685, 2017
6) Kaneshige T, et al: Changes in serum iodine concentration, urinary iodine excretion and thyroid function after hysterosalpingography using an oil-soluble iodinated contrast medium (lipiodol). J Clin Endocrinol Metab, 100: E469-E472, 2015

（宗修平，俵史子）

column 精神疾患と不妊

　不妊患者が精神疾患を患っている場合，専門医と協力して妊娠計画を立てていくことが必要である．当院では専門医によるメンタルヘルス外来を設立しており，精神疾患のある患者だけでなく，その傾向のある患者にも受診を勧めるようにしている．

　不妊症と精神疾患のような診療科の異なる疾病の関連性を調べる研究は，すべての国民に個人識別番号が付与され，多様な医療情報の関連付けがなされるデンマークより，多くの大規模なコホート研究として報告されてきた．

　これらのコホート研究の結果から，生殖補助医療（ART）治療の開始前に抑うつや統合失調症と診断されていた女性は，そうでない女性に比べて出生率が低いことが報告されている[1,2]．さらに，不妊症診断後に児を得られなかった女性のその後の精神疾患発症のリスクは，不妊症診断後に児を得られた女性に比べてハザード比（HR）1.17（95%CI 1.11-1.25）と高く，中でもアルコールなどの精神作用物質使用による精神および行動の障害の発症リスクは HR 2.02（95%CI 1.69-2.41），統合失調症，統合失調型障害および妄想性障害の発症頻度は HR 1.46（95%CI 1.17-1.82）と高いことが報告されている[3]．これは不妊治療後の患者の精神的ケアの必要性もまた大切であることを意味している．

　また，まだ議論の余地が残されているとはいえ，不妊症と診断された女性の児は不妊症の診断経験のない女性の児に比べて，何かしらの精神疾患の発症頻度が HR 1.23（95%CI 1.20-1.26）と高いことが報告されている[4]．この研究では，児が ART 治療によって産まれているかは不明であり，今後 ART 治療と児の精神疾患頻度の関連についての報告が待たれる．

参考文献
1) Sejbaek CS, et al: Incidence of depression and influence of depression on the number of treatment cycles and births in a national cohort of 42,880 women treated with ART. Hum Reprod, 28: 1100-1109, 2013
2) Ebdrup NH, et al: Assisted reproductive technology (ART) treatment in women with schizophrenia or related psychotic disorder: a national cohort study. Eur J Obstet Gynecol Reprod Biol, 177: 115-120, 2014
3) Baldur-Felskov B, et al: Psychiatric disorders in women with fertility problems: results from a large Danish register-based cohort study. Hum Reprod, 28: 683-690, 2013
4) Svahn MF, et al: Mental disorders in childhood and young adulthood among children born to women with fertility problems. Hum Reprod, 30: 2129-2137, 2015

〔俵 史子〕

4 生殖補助医療

- **Q55** どういう人が体外受精を受けるのですか? ... 159
- **Q56** 体外受精では，なぜたくさんの薬を使う必要があるのでしょうか? ... 161
- **Q57** どのようにして卵子を増やすのですか? 女性の身体に負担はないのでしょうか? ... 163
- **Q58** 卵子を増やすために薬はどのように使いますか? ... 165
- **Q59** agonist や antagonist とは何ですか? ... 170
- **Q60** 卵巣を刺激する方法の使い分けは，どう考えればいいですか? ... 171
- **Q61** 自然周期，mild-stimulation とは，どのような治療ですか? 自然周期で採卵をしないのはなぜですか? ... 174
- **Q62** 調節卵巣刺激の副作用にはどんなものがありますか? 1回に何個もとって，卵子は早くなくならないのでしょうか? ... 176
- **Q63** 採卵手術では，どんなことをするのですか? ... 177
- **Q64** 卵胞がみえているのにさしても卵子がとれない(空胞)理由は何ですか? ... 180
- **Q65** 卵子が成熟しているとは，どんなことをいいますか? 元気な卵子はどうやって見分けるのでしょうか? ... 182
- **Q66** 採取した精液はどうやって卵子と受精させますか? ... 185
- **Q67** どんなときに精巣から精子を回収するのでしょうか? ... 187
- **Q68** 精子と卵子はどのようにして一緒になりますか? ... 188
- **Q69** 受精したことはどうしてわかるのでしょうか? 受精の異常にはどのようなものがありますか? ... 193
- **Q70** rescue ICSI とは何ですか? ... 195
- **Q71** 卵子の活性化法とは何ですか? ... 197

Q72	とれた卵子のどの程度が育つものなのでしょうか？ なぜ育たない卵子がとれてしまうのですか？ ... 200
Q73	胚はどうやって培養されていますか？ 胚の培養液とはどのようなものですか？ ... 202
Q74	胚のグレードとは何ですか？ ... 204
Q75	動画（タイムラプス）で何がわかるのですか？ ... 215
Q76	胚移植ではどんなことをしているのですか？ ... 219
Q77	胚移植をした後，生活ではどんな注意が必要ですか？ ... 221
Q78	なぜ1つしか胚をもどさないのですか？ ... 223
Q79	補助孵化療法（assisted hatching）とはどのようなものですか？ ... 225
Q80	着床しやすさを調べたり，着床率を上げたりする方法が本当にあるのですか？ ... 227
Q81	体外受精のとき，採卵後の薬はどうして必要なのですか？ ... 230
Q82	受精卵はどうやって凍結するのですか？ ... 231
Q83	凍結した受精卵を子宮へ戻すときには，どのような薬を何のために使いますか？ ... 235
Q84	受精卵は一旦凍結してから戻したほうがよいのでしょうか？ ... 238
Q85	体外受精ではいつ，どのようにして，妊娠を判定するのがよいのでしょうか？ ... 243
Q86	体外受精で妊娠した場合の注意点は？ ... 244

column

- LHの必要性 ... 168
- 受精法の工夫（特に顕微授精の受精率を高めるために） ... 191
- 若年低 grade 胚 ... 212

Q55 どういう人が体外受精を受けるのですか？

■ 体外受精を受けたほうがよい場合とは

　妊娠の可能性だけからみれば，体外受精を含む生殖補助医療(ART)は他の不妊治療より格段に効率がよい．

　しかし後述するように，ARTには考慮すべき懸念がある．ARTのデメリットとして，①患者女性への医学的侵襲と，②生まれてくる胎児への悪影響，の2つがあるが，このうち患者女性への侵襲は，排卵誘発に伴うもの，採卵(卵胞穿刺)に伴うものがあるものの，いずれも長期にわたって後遺症となるようなことは非常に少ない．しかし生まれてくる児に関しては，低率ではあるが出生体重変化・DNAインプリントの変化などがあることが報告されており，子どもの一生，あるいはその子孫にまで影響がおよぶ可能性も否定できない．

　したがってARTをうけるかどうかは，医学的には体外受精を選択しないデメリットと，低率ではあるが懸念される出生児へのデメリットを比較して決めることになる(表1)．しかし，出生児の健康への懸念というデメリットを凌駕するほどのデメリットとしては，「(卵子の妊孕性がなくなって)子どもをつくることが不可能となること」以外には考えられない．

　そこで，ARTを選択することが医学的に合理的である場合とは，次の2つの場合と考えられる(表2)．

1. ART以外のより低侵襲な方法では，妊娠の可能性がないと判断された場合

　ART以外では妊娠に至ることができないなら，待機によって卵子妊孕性消失のリスクは増大する．それなら，これらのリスクが増大する前にARTを行うことは合理的である．

表1　ARTを選択したときと，選択しないときのデメリット

選択した場合	低率ではあるが懸念される出生児への悪影響
選択しない場合	卵子妊孕性消失の危険，加齢による出生児への悪影響

表2　ARTを選択すべき場合

1)それ以外の(より低侵襲な)方法では妊娠の可能性がないと判断された場合
2)時間経過とともに急速な妊孕性低下が予測される場合

2.（患者の状態から考えて）時間経過とともに急速な妊孕性低下が予測される場合

　ART以外の方法でも妊娠の可能性はあるが，例えば年齢が35〜40歳以上，あるいはTurner症候群の場合などで，1年以上の待機が卵子妊孕性喪失のリスクを増大させてしまう．

　実際にはこの2つの因子はお互いに影響し合っている．例えば女性年齢が30歳未満であれば，2)のリスクは少ないため，1)の「可能性がないと判断される」までの時間は，長くてもよい．一方，女性の年齢が35〜40歳以上であれば，2)のリスクが月ごとに大きくなってくる可能性もあり，1)の「可能性がないと判断される」までの時間を長くとることは危険となる．

● ART以外では妊娠の可能性がないと判断される場合

　前項1.の具体的な適応として，以下のような病態が挙げられる．

1. 卵管性不妊

　両側卵管閉塞の場合には体外受精が絶対適応となる．

　ただし，真に完全閉塞であっても卵管鏡下卵管形成術により通過性が得られ，妊娠することがある．

　一方，片側の卵管閉塞の場合でも，子宮内膜症や骨盤腹膜炎後など，通過性がある卵管に潜在的な癒着や変形が疑われる場合には，一側完全閉鎖，他側機能性閉鎖の可能性があるため，体外受精の相対的な適応となる（その他の治療を行って無効な場合）．

2. 男性不妊

　非閉塞性無精子症に対して精巣内精子採取術（TESE）で回収された極少数の精子を用いる場合は，男性への侵襲の大きさと，その後に（例えば人工授精のような）体外受精・顕微授精以外の治療法で妊娠可能な運動精子数が回収できる可能性がほとんどないことから，体外受精の絶対適応と考えられる．

　一方WHOの下限値を複数項目で下回るようなOAT（Oligo-Astheno-Teratozoospermia）syndromeの精子については，人工授精が複数回無効であった場合等に相対的な適応となる．

　なお，男性不妊症例の中には低ゴナドトロピン性性腺機能低下症など，まれではあるが体外受精治療以外のevidenceのある治療法が存在する疾患が混在しているため，泌尿器科不妊治療専門医との併診が望ましい．

3. 原因不明不妊

　一連の不妊検査（卵管疎通性検査，精液検査）において明らかな異常が認められないが，妊娠が成立しない場合が原因不明不妊である．

　原因不明不妊に対する治療としては，通常タイミング指導や人工授精が行われるが，これらの方法で妊娠に至らなければ体外受精の適応となる．ここで35歳を超える女性では卵子妊孕性消失の危険を可能な限り避けるため，必要最小限の治療を行った後，適切なタイミングで体外受精を提案することが重要である．

（久慈直昭，伊東宏絵，西洋孝）

Q56　体外受精では，なぜたくさんの薬を使う必要があるのでしょうか？

　生殖補助医療（ART）では複数の卵胞発育と内因性の早発LHサージの抑制を目的とした調節卵巣刺激（COS）を行われることが多く，そのために下記の薬剤を組み合わせて使用する（図1）．COSにより黄体機能不全を起こしやすく，新鮮胚移植を行う際には黄体補充を行うことが一般的である[1]．

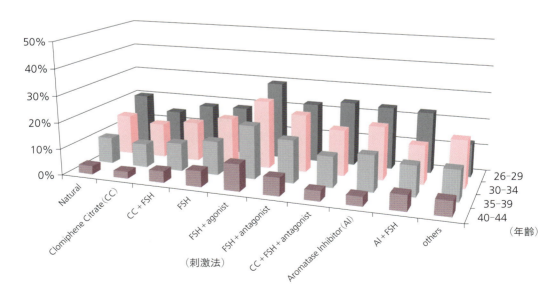

図1　刺激法別，年齢別妊娠率（刺激開始あたり）
FSH：hMG含む．2012〜2013年．

卵巣刺激・排卵誘発

◼ 体外受精でよく使用する排卵誘発剤，LHサージ抑制剤

1. 排卵誘発剤（卵胞発育促進）

　複数の卵胞発育を期待する観点から内服薬ではクエン酸クロミフェン（CC）が使用されることが多く，単独もしくは注射薬を組み合わせて用いる．注射薬では gonadotropin 製剤を用いる．卵胞刺激ホルモン（FSH）/黄体形成ホルモン（LH）比によりヒト下垂体性性腺刺激ホルモン（hMG）製剤と FSH 製剤がある．わが国では遺伝子組換え型 LH 製剤，Corifollitropin-alfa（長時間持続型）は販売されていない（2019 年 2 月現在）．

2. 内因性の早発 LH サージの抑制

　GnRH agonist や GnRH antagonist が用いられる．CC は排卵誘発作用とともに，軽度の LH サージの抑制作用もある．最近では，黄体ホルモンを LH サージ抑制に使用する COS も行われている[2]．

3. 排卵誘発剤（trigger）

　卵胞成熟・排卵を起こすために，ヒト絨毛性性腺刺激ホルモン（hCG）製剤，遺伝子組換え型 hCG 製剤，GnRH agonist を用いる．うまく作用しないと，卵胞が発育しているのに卵子が回収できない empty follicle syndrome の原因にもなりうる．

◼ 黄体補充

1. COS により黄体機能不全になりやすい原因

　①非生理的高値をとるエストロゲンの中枢へのネガティブフィードバックによる脳下垂体からの LH 分泌障害によるもの，②GnRH agonist，GnRH antagonist は早発 LH サージ抑制に使用するが，脳下垂体からの LH，FSH 分泌抑制効果が黄体期でも残存する場合，③採卵操作に伴い卵胞壁側の顆粒膜細胞の多くが吸引，変性し，その後の黄体形成が不完全の場合，などがある．

2. 黄体補充の方法と種類

　採卵周期に移植を行う場合（新鮮胚移植）は黄体が存在するため，黄体期に hCG を投与し内因性プロゲステロン分泌を促進する方法と，外因性にプロゲステロンを補充する方法の 2 種類が考えられる．プロゲステロンを補充する方法は経口投与，注射投与，経腟投与（腟錠・ゲル）がある．筋肉注射，経腟剤は天然型プロゲステロンであるのに対し，経口薬は合成型プロゲステロンであり，海外の文献では黄体補充に合成型

プロゲステロンを用いる報告はほとんどない．

引用・参考文献
1) Edwards RG, et al: Time to revolutionize ovarian stimulation. Hum Reprod, 11: 917-919, 1996
2) Zhu X, et al: Duphaston and human menopausal gonadotropin protocol in normally ovulatory women undergoing controlled ovarian hyperstimulation during in vitro fertilization/intracytoplasmic sperm injection treatments in combination with embryo cryopreservation. Fertil Steril, 108: 505-512, 2017
3) Fatemi HM, et al: An update of luteal phase support in stimulated IVF cycles. Hum Reprod Update, 13: 581-590, 2007

（川井清考）

Q57 どのようにして卵子を増やすのですか？女性の身体に負担はないのでしょうか？

■ 卵子を増やすメカニズム

卵胞発育はゴナドトロピン感受性の有無に左右される．原始卵胞から前胞状卵胞まではゴナドトロピン非依存的，2 mm 以下の前胞状卵胞から胞状卵胞まではゴナドトロピン感受性は低く，直径 2〜5 mm 以上の胞状卵胞になると感受性は高くなる．胞状卵胞の発育は月経周期内に 2〜3 回の卵胞発育の波があると考えられている．卵胞コホートからの卵胞発育の波に合わせて卵胞発育が起こり，排卵に至る．ある一定の閾値以上の卵胞刺激ホルモン（FSH）濃度の期間が，卵胞コホートからの主席卵胞の発

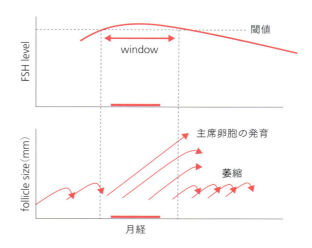

図 1 FSH Threshold/Window/Gate Concept による卵胞発育動態
〔Baerwald AR, et al. Ovarian antral folliculogenesis during the human menstrual cycle: a review. Hum Reprod Update, 18: 73-91, 2012 より改変して転載〕

育数を決定する(図1). この概念は FSH Threshold/Window/Gate Concept と呼ばれる[1]. この概念のもとに調節卵巣刺激(COS)を行うことにより, 複数の卵胞を育てることができる. 正常の卵胞コホートであれば, hMG 量に依存し卵胞発育数が増えるとされている. しかし治療効率や女性の負担を考慮すると, どの程度の hMG 投与量が好ましいかははっきりわかっていない. AFC などにより hMG 投与量を fix して投与するか個別に調整するかを検討した大規模なランダム化比較試験(RCT)である OPTIMIST study の報告が 2017 年より続いているので, 結果を注目していきたい[2].

● 女性の身体の負担

生殖補助医療(ART)実施時の副作用は採卵に伴う合併症(腟壁出血, 腹腔内出血, 骨盤内炎症性疾患, 他臓器損傷), 妊娠に伴う合併症などあるが, それ以外に COS による合併症と排卵誘発剤使用によるがんの発症リスクが挙げられる.

1. COS による合併症

卵巣過剰刺激症候群(OHSS)は排卵誘発剤使用のため発症する医原性疾患であり, 卵巣腫大, 腹水および胸水の貯留, 血液濃縮などを引き起こし, 血栓塞栓症や多臓器不全など, 致死的な状態に陥る可能性もある. OHSS リスクを早期に見極め, 予防法や発症時の治療判断を正確に行う必要がある[3].

2. 排卵誘発剤使用によるがんの発症リスク

ART と婦人科がん発症の関連は ART 後 5 年の短期フォローアップではあるが, 卵巣がん, 乳がん, 女性生殖器がんの発症を増加させないと SART CORS から報告されている[4]. 今後も長期調査は必要だが, 現段階では ART によりがん発症リスクは増加しないと考えてよい.

引用・参考文献
1) Baerwald AR, et al: Ovarian antral folliculogenesis during the human menstrual cycle: a review. Hum Reprod Update, 18: 73-91, 2012
2) van Tilborg TC, et al: Individualized versus standard FSH dosing in women starting IVF/ICSI: an RCT. Part 1: The predicted poor responder. Hum Reprod, 32: 2496-2505, 2017
3) 日本産科婦人科学会生殖内分泌委員会報告　卵巣過剰刺激症候群の管理方針と帽子のための留意事項. 日産婦誌, 61: 1138-1145, 2009
4) Qin J, et al: Assisted reproductive technology and the risk of pregnancy-related complications and adverse pregnancy outcomes in singleton pregnancies: a meta-analysis of cohort studies. Fertil Steril, 105: 73-85, 2016

（川井清考）

Q58 卵子を増やすために薬はどのように使いますか？

　生殖補助医療では治療の効率性を高めるために一般的に調節卵巣刺激（COS）が行われる．COSには低刺激法から高刺激法まで多くのバリエーションがあり，症例によって使い分ける必要がある．

■ クエン酸クロミフェン法

　クエン酸クロミフェン（CC）法（図1）は，月経周期3日目からCC 50〜100 mgを内服開始し，主席卵胞径が約18 mm以上かつ卵胞1個当たりの血中エストラジオール（E_2）値が約250 pg/ml以上に達したらCCを終了し，性腺刺激ホルモン放出ホルモン（GnRH）agonist 600 μgもしくはhCG 5,000〜10,000単位を投与し，約34〜35時間後に採卵する．

■ CC-hMG法

　CC-hMG（ヒト下垂体性性腺刺激ホルモン）法（図1）は，CC法に月経8日目頃からhMG 150〜300単位を隔日で2〜4回ほど追加投与したものである．

■ FSH/hMG法

　FSH（卵胞刺激ホルモン）/hMG法（図2）は，月経周期3日目からFSHもしくはhMG 150〜300単位を連日もしくは隔日で投与し，主席卵胞径が約18 mm以上かつ卵胞1個当たりの血中E_2値が約250 pg/ml以上に達したら，黄体形成ホルモン（LH）サージが生じる前にGnRHagonist 600 μgもしくはヒト絨毛性性腺刺激ホルモン（hCG）5,000〜10,000単位を投与し，約34〜35時間後に採卵する．

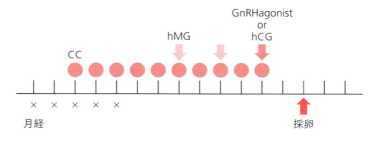

図1　CC法/CC+hMG法

卵巣刺激・排卵誘発

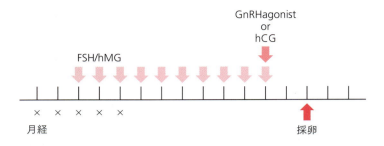

図2 FSH/hMG 法

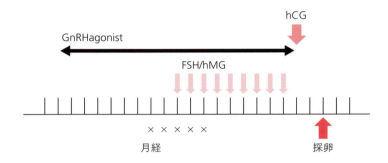

図3 long 法

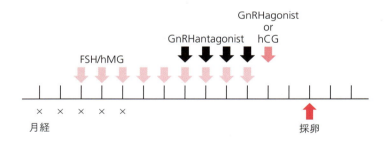

図4 antagonist 法

long 法

　　long 法(図3)は，前周期の黄体期中期に GnRHagonist 900 μg/日を投与開始し，月経3日目から FSH もしくは hMG 150〜300 単位を連日投与し，主席卵胞径が約 18 mm 以上かつ卵胞1個当たりの血中 E_2 値が約 250 pg/ml 以上に達したら，hCG 5,000〜10,000 単位を投与し，約 34〜35 時間後に採卵する．

antagonist 法

　　antagonist 法(図4)は，月経3日目から FSH もしくは hMG 150〜300 単位を連日

投与し，主席卵胞径が約 14 mm に達した時点から GnRHantagonist 0.25 mg を連日併用する．主席卵胞径が約 18 mm 以上かつ卵胞 1 個当たりの血中 E_2 値が約 250 pg/ml 以上に達したら，GnRHagonist 600 μg もしくは hCG 5,000～10,000 単位を投与し，約 34～35 時間後に採卵する．トリガーに hCG を使用した場合や，回収卵 10 個以上もしくは採卵決定時の血中 E_2 値が 4,000 pg/ml 以上の場合は，採卵後の卵巣過剰刺激症候群(OHSS)に十分留意する必要がある．

（鍋田基生）

column LHの必要性

ゴナドトロピンとは？

　ゴナドトロピン〔卵胞刺激ホルモン(FSH), 黄体形成ホルモン(LH)〕は，卵胞発育にとっていずれも重要なホルモンであり，生理的に月経周期の中で分泌動態が大きく変化する．ゴナドトロピン受容体(FSH受容体およびLH受容体)，特にLH受容体は，月経周期中その発現状態は大きく変化している[1]．卵の発育段階には，ゴナドトロピン非依存性に発育する時期と，それに続くゴナドトロピン依存性に発育する時期が存在する．ヒト卵顆粒膜細胞において，FSH受容体(FSH-R)の発現は小卵胞において高く，その後大きな変化はみられない．一方，LH受容体(LH-R)は卵胞期初期から発現が増加し，排卵前には約10倍まで増強するが，LHサージ後には急激なdown regulationが起こる．

LH-Rの発現

　主席卵胞の選択メカニズムは，FSHに対する感受性が最も高い卵胞，すなわち顆粒膜細胞でFSH-Rが最も多く発現している卵胞だけが生き残り，それ以外の感受性の低い(FSH-R発現量が低い)卵胞は，アポトーシスが誘導され閉鎖に向かうとされてきた．近年，卵胞発育のもう1つのメカニズムとして，顆粒膜細胞におけるLH-Rの発現，すなわち卵胞のLH依存性獲得が注目されている[2]．主席卵胞の顆粒膜細胞では，LH-Rの発現が有意に高いことが指摘されている．折坂らは，人工卵胞壁を用いた解析で，LHが莢膜細胞のアンドロゲン産生とインスリン様成長因子(IGF)システムを活性化することにより，paracrine的に顆粒膜細胞のエストロゲン産生やLH-R発現を誘導し，顆粒膜細胞のアポトーシスを抑制すると指摘している[3]．

LH windowについて

　BalaschらはLH 2〜5 IU/lで卵胞が正常に発育するという"LH window"仮説を提唱した[4]．LHが過剰(7〜10 IU/l以上)だと卵子の発育が抑制され，卵胞閉鎖の誘導や卵胞の早期黄体化が起こりやすくなる．一方，LHが少ないと顆粒膜細胞と莢膜細胞のパラクライン調節が機能せず，卵子成熟が得られない．

卵巣予備能の低下している症例では？

　高齢や低抗ミュラー管ホルモン(AMH)値など，卵巣予備能が低下している症例での排卵誘発にはLHを含むヒト下垂体性性腺刺激ホルモン(hMG)製剤を使用することが好ましいと思われる．ただし，卵巣予備能が低下していない症例でのLH刺激は，高アンドロゲン環境により卵胞閉鎖が誘導され発育卵胞が減少する可能性に留意する必要がある[5]．

引用・参考文献
1) 岸裕司：ゴナドトロピンの作用機序．臨床婦人科産科, 70：1098-1103, 2016
2) Jeppesen JV, et al: LH-receptor gene expression in human granulosa and cumulus cells from antral and preovulatory follicles. J Clin Endocrinol Metab, 97: 1524-1531, 2012
3) 折坂誠, 他：卵胞発育と卵子・顆粒膜細胞・莢膜細胞の相互応答．臨床婦人科産科, 70：1104-

1108, 2016
4) Balasch J, et al: Is luteinizing hormone needed for optimal ovulation induction? Curr Opin Obstet Gynecol, 14: 265-274, 2002
5) 折坂誠：卵胞発育におけるLH活性の必要性．第59回日本卵子学会，2018

（鍋田基生）

Q59 agonist や antagonist とは何ですか？

■ GnRH と GnRHanalog

性腺刺激ホルモン放出ホルモン(GnRH)は10個のアミノ酸から構成されるペプチドであるが，GnRH の構造決定以降その構造の一部を変化させた GnRHanalog が多数合成されている．GnRHanalog には，その作用により作動性物質の agonist と拮抗性物質の antagonist の2種類があり，それぞれ臨床応用されている．代表的 agonist, antagonist の構造式を図1，2に示す．

生体内では GnRH はパルス状に分泌されているが，この律動性がゴナドトロピン分泌に重要であり，強力なゴナドトロピン分泌作用を有する GnRH agonist が持続的に下垂体に作用すると，反応性は逆に低下するようになり(down regulation)，ゴナドトロピンの分泌は抑制される[1]．一方，GnRH antagonist は GnRH agonist の投与初期

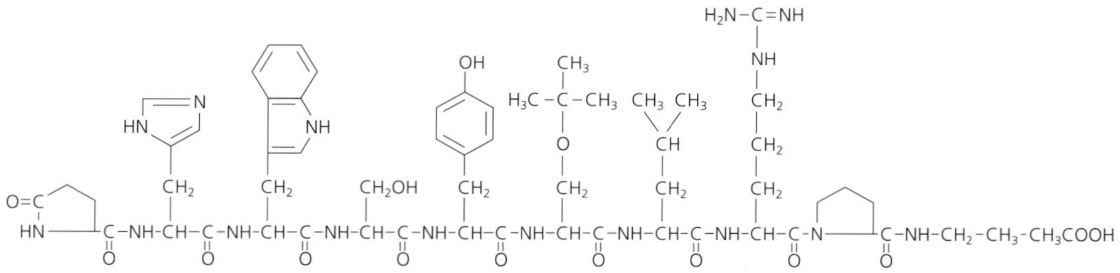

図1 GnRHagonist: buserelin acetate の構造式

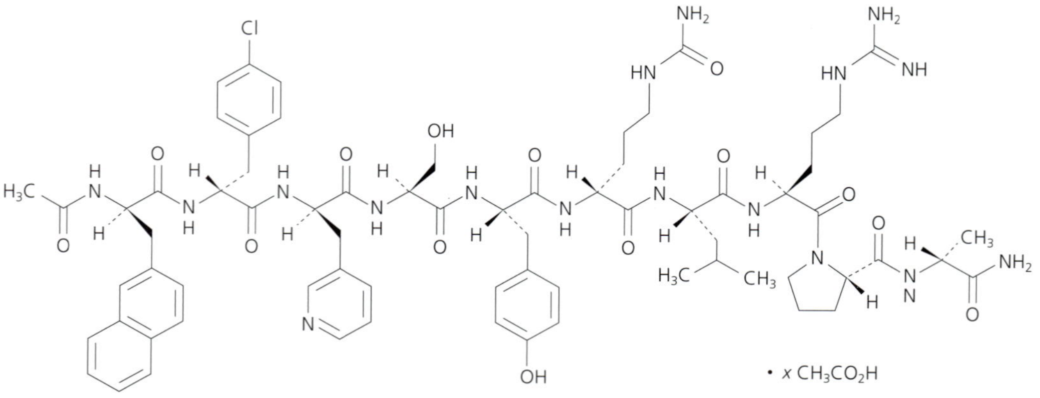

図2 GnRHantagonist: cetrorelix acetate の構造式

にみられる一過性のゴナドトロピン分泌の刺激(flare up)がなく，強力にしかも迅速にゴナドトロピン分泌を抑制する．初期の GnRH antagonist は，強力なヒスタミン遊離作用を引き起こし浮腫やアナフィラキシー反応を起こしたため臨床応用が遅れていたが，現在は副作用が少ない第 3 世代が開発され，生殖補助医療(ART)での調節卵巣刺激に使用されている[2]．

ART における GnRH agonist による刺激

　高濃度の GnRH agonist による持続的な刺激により下垂体からのゴナドトロピン分泌は一過性に促進され，その後 GnRH 受容体の down regulation が起こり，ゴナドトロピン分泌は抑制される．この作用を ART での調節卵巣刺激(COS)では，黄体形成ホルモン(LH)サージの抑制目的で使用している．また一過性のゴナドトロピン分泌 (flare up)を卵成熟のトリガーとして使用することで，卵巣過剰刺激症候群(OHSS)発症のリスクを減らすことができる．GnRH antagonist は flare up を起こさず，投与直後からゴナドトロピン分泌抑制作用が起こり，中止すると速やかに GnRH の反応性が回復する．ART での COS では，GnRH agonist にかわり GnRH antagonist を使用することで OHSS 発症率の低下などが報告されている．近年経口 GnRH antagonist 製剤が開発され，子宮筋腫患者を対象とした臨床試験において良好な結果が報告されている．これまで GnRH antagonist は皮下投与のみで，疼痛などの局所反応などの問題があったが，経口投与が可能になれば適応範囲が広がる可能性がある[3]．

引用・参考文献
1) 武谷雄二，他監修：プリンシプル産科婦人科学 1 第 3 版．メジカルビュー，pp. 73-76, 2014
2) 森崇英総編集：卵子学．京都大学学術出版会，pp. 550-573, 2011
3) 折出亜希，他：GnRH．産科と婦人科，85：775-781, 2018

（鍋田基生）

Q60 卵巣を刺激する方法の使い分けは，どう考えればいいですか？

　生殖補助医療(ART)における卵巣刺激には，主に自然周期法，クロミフェン(CC)単独法，CC-hMG(ヒト下垂体性性腺刺激ホルモン)/FSH(卵胞刺激ホルモン)法，long 法，short 法，antagonist 法などがあり，患者によって適切な刺激法を使い分ける必要がある．

　自然周期法およびクロミフェン単独法，CC-hMG/FSH 法のいわゆる低刺激周期は下垂体の抑制を行わないため，自然な黄体形成ホルモン(LH)サージが発来し排卵してしまうリスクを伴うが，内因性のホルモンで卵巣刺激を行うため排卵誘発剤の使

用量を抑えることが可能であり，卵巣過剰刺激症候群(OHSS)などの副作用も少なく，患者の身体的負担を軽減することが可能である．

自然周期法

　　自然周期法は排卵誘発剤を使用しないため，基本的には月経周期が整順であり，自然排卵を認めることが前提となる．例えば月経周期28日型の患者では，月経12日目頃に卵胞計測および血中エストラジオール(E_2)，LH，プロゲステロン(P_4)値測定を行う．主席卵胞径が18 mm以上かつ血中E_2値が250 pg/ml以上に達したら，性腺刺激ホルモン放出ホルモン(GnRH)agonist 600 μgもしくはヒト絨毛性性腺刺激ホルモン(hCG)5,000～10,000単位を投与し，約34～35時間後に採卵する．自然排卵直前まで卵胞を成熟させて採卵する必要があるため，採卵前に排卵してしまうリスクがある．そのため，排卵予防に非ステロイド性消炎鎮痛剤(NSAIDs)が使用されることもある．卵巣予備能が高い患者においても，OHSSを回避する目的や採卵周期1回当たりの経済的負担を軽減する目的に行われることもあるが，卵巣予備能が低下している患者がよい適応となる．卵巣予備能が低下している患者では，1回目の採卵はむしろ高刺激で調節卵巣刺激(COS)を行い回収卵の増加を試みるが，反応が不良の場合，次回からは自然周期法や低刺激法での採卵に切り替える必要がある．また，卵巣予備能が低下した患者にはDHEAやメラトニンなどのサプリメントを併用することも効果的である．

クロミフェン単独法，CC-hMG/FSH法

　　クロミフェン単独法，CC-hMG/FSH法は一般的に低刺激法と呼ばれ，自然周期法に比べ管理は容易である．

　　クロミフェン単独法は自然周期法と同様の利点があるが，自然周期法より採卵数が多くなる．ただし，クロミフェンの子宮内膜に対する抗エストロゲン作用を考慮し，全胚凍結することもある．自然周期法と同様，年齢にかかわらず，基本的に月経周期が整順であり，自然排卵を認める患者が適応となるが，クロミフェンでの排卵誘発を行うため，月経不順で排卵障害を伴う患者にも適応できる．クロミフェン投与の目的として，卵胞発育を促す排卵誘発剤としての作用と，抗エストロゲン作用を利用したLHサージ抑制の2つを目的としている[1]．自然周期法と同様，卵巣予備能が高い患者においても，OHSSを回避する目的や身体的，周期当たりの経済的負担を軽減する目的に行われることもあるが，やはり卵巣予備能が低下している患者がよい適応である．

　　CC-hMG/FSH法はクロミフェン単独法と同様にクロミフェンを投与し，hMG/FSHを同時もしくは数日遅れて投与開始する．クロミフェン単独法より採卵数が多くなり，周期当たりの妊娠率が高くなる．一方，通院回数が増えたり，OHSSのリスクが高くなったりするデメリットがある．年齢にかかわらず，月経周期が整順かつ

自然排卵を認める患者が適応となるが，月経不順で排卵障害を伴う患者にも適応できる．クロミフェン単独法では，卵胞発育が不十分な場合もCC-hMG/FSH法の対象となる．また，hMG/FSHの投与量を調節することで排卵誘発の刺激を強くすることも可能であり，そうすることで周期当たりの妊娠率を高めることが可能であるが，その際はOHSSに十分留意する必要がある．

long法，short法

　long法およびshort法は固定日採卵が容易であり，採卵数も多く，周期当たりの妊娠率は最も高い．一方，治療期間が長くなり，hMGやFSHの使用量も多くなり通院回数も増え，周期当たりの経済的負担も高くなる．卵成熟のトリガーとして必然的にhCGの投与を余儀なくされるため，特にOHSSのリスクが高まる．若年や多嚢胞性卵巣症候群（PCOS）症例では，過剰反応になりやすいため不向きである．1日に3回程度の点鼻薬を連日行う必要があり，その煩わしさもデメリットの1つである．卵巣予備能がある程度保たれている患者で，職場の都合などで固定日採卵が必要な場合などに適している．周期当たりの妊娠率が高いため，治療の効率性を最重視する場合も適応となるが，OHSSハイリスクの患者に行う場合は，十分に注意する必要がある．

　short法はGnRH agonistの投与初期にみられるflare upを卵胞発育に利用することができるため，long法に比べやや卵巣予備能が低下した患者がよりよい適応になる．long法では前周期からのGnRH agonist投与が必要だが，何らかの事情により前周期からのGnRH agonist投与ができていない場合にshort法で行うこともある．

　long法，short法いずれも卵成熟のトリガーとしてhCG投与が必須であるため，卵胞発育が多数みられる患者においてはOHSSのリスクが高いため，十分な注意が必要である．

GnRH antagonist法

　GnRH antagonist法は早発LHサージを防ぐ最もシンプルな方法である．GnRH agonist法と変わらない妊娠率が期待でき，hMG使用量がやや少なく，治療期間も短いのがメリットである．GnRH agonistの点鼻薬を必要としないので患者コンプライアンスもよい．採卵数がGnRH agonist法に比べやや少ないことや，GnRH antagonistが高価であることがデメリットとなる．GnRH agonist同様，OHSSのリスクは高いが，卵成熟のトリガーをGnRH agonistにすることや，全胚凍結を行うことなどによりOHSSのリスクを低減できる．卵巣予備能が保たれている患者や若年の高反応症例に適している．OHSSへの対策を十分配慮すれば，PCOS患者にも適応が可能であり，周期当たりの高い妊娠率を得ることができる．

卵巣刺激・排卵誘発

おわりに

　排卵誘発法は，患者の年齢や抗ミュラー管ホルモン(AMH)値などの卵巣予備能，不妊原因，患者の希望などを総合的に考慮して決定する必要がある．採卵数が多くなると周期当たりの妊娠率も高くなるが，OHSSのリスクも増加する．OHSSの重症化は生命の危機にもかかわるため，細心の注意を要する．一方，低刺激法は周期当たりの妊娠率は低いが，OHSSのリスクも低く安全性が高い．至適な排卵誘発法の選択は，患者の卵巣予備能から反応性を予測し，妊娠率の向上と安全性のバランスを考慮し，個々の患者と相談して決定することが望ましい．

参考文献
1) Kawachiya S, et al: The effectiveness of clomiphene citrate in suppressing the LH surge in the minimal stimulation protocol. Fertil Steril, 86: 751, 2006

（鍋田基生）

Q61 自然周期，mild-stimulationとは，どのような治療ですか？ 自然周期で採卵をしないのはなぜですか？

卵巣刺激の用語・定義

　Nargundらが体外受精(IVF)の卵巣刺激の用語と定義をISMAARで下記のように提案している[1]．

　日本での自然周期採卵とはnatural cycle IVF, modified natural cycle IVFをさすことが多く，mild-stimulationはmild IVFに該当する(表1)．

表1　卵巣刺激の用語と定義

用語	目的採卵個数	方法
natural cycle IVF	1個	薬物は使用しない
modified natural cycle IVF	1個	単一卵胞を回収するための薬剤使用あり ①卵子を成熟させるためのhCGの使用 ②LHサージ抑制のためのGnRHアンタゴニストの使用とそれに伴うFSH/HMG製剤でのadd-back療法
mild IVF	2〜7個	FSH/HMG 150 IUまでの卵巣刺激もしくはGnRHアンタゴニストの併用，クエン酸クロミフェンなどの抗エストロゲン剤，アロマターゼインヒビターなど内服薬などの使用
conventional IVF	8個以上	①FSH/HMG＞150 IUのGnRHアンタゴニスト法 ②GnRHaロング法 ③GnRHaショート法

〔Zhu Q, et al: Live birth rates in the first complete IVF cycle among 20 687 women using a freeze-all strategy. Hum Reprod, 33: 924-929, 2018より改変して転載〕

自然周期での妊娠率・生産率

natural cycle IVF, modified natural cycle IVF における採卵の胚盤胞移植の妊娠率, 生産率を Silber SJ らは報告しており, 1卵子当たりの妊娠率・生産率は, 調節卵巣刺激(COS)での報告より高い[2]. しかし, 1卵子当たりの生産率は女性の年齢が35歳では26%であるが, 42歳では4%まで低下するため, 加齢に伴い一採卵で複数卵子が回収できる mild IVF や conventional IVF に比べ, 採卵回数が多く必要となる可能性がある.

採卵数による生産率

採卵数別の生産率を結果とした報告を示す. Sunkara SK らはイギリスでの400,135周期の結果から, 新鮮胚移植では採卵個数別の生産率は15個までは増加, 15〜20個は変わらず, 20個以上は低下すると報告している[3]. また Zhu Q らの中国における20,687名の女性を対象とした, 初回体外受精を行い全胚凍結後, 融解胚移植を行った報告では, 年齢を問わず採卵数が25個まで増えるほど生産率が上昇している[4]. 同様に Polyzos NP らはベルギー, スペインにおいて14,469名の女性を対象とした初回体外受精を行った. 採卵数は25個以上で累積生産率は70%に達し, 採卵数の増加に伴い徐々に累積生産率は増える傾向にあるが, 新鮮胚移植に限ると採卵数は7個までは累積生産率は増加し20個までは変わらないとしている[5]. 様々な報告より複数卵を回収することが累積生産率の向上につながるため COS を行うことが好ましい. しかし, 35〜42歳の女性において COS を行った群は自然周期での回収卵に比べ着床率が低下するという報告もあり, 必ずしも卵巣刺激を行うことが最適だという結論にまで至っていない[6].

卵巣刺激のコストや精神的負担の軽減を優先したり, 卵巣予備能が低下し COS を行っても卵子が複数獲得できない場合を除き, 妊娠率・生産率を考えると, 第一選択は COS の合併症(卵巣過剰刺激症候群など)に注意をしながら, mild IVF, conventional IVF を選択することが望ましい.

引用・参考文献
1) Nargund G, et al: The ISMAAR proposal on terminology for ovarian stimulation for IVF. Hum Reprod, 22: 2801-2804, 2007
2) Silber SJ: Intrinsic fertility of human oocytes. Fertil Steril, 107: 1232-1237, 2017
3) Sunkara SK, et al: Association between the number of eggs and live birth in IVF treatment: an analysis of 400135 treatment cycles. Hum Reprod, 26: 1768-1774, 2011
4) Zhu Q, et al: Live birth rates in the first complete IVF cycle among 20 687 women using a freeze-all strategy. Hum Reprod, 33: 924-929, 2018
5) Polyzos NP, et al: Cumulative live birth rates according to the number of oocytes retrieved after the first ovarian stimulation for in vitro fertilization/intracytoplasmic sperm injection: a multicenter multinational analysis including〜15,000 women. Fertil Steril, 110: 661-670, 2018
6) Niederberger C, et al: Forty years of IVF. Fertil Steril, 110: 185-324, 2018

(川井清考)

Q62 調節卵巣刺激の副作用にはどんなものがありますか？ 1回に何個もとって，卵子は早くなくならないのでしょうか？

　調節卵巣刺激の最大の副作用は，むろん卵巣過剰刺激症候群（OHSS）であることに異論はない．その診断と治療については別項を参照されたい．

■ クロミフェン等の副作用

　その他の副作用としては，クロミフェンを使用する場合は抗エストロゲン作用により子宮内膜が菲薄化することがある．また副作用ではないが，クロミフェン単独周期では周期当たりの妊娠率が低いことや，クロミフェン＋ヒト下垂体性性腺刺激ホルモン（hMG）/卵胞刺激ホルモン（FSH）周期では通院回数が多くなるなどの欠点がある．性腺刺激ホルモン放出ホルモン（GnRH）agonist周期では治療期間が長くなることや，hMG/FSH使用量が多くなり高価となること，通院回数が増えることなどが欠点となる．GnRH antagonist周期では，採卵数がagonist周期に比べ少なくなる傾向にあることや，やはり通院回数の増加が欠点となる．

■ 卵子の数と閉経

　卵巣の原始卵胞および卵子の数は，胎生期に最も多く，出生時に200万個，思春期に40万個，40歳前後で約1万個となる．この卵胞数の減少に伴い卵巣機能も40歳前後から徐々に低下して更年期に至り，50歳頃に閉経となる．

1. 排卵誘発と閉経年齢

　排卵誘発と閉経年齢との関連を検討した報告はあまりみられないが，排卵誘発は閉経の年齢に影響を与えることはないと説明されることが多い．この理由としては，卵子の数は十分あるため排卵誘発を行っても閉経を早めることはないと推察されることによる．また原始卵胞は自然でも1か月で約1,000個程度消退しているため，排卵誘発を行っても閉経年齢に影響を与えることはないだろうと思われる．

2. その他の因子

　閉経年齢に影響を与える因子については，遺伝的因子，初経年齢，分娩数，経口避妊薬の使用は正の相関をもって，喫煙，放射線・化学療法，外科的切除などによる卵巣障害は負の相関をもって閉経年齢に影響をもたらすとされている[1]．

経口避妊薬の使用は閉経を遅らせるという報告は多い．これは経口避妊薬が排卵を抑制するため，卵子の枯渇が遅くなるためであると考えられている．すると排卵誘発によって卵子の枯渇が促進され，閉経を早めるという考えも成り立つ．しかしながら，低用量ピルは閉経を遅らせないばかりか，高用量ピルは閉経を早めるという報告もある[2]．

　したがって現段階では，排卵誘発も，経口避妊薬も閉経年齢に与える影響に関して結論的なことはいえないという立場が正しいと考えられる[3]．

引用・参考文献
1) Pines A: The impact of hormonal therapy for infertility on the age at menopause. Maturitas, 41: 283-287, 2002
2) de Vries E, et al: Oral contraceptive use in relation to age at menopause in the DOM cohort. Hum Reprod, 16: 1657-1662, 2001
3) 檜原久司：早発閉経．In 神崎秀陽編：婦人科内分泌外来ベストプラクティス．医学書院，pp. 53-54, 2004

（鍋田基生）

Q63 採卵手術では，どんなことをするのですか？

■ 採卵手術の方法

　採卵手術では，経腟超音波を用いて18〜20 Gの細い径の針で卵巣を穿刺し，卵胞（卵子の入っているふくろ）から卵胞液を吸引，その中から卵子を見つけ出す方法である．採卵時間は卵胞数によるが，5〜20分ほどで終了する．穿刺針を用いるため静脈麻酔や局所麻酔を使用することが多いが，無麻酔で行う施設もある．通常は入院を必要とせず，日帰り手術で行う．
　採卵の実際について紹介する．

1. 採卵に使用する資材

1) 採卵針
　長さは30〜35 cmのものが多く，シングルルーメン（17〜21 G）とダブルルーメン（14〜17 G）がある．筆者の施設では18 Gのシングルルーメン針（Kitazato OPU Needle）を使用している．

2）超音波装置

経腟超音波プローブに採卵針を固定するためのアタッチメントを装着し，エコーガイド下にて行う．卵胞の位置が血管近傍で血管損傷の危険性がある場合には，カラードップラーを用いることもある．

2. 麻酔法

静脈麻酔と局所麻酔があるが，筆者の施設では静脈麻酔で行っている．

麻酔薬は鎮静・覚醒が速やかで嘔気が少ないプロポフォール（添付文書により禁忌を把握）を使用し，鎮痛のためペンタゾシン（ソセゴン® 15 mg 注射液）を併用している．

手術室入室後，心電図，SpO_2，血圧測定にて問題ないことを確認する．ソセゴン®静注後，数分の後プロポフォール 80 mg の静脈内投与を開始する．呼吸抑制や血圧低下に注意しながら，採卵が終了するまで適宜プロポフォールを追加投与する．

プロポフォールは卵胞液中に移行するが，受精率や胚質・着床率に影響しないことが報告されている．プロポフォールが使用できない症例では，ジアゼパム（セルシン® 10 mg 注射液）を使用している．

3. 採卵の実際

1）吸引法

吸引には卵胞吸引ポンプを使用する方法と用手法があるが，筆者の施設では簡便である用手法を行っており，治療成績も安定している．

2）手順

外陰部と腟内を，温生理食塩水または蒸留水で洗浄する．穿刺アダプター装着の経腟プローブを腟壁に押し付け，エコー画面のガイドライン上に卵胞を固定し，穿刺針を卵胞の中央に刺入する．超音波下で常に卵胞の中心に採卵針の先端がくるように調節する．感染や出血・疼痛を軽減するため，腟壁および卵巣表面の穿刺回数をできる限り少なくし，なるべく針は卵巣内から抜去せず連続して卵胞を穿刺する．筆者の施設では複数卵胞がある場合は連続で穿刺しているが，優性卵胞がおよそ 3 個以下の症例ではフラッシングを行い，1 個でも多く卵子が回収できるよう工夫している．採卵が終了したら，腹腔内出血・卵巣出血の有無を確認する．腟壁からの出血に対しては，ガーゼによる圧迫止血で対応する．拍動性の出血を認める場合は，出血点をコッヘルではさみ止血を行う場合もある．

3）検卵

低温環境下では卵子の紡錘体を損傷する可能性があるため，体内から取り出したら速やかにインキュベーターに収納する必要がある．吸引シリンジや検卵に使用するピペットなどは事前に加温しておき，検卵はホットプレート上で実体顕微鏡下に迅速に

行う．卵子を確認したらすばやくインキュベーター内に収納するため，動線にも配慮する．

4）採卵後の経過

筆者の施設では午前中に採卵を行い，2～3時間の安静の後，排尿，自立歩行の確認をし，血圧・脈拍・呼吸・意識状態・腹痛等問題がなければ帰宅となる．採卵時に出血の多い場合は，採卵2時間後に超音波で腹腔内出血の有無を確認する．

■ 採卵に伴う合併症

1）腹腔内出血，膣壁出血

カラードップラーで血管走行を確認して穿刺することや，穿刺回数を減らすなどで対処する．

2）臓器損傷

膀胱損傷を予防するため，採卵直前に導尿を行う．また，腸の損傷は腹膜炎をきたす場合もあるため，誤って穿刺しないよう細心の注意を払う．

3）感染

骨盤内の感染は，周期当たり0.2～0.5％の頻度で発生する[1]．採卵前の抗菌薬投与，採卵時の清潔操作を徹底する．

4）卵巣過剰刺激症候群（OHSS）

卵巣過剰刺激症候群（OHSS）が予想される場合は全胚凍結とする．筆者の施設では，OHSSが発生するリスクの高い症例に対して，ACE阻害剤のセタプリル® 25 mg・ブロプレス® 4 mg 1錠/日を7～10日投与（保険適用外）し，採卵1週間後に腹水の有無・卵巣の大きさの確認を行っているが，重症のOHSSは経験していない．また，茎捻転・血栓症にも注意が必要である．

引用文献
1) 日本卵子学会編：生殖補助医療（ART）胚培養の倫理と実際．近代出版，pp. 168-174, 2017

（渡辺浩彦）

Q64 卵胞がみえているのにさしても卵子がとれない（空胞）理由は何ですか？

　一般に，空胞といっても卵胞に卵子が存在しないということではない．しかしながら，何らかの理由によって卵胞液を吸引しても卵子が得られないことがある．採卵時に使用する卵巣刺激法には性腺刺激ホルモン放出ホルモン（GnRH）アゴニスト法，低刺激法などがあるが，刺激法では一般に卵胞径が15 mmを超え（低刺激法ではそれより大きく），血中エストラジオール（E_2）値が1卵胞当たり200〜300 pg/ml（クロミフェンではそれより高く，アロマターゼ阻害剤ではそれより低く）になった日（あるいは翌日）にtriggerとしてヒト絨毛性性腺刺激ホルモン（hCG）5,000〜20,000 IUを投与し，約36時間後に採卵を実施する．卵胞液吸引は経腟超音波エコー下で行い，筆者の施設では18 G採卵ニードルに延長チューブ，さらに20 ml注射筒を接続したものを用いている．

● 卵子がとれない理由

　「さしても卵子がとれない」という設題には2通りの解釈があるが，例えば卵胞が5個認められたにもかかわらず採取できた卵子が3個であった場合残り2個は空胞だったのか，これに対しては懐疑的であるが，次に述べるアポトーシスにより誘起された卵胞閉鎖もしくは黄体形成ホルモン（LH）受容体形成不全が示唆される．

　もう一方に，卵子を全く回収できない症例がある．このような場合正式には"empty follicle syndrome"（以下，EFS）と呼ばれ，顆粒膜細胞の何らかの機能不全・感受性低下を含むものや，全体的なメカニズムは曖昧なままだが，不適切なhCGの投与法やhCGの吸収障害が一要因になりうる偽性のケース（約67%）とそれ以外の真性のケース（約33%）に分類される．EFSの多くを占めるのが偽性である[1]．採卵前に尿中または血中β-hCGを測定することが有効であり，hCG陰性と判明した時点でhCG再投与後に採卵し卵子を獲得した症例，または次周期にdual trigger（GnRHアゴニスト＋hCG）を試み成功した例の報告がある．

● 顆粒膜細胞と卵子の関係

　卵巣中の卵胞は，その99%が性成熟期に卵胞閉鎖に陥り，生殖細胞である卵子のほとんどが消滅する．この卵胞閉鎖の初期に観察されるのが顆粒膜細胞のアポトーシスであり，この現象が卵胞閉鎖の制御に支配的にかかわっていると考えられている．卵胞刺激ホルモン（FSH）依存的な卵胞発育期においては，FSHに対する感受性の違いより顆粒膜細胞のアポトーシスが起こり，卵胞は閉鎖する．この感受性の違いが卵胞の選択を導き，高感受性の卵胞がFSH低濃度条件下においても生存し，優性卵胞と

なる．優性卵胞は卵胞の閉鎖が起こりにくく，LH 受容体が高発現状態にある[2]．卵子は卵胞の最内層に存在する顆粒膜細胞との相関のもと存在しており，卵胞の発育が進むに従い卵丘細胞が膨化し，やがて顆粒膜細胞から外れやすくなる．ゆえに成熟した卵子であれば，卵胞液を吸引することで回収できると想定されるが，優性卵胞のLH 感受性が不十分なとき，卵子が卵胞壁に卵丘細胞とともに付着したままの状態になると，卵子の回収が困難な場合が生ずる．

フラッシングの有用性

"卵子とれず"を回避する対処法の1つに，卵胞内フラッシングが挙げられる．筆者の施設では1つの卵胞に対して卵胞液吸引後に等量のヘパリン添加生理食塩水を卵胞内に注入・噴流させる方式を採用し，主席卵胞が3個以下の場合，全例フラッシングを行っている．発育卵胞が1個の採卵より卵子1個を回収した796症例を比較検討した結果，非フラッシング(1回目)群で回収できた390症例に対し，フラッシング(2回目以降)群では406症例であった．フラッシングにより回収された卵子のMII率は低い傾向にあるものの，採卵翌日にMIIを確認し顕微授精(ICSI)を施行することで妊娠成立した例もあり，卵子回収率上昇が見込まれることからフラッシングは有効な手段と考える．しかし，採卵時間の延長や採卵数の増加につながらないといった報告もあるため，クリニックのとらえ方は様々である．

まとめ

卵胞個数にかかわらず穿刺卵胞に対して採卵数が少ない症例には，trigger としてhCGが確実に打たれているか否かを特定し，適切な卵巣刺激の選択と次回採卵時のhCG増量や日程を延ばすことなどを考慮し，患者が納得のいく結果の提供に努めなければならない．

引用文献
1) Stevenson TL, et al: Empty follicle syndrome: the reality of a controversial syndrome, a systematic review. Fertil Steril, 90: 691-698, 2008
2) 森崇英：卵子学第Ⅸ章．京都大学学術出版会，2011

（渡辺浩彦）

Q65 卵子が成熟しているとは，どんなことをいいますか？ 元気な卵子はどうやって見分けるのでしょうか？

■ 卵子が成熟しているとは，どんなことをいうか

採卵時の"卵子が成熟している"というのは，核と細胞質の両方が成熟している状態のことをいう．核成熟は，GV期卵母細胞が排卵刺激を受け，減数分裂を再開し，第一極体を放出後に第二減数分裂中期の紡錘体を形成したもの（MII期：染色体が紡錘体の中央に整列し，受精により染色体分裂開始準備が完了した段階）が，核成熟した卵母細胞になる．10年ほど前までは，第一極体を放出している卵をMII期の成熟卵であると定義するものが多くあったが，極体放出していても必ずしもMII期ではなく，第一減数分裂後期（anaphase I）や第一減数分裂終期（telophase I）であるほかに，ヒト卵には染色体が凝集している期間（aggregated chromosome phase：AC phase）があることが判明し（図1），第一極体放出確認だけでは受精のタイミングを正しく判断できないことが明らかになった[1]．よって，顕微授精（ICSI）を行う際には，MII期の紡錘体形成の確認を行うことが非常に重要なポイントとなる．一方，核は成熟していても卵成熟促進因子（maturation promoting factor：MPF）が低く卵細胞質が未成熟な場合があり，細胞質未成熟卵では染色体異常率が高いことが報告されている[2]．

■ IVM周期でない通常の排卵誘発での採卵で得られたGV卵の取り扱い

採卵された卵の約10〜20%は，核成熟が未熟なGV期卵またはMI期卵であることが一般的に知られている．採卵時にGV期卵であった卵を一日培養し，MII期になるのを待って受精させることは可能だが，胚盤胞発生が著しく低いため，他に成熟卵がある場合は通常は廃棄となる．GV期卵の7割程度は翌日にMII期になるが，第一極体放出時間は様々であり，採卵後すぐにGVBD（germinal vesicle breakdown）したGV卵の場合は夜中に第一極体放出となるため，翌朝のICSI時にはすでにMII spindle形成から長時間が経過していることが問題となる．この場合，紡錘体の変形が起

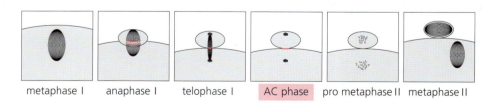

図1 ヒト卵母細胞MI期からMII期までの核相変化

こることから胚発生の低下，染色体分離異常が起こりやすくなる可能性が考えられている[3]．一方，採卵時に MI 期であった卵で採卵当日（4～5 時間以内）に MII 期へと成熟した場合，採卵時に MII 期であった卵と同様の胚発生能があり，生児を得ることが可能であることから[4]，採卵時 MI 期卵の IVM-ICSI は積極的に行うメリットがあると考えられている．

■ 採卵時の卵子の観察とヒト卵子にみられる様々な異常形態

ヒト卵母細胞には滑面小胞体凝集塊（sERC），refractile body/lipofuscin body，CLCG（centrally located cytoplasmic granularity），空胞などの異常形態がみられることがある（図2）．空胞以外の異常形態は，チンパンジー以外の動物での報告がなく，動物実験ができないことから，これらの卵母細胞質内の異常形態の発生原因は未だ不明な部分が多く，さらなる研究が望まれる．

1. sERC

近年，sERC がある卵が受精し発生する過程で減数分裂，有糸分裂時のどちらにおいても細胞分裂の失敗頻度が高いことが判明した[5]．さらに sERC を有した卵由来胚では，減数分裂・有糸分裂の核分裂，紡錘体整列，有糸分裂 G2/M 移行期の染色体分離，細胞骨格と微小管の構成，ミトコンドリアの構造と活性にかかわる遺伝子が異なることが報告された[6]．sERC を有した卵由来胚移植での妊娠・正常児出産症例の報告も多くあるが，生まれた児の成長過程での健康に関する調査報告はまだなく，sERC を有した卵由来胚は，移植胚選別の際の優先順位を下げるなど，慎重に行う必要を議論する課題が残されている．

2. refractile body

refractile body は過酸化脂質を中心として，蛋白などを巻き込んだ不溶性の不均質な重合体（lipofuscin-like body）であり，自家蛍光を有することがわかっているほか[7]，直

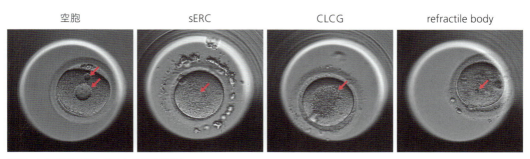

図2　ヒト卵母細胞に見られる異常形態

径 5 μm 以上の refractile body の存在する卵由来胚では，妊娠率，着床率が低下することが報告されている[7,8]．

3. CLCG

CLCG は細胞質の未熟性との関与が考えられており，CLCG が多発する症例の着床率は低く，CLCG 卵由来胚の染色体異常が高いことが報告されている[9]．

4. 空胞

卵細胞質内の空胞は小さいものは胚発生に影響はないとの報告があるが，空胞形成は卵母細胞に限らず，胚発生の途中で起こることが多々あり，桑実胚以降で起こる空胞形成は妊娠率が低下することが報告されている[10]．

■ 元気な卵子はどうやって見分けるのか

40 代の患者の卵に比べ，20 代の患者の卵は膜に張りがあり胚発生能が高いことは顕微授精時の感触から経験的に知られているが，張りのある卵が必ずしも染色体異常なく正常に発生する元気な卵子ではない．元気な卵の定義は，染色体正常卵かつ，ミトコンドリア機能が良好であること，そして，受精後の第二減数分裂時に染色体が正常分裂する卵である．第一減数分裂後の元気な卵（染色体正常卵）であっても，受精のタイミングを誤ると第二減数分裂の際の染色体分裂が正常に行われないため，MII 期紡錘体形成を偏光顕微鏡もしくは微分干渉顕微鏡にて可能な限り確認することが体外受精の成功へと繋がる．

参考文献
1) Otsuki J, et al: A phase of chromosome aggregation during meiosis in human oocytes. Reprod Biomed Online, 15: 191-197, 2007
2) Alvarez Sedó C, et al: Correlation between Cytoplamic Oocyte Maturation and Chromosomal Aneuploidies-Impact on fertilization, embryo quality and pregnancy. JBRA Assist Reprod, 19: 59-65, 2015
3) Miao YL, et al: Oocyte aging: cellular and molecular changes, developmental potential and reversal possibility. Hum Reprod Update, 15: 573-585, 2009
4) Otsuki J, et al: Timed IVM followed by ICSI in a patient with immature ovarian oocytes. Reprod Biomed Online, 13: 101-103, 2006
5) Otsuki J, et al: A higher incidence of cleavage failure in oocytes containing smooth endoplasmic reticulum clusters. J Assist Reprod Genet, 35: 899-905, 2018
6) Stigliani S, et al: Presence of aggregates of smooth endoplasmic reticulum in MII oocytes affects oocyte competence: molecular-based evidence. Mol Hum Reprod, 24: 310-317, 2018
7) Otsuki J, et al: Lipofuscin bodies in human oocytes as an indicator of oocyte quality. J Assist Reprod Genet, 24: 263-270, 2007
8) Takahashi H, Otsuki J, et al: ESHRE 2018 abstract（論文投稿中）
9) Kahraman S, et al: Relationship between granular cytoplasm of oocytes and pregnancy outcome following intracytoplasmic sperm injection. Hum Reprod, 15: 2390-2393, 2000
10) Mayer RB, et al: Good-quality blastocysts derived from vacuolized morulas show reduced viability. Fertil Steril, 109: 1025-1029, 2018

（大月純子）

Q66 採取した精液はどうやって卵子と受精させますか？

精液処理法

採取された精液には精漿と精子が含まれるが，体外受精では精子のみを使用するため，精液処理により精漿成分を取り除く操作が必要となる．精液処理にはほかにも，白血球や赤血球の除去，細菌やウイルスの除去，運動精子の濃縮，DNAを損傷した精子の除去などの効果があり，体内における受精までの精子選別を in vitro で再現する目的がある．

精子選別の手段としては簡易洗浄法，密度勾配法や swim-up 法などがある[1]．

1. 簡易洗浄法

最も簡易な方法であるが，精漿中の夾雑物は取り除かれない．主に精子濃度が低い症例で用いられる．精漿成分を除去するために，精液を培養液で希釈して遠心分離し，上清を取り除く．

2. 密度勾配法

運動精子を選別するのに最も適した方法であり，精漿成分や血球成分を分離することが可能である．密度勾配法は細胞の比重の違いによる分離を原理とし，遠心後，スピッツの底に運動精子がペレットを形成する．試薬には PVP（ポリビニルピロリドン）やシランにより被覆されたコロイド状シリカゲルが使用される．一般的には，2種類の濃度の密度勾配液を重層し，その上に精液を層積する不連続密度勾配法が用いられるが，精液所見や使用目的に応じて，単層法や連続密度勾配法などを行うこともある（図1）．

3. swim-up 法

高速直進や前進性の高い運動性が良好な精子を回収するための方法であり，密度勾配法後に行うのが一般的である．1 ml 程度の培養液が入った試験管の底に密度勾配法で得られた精子懸濁液を静かに入れて静置し，数分後に上清を回収する方法や，顕微授精を行う容器内で精子を運動させる方法（swim-out）が用いられる（図2）．

密度勾配法や swim-up 法は精漿中の夾雑物を取り除くだけではなく，DNAフラグメンテーションが低い精子やテロメアが長い精子の回収に有効であるという報告があ

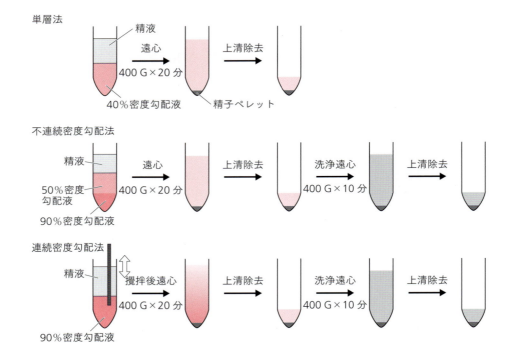

図 1 密度勾配法の種類

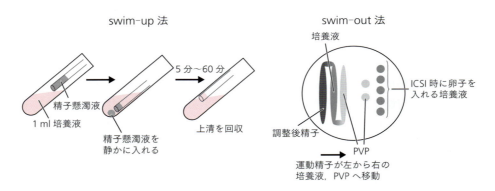

図 2 swim-up 法と swim-out 法

ることから，人工授精や体外受精においてこれらの精液処理は重要なステップであると考えられる．

■ 感染症症例に対する精液処理法

感染症をもつ症例において，密度勾配法や swim-up 法を用いることで精漿や精子表面のウイルス除去が可能であり，特に男性が HIV 陽性症例において，パートナーへの感染を予防する方法として非常に有用であるとされている．ただし，2 層密度勾

配法では精漿中の HIV ウイルスを十分に除去でないという報告がある．そこで，最近では密度勾配を連続にし，さらに二重の tube で培養液を重層することにより swim-up を行うことで高確率にウイルスを除去できる方法が行われている[2]．

引用文献
1) World Health Organization: WHO laboratory manual for the examination and processing of human semen, 5th ed. WHO Press, 2010
2) Inoue O, et al: Clinical efficacy of a combination of Percoll continuous density gradient and swim-up techniques for semen processing in HIV-1 serodiscordant couples. Asian J Androl, 19: 208-213, 2017

（服部裕充，京野廣一）

Q67 どんなときに精巣から精子を回収するのでしょうか？

■ 精巣内精子採取術（TESE）

　精液検査にて射出精液中に全く精子が認められない無精子症例において，精巣内精子採取術（TESE）を行うことで，精子が得られる場合がある．閉塞性無精子症に対しては精細管をランダムに採取する simple-TESE，非閉塞性無精子症に対してはピンポイントで精細管を採取する顕微鏡下 TESE（micro-TESE）が施術される．精子が採取できた場合には，マイクロピペットで精子を回収し，顕微授精に供する．なお，無精子症の原因の 10〜15% は Y 染色体長腕上の AZF（azoospermia factor）領域の微小欠失であるが，AZFa，AZFb または AZFb＋c 欠失症例では精子回収の可能性がなく，TESE の適応にならないとされている．一方，AZFc 欠失症例では精子を回収できる可能性が高く，TESE の適応となる．TESE の適応については無精子症だけではなく，高度乏精子症や cryptozoospermia に対しても拡大しており，射出精子を用いた顕微授精で結果が得られない際に精巣内精子を用いることで高い妊娠率を得られたという報告がされている．この理由としては精巣内精子のほうが，DNA フラグメンテーション率が低いということが関係しているとされている．

■ 採卵と TESE のタイミング

　TESE 症例において，最も臨床成績が良好なのは採卵当日に TESE を施行し，新鮮卵子と新鮮精子を用いて顕微授精を行う方法である．しかし，排卵誘発のタイミングと泌尿器科医のスケジュールを合わせることは困難なことが多く，精子または卵子を事前に凍結保存しておく方法がとられる．一般的には採卵の前に TESE を行い，精子凍結を行う方法がとられるが，凍結卵子を用いた治療についても，非閉塞性無精子症やクラインフェルター症候群など，精巣からもごくわずかな精子しか得られず，精

子凍結によって精子が死滅または紛失してしまうような症例に対して有効であり，新鮮卵子を使った場合と変わらない臨床成績が得られるという報告がある[1]．ごくわずかな精子の凍結法については，アガロースゲルやCryotop®を用いた微少精子凍結法が報告されているが，手技の難しさや生存率の問題などから，ルーチンワークに取り入れるには改善が必要とされている．TESE同日採卵や凍結卵子の場合は，TESEで精子が得られなければ結果的に卵子の廃棄というリスクがあるが，治療成績は良好であることから，各TESE症例に対してどの方法が最善か考慮する必要がある．

引用文献
1) Nakajo Y, et al: Vitrified-Warmed and fresh oocytes yield comparable outcomes when fresh testicular sperm is utilized. J Clin Embryol, 16: 138-144, 2013

（服部裕充，京野廣一）

Q68 精子と卵子はどのようにして一緒になりますか？

受精させる方法には，適度な濃度に調整した精子を卵子と一緒の容器に入れて，精子が自ら卵子に侵入することで受精が起こる「通常の体外受精(conventional IVF)」と呼ばれる方法と，顕微授精下で細いピペットを使って1個の精子を卵子の中に入れる「顕微授精(ICSI)」がある(表1)．

■ 体外受精(cIVF)

1. 方法

採卵された卵丘細胞卵子複合体(COC)と調整した精子を一緒の容器に入れ，数時間〜一晩培養する(施設により媒精時間は異なる)．精子はCOCの周囲に集まり，頭部からヒアルロニダーゼという酵素を放出して卵丘細胞を溶かす．その後，精子が卵丘細胞

表1　各媒精方法のメリットとデメリット

	メリット	デメリット
cIVF	自然に近い受精 費用はICSIと比較し安価	受精障害があると受精率が低下する 多精子受精が生じる
ICSI	精子所見不良時でも受精可能 形態学的に良好な精子を選別可能	針を刺すことによる卵子へのダメージ
split*	受精障害によるリスクを少なくできる	卵子が複数個必要

*スプリット(split)媒精：1回の採卵で得られた卵子が2個以上の場合，2つのグループに分け，cIVFとICSIの両方の媒精方法を試みること．

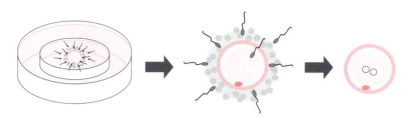

図1 体外受精について

精子頭部からヒアルロニダーゼが放出され，顆粒膜細胞を溶かす．
媒精に必要な精子の濃度は約10万個．

最初の1個の精子が卵細胞に到達すると，透明帯や卵細胞膜に変化が起こり，他の精子は入れなくなる．

2個の前核形成を確認できれば，正常受精と判断される．

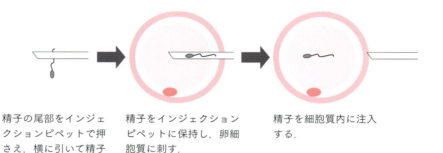

図2 顕微授精について

精子の尾部をインジェクションピペットで押さえ，横に引いて精子の不動化を行う．

精子をインジェクションピペットに保持し，卵細胞質に刺す．
細胞膜を吸引し穿破する．

精子を細胞質内に注入する．

の内側の透明帯（殻のようなもの）を通過し，卵細胞の中に入り，融合して受精が完了する（図1）．

2. 適応

- 精液所見が良好な場合（精子濃度，運動率が基準を満たしている）
- 過去にIVFで受精率良好の場合
- 過去に自然妊娠したことがある場合

顕微授精（ICSI）

1. 方法

　顕微鏡下で，卵子の中に精子を注入する方法である．精子の不動化を行い，細い針（injection pipette）で吸い，卵子に刺す．その後卵子の細胞膜を穿破し，細胞質内に精子

を注入する(図2).

2. 適応

- 精液所見が不良な場合(乏精子症,精子無力症,精子奇形症など cIVF による受精が困難な場合)
- 受精障害を疑う場合(過去に体外受精で受精しなかった,もしくは受精率が低かったなど)

(中條友紀子)

column 受精法の工夫（特に顕微授精の受精率を高めるために）

顕微授精（ICSI）においてベストの授精時間は，第一極体が放出されていて，なおかつ，偏光観察により卵子の紡錘体が可視化できる状態

　卵子は第一極体放出直後，偏光観察を行うと紡錘体は極体と卵子本体をまたがっている状態であり（telophase）75～90分後に紡錘体は見えなくなる（不可視）．この状態から40～60分後に卵子本体内側に紡錘体が可視化できるようになる（可視，図1）．紡錘体の可視/不可視は顕微授精（ICSI）の受精・胚発育へ影響することが報告されている．紡錘体が可視と不可視でICSIを行った後の正常受精率は75.6％と61.5％，3日目良好胚率は37.3％と28.0％，5日目胚盤胞到達率は50.7％と28.6％と，いずれの比較項目においても，紡錘体可視が不可視に比べて有意に高い値を示した[1]．紡錘体可視の状態がmetaphase IIでICSIをするベストタイミングであり，紡錘体不可視の状態はtelophaseからmetaphase IIへの移行期間であるため，この時期にICSIを行うのはタイミングが早過ぎると考えられる．したがって，第一極体を放出した卵子の偏光観察による紡錘体可視化率が最も高い時期にICSIを行うことが受精率を高め，胚発育を良好にするために重要となる．

　ベストのタイミングでICSIを行うためには，この時間を起点に逆算して前培養時間，あるいは，授精時間を調整するとよい．偏光観察による紡錘体観察を行っていない場合，hCG投与後39～40.5時間後の紡錘体可視化率が最も高かったとの報告があることから[2]，適切なICSIの時間あるいは採卵後の前培養時間はhCG投与後39～40.5時間を目安に調整するとよいと考えられる．

ICSIにおいて良好な精子の選別法は，1,200倍率下での形態良好精子選別

　ICSIにおいて高い受精率を得るためには，良好な精子を選別することも重要であると考えられる．以前，筆者らは精子を選別する倍率（1,200倍と400倍）（図2）がピエゾICSI

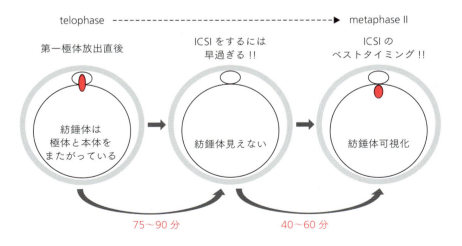

図1　偏光観察による紡錘体の経時的変化

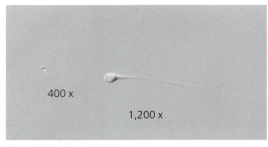

図2　精子の顕微鏡写真

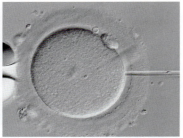

図3　ピエゾICSI

後の受精成績および胚発育へ及ぼす影響を調べた．1,200倍と400倍の正常受精率は92％と77％，3日目良好胚率は71％と59％となり，いずれの比較項目においても，1,200倍が400倍に比べて有意に高い値を示した[3]．形態良好な精子は精子DNAの損傷が少なく，1,200倍率下での形態良好な精子を選別することは，ICSIの受精率を高めるために有効な手段の1つと考えられる．

新規に顕微授精を指導する場合，従来から行われているICSIとピエゾICSIでは，ピエゾICSIのほうがよい

　以前，筆者らはピエゾICSI(図3)が顕微授精未経験者のICSI後の受精・胚発育へ及ぼす影響を調べた．ICSI未経験者に30工程のピエゾICSIトレーニングを行った後，臨床に参加して行った始めの100個の臨床成績を指導者と比較した．未経験者と指導者の受精率は88％と91％，3日目良好胚率は54％と67％，胚盤胞到達率は43％と57％となり，いずれの比較項目においても未経験者と指導者の間に有意差は認められなかった[4]．ピエゾICSIでの破膜はピエゾパルスにより行うためICSIピペットの中に卵細胞質を吸引する必要がなく[5]，バラつきのない破膜工程が行えるため，未経験者と指導者の間に差がみられなかったと思われる．以上のことから，新規にICSIを指導する場合，ピエゾICSIがよいと考えられる．

引用文献

1) Petersen CG, et al: Relationship between visualization of meiotic spindle in human oocytes and ICSI outcomes: a meta-analysis. Reprod Biomed Online, 18: 235-243, 2009
2) Kilani S, et al: Time course of meiotic spindle development in MII oocytes. Zygote, 19: 55-62, 2011
3) Hiraoka K, et al: Effect the sperm selection magnification (400x vs 1,200x) on fertilization results and embryo development in human Piezo-ICSI. Fertil Steril, 108: e147, 2017
4) 伊林恵美，他：Piezo-ICSIがICSI未経験エンブリオロジストのICSI後の臨床成績に及ぼす影響．日本臨床エンブリオロジスト学会雑誌，20：1-8，2018
5) Hiraoka K, et al: Clinical efficiency of Piezo-ICSI using micropipettes with a wall thickness of 0.625 μm. J Assist Reprod Genet, 32: 1827-1833, 2015

（平岡謙一郎）

Q69 受精したことはどうしてわかるのでしょうか？ 受精の異常にはどのようなものがありますか？

■ はじめに

体外受精，顕微授精後の受精の確認は，正常な受精卵を選別するうえで重要である．異常受精卵を移植した場合，妊娠しないだけではなく流産や胞状奇胎や部分胞状奇胎の原因になることがある．受精の過程で第二極体の放出，精子核，卵子核の脱凝縮，再凝縮後に雌雄前核の核膜形成が行われ，形態的に受精のサインを出すので，それらを確認することにより受精の判定を行う．

■ 受精確認

1. 受精確認時間

2011年に報告されたESHRE（ヨーロッパ生殖医学会）のIstanbul consensus[1]では，受精確認時間として媒精後17時間±1時間を推奨している．しかし，媒精時間によってはこの時間が早朝で観察が難しい場合があり，媒精後20時間くらいで行っている施設も多い．その場合すでに前核が消失しているものもあり，正確な受精確認ができなくなる場合があることを留意する必要がある．また，卵によって前核形成・消失時間がずれている場合もある．タイムラプス搭載インキュベーターは，これらを解消できるツールとして優れている．

2. 受精確認手順

顕微授精の場合はすでに卵丘細胞が除去されているのでそのまま受精確認を行うが，体外受精の場合はあらかじめ卵丘細胞の除去が必要になる．媒精当日もしくは翌日に実体顕微鏡下で卵の直径より若干太いピペットにて卵丘細胞を除去して裸化処理を行い，前核数と極体数の確認を行う．

3. 受精判定

受精判定には倒立顕微鏡上で200倍以上に拡大して前核数，極体数の確認を行う．ピントをずらしながら観察することで，前核が重なっている場合でも観察に慣れてくれば核膜辺縁の見え方の違いなどで確認できる．わかりにくい場合はディッシュを軽く揺すったり，ピペットで卵を転がして観察する．また前核と間違いやすいものとし

て空胞(液胞)があるが，前核内には複数の核小体前駆体が存在するので区別できる．正常受精卵は雌雄1つずつ計2個の前核(2PN)と，2または3個の極体(PB)が観察される(図1)．

■ 異常受精(図1)

1. 1前核(1PN)

　1PN胚は大きく分けて3パターンがある．雄性前核のみの場合，雌性前核のみの場合，または雌雄染色体が1つの核膜内に存在する場合である．前者2つは異常受精であるが，1PN内に雌雄染色体が存在する場合は正常な2倍体と考えられるため，移植後に妊娠・出産に至っている．この正常な2倍体の場合の1PN胚は直径が大きいとの報告もある[2]．また雌雄前核形成に時間のズレがあった場合や，1つのPNだけが先に核膜崩壊し，時間差でもう1つの核膜崩壊が起こっているのが見られる場合もあり，PNの大きさだけでの判断が難しい．よって1PN胚の中には異常受精のみでなく正常受精胚も含まれるがその判定が難しいため，移植の優先順位として低くするのが無難であろう．

2. 3前核(3PN)以上(多前核胚)

　3PN以上の多前核胚には，体外受精後の多精子受精によるものと，別の機序で多前核形成を起こすものがある．例えば，顕微授精の場合は，確実に1つの精子を注入しても3PN以上になる場合がある．注入精子自体もしくは卵自体の倍数性異常の場合も，3PN以上となる．また受精プロセス中での第二極体がうまく放出できないに3PN1PBとなる場合がある．その他に抗セントロメア抗体の抗体価が高い患者の場合，多前核形成が見られる場合もある．いずれにせよ，3PN以上の前核をもつ胚は異常受精と判定され，その多くは染色体異常のため通常は移植の対象とはならない．

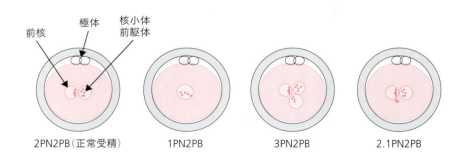

図1　前核形成様式

3. micro PN (2.1PN)

通常の PN 直径に比べ極めて小さな PN（micro PN）がみられることがある．2PN プラスこの小さな PN が 1 つある場合は，3PN の異常受精胚として扱ってきた場合が多いが，これらを 2.1PN と呼び，3PN と区別する動きになってきている．Antonio らの報告では[3]，2.1PN 胚の PGT-A 解析の結果，2 倍体を呈しているものが多く，移植後に出産例も多いため移植の対象として優先順位を上げてもよいのではないかと考えられる．しかし，micro PN の発生機序が明らかになっておらず，PN 直径などの基準が定まっていないため，今後の報告を注視する必要がある．

引用・参考文献
1) Alpha Scientists in Reproductive Medicine and ESHRE Special Interest Group of Embryology. Hum Reprod, 26: 1270-1283, 2011
2) Otsu E, et al: Developmental potential and chromosomal constitution of embryos derived from larger single pronuclei of human zygotes used in in vitro fertilization. Fertil Steril, 81: 723-724, 2004
3) Antonio C, et al: Abnormally fertilized oocytes can result in healthy live births: improved genetic technologies for preimplantation genetic testing can be used to rescue viable embryos in in vitro fertilization cycles. Fertil Steril, 108: 1007-1015, 2017

（青野展也）

Q70 rescue ICSI とは何ですか？

rescue ICSI とは完全受精障害を回避する非常に有用な方法である

体外受精後の完全受精障害は約 10％前後の頻度で起こると推定されているが，（完全）受精障害の対策として，通常体外受精後に受精兆候の認められない卵に対し，受精障害回避のために顕微授精（ICSI）による治療を追加する方法が rescue ICSI である．

当初は，受精判定時期である媒精後 18～20 時間の時点で非受精卵に対して ICSI を行う方法（1day old ICSI）として報告されたが，卵子が *in vitro* aging を起こすために個体発生能が著しく低下し，臨床上の有用性は乏しいとされ，ほとんど実施されていないのが現状である．

その後 2003 年に Chen C らによりヒトの通常体外受精において，媒精 6 時間後に早期受精判定（卵丘細胞を除去し第 2 極体放出の有無を確認）を行い，第 2 極体の確認されない卵子に対しその時点で ICSI を追加する rescue ICSI（early rescue ICSI）の報告がなされた[1]．early rescue ICSI では通常 ICSI と同程度の受精率（70％），良好胚率（53％），妊娠率（胚移植当たり 20％）であることが報告され，懸念される多精子受精率についても通常体外受精（IVF）と同程度（6％）であると報告されている．また，安全性について rescue

ICSIで出生した233人の検討では，新生児予後に差を認めないことが報告されている[2]．初回治療周期から完全受精障害を回避でき，ICSI固有のリスクの可能性を示唆する報告がなされている現状では不要なICSIを(完全に)回避する目的でも非常に有用な方法である．

早期受精判定時の卵の状態と対応

媒精6時間後の早期受精判定時の卵の状態とその後の対応について図1に示す．rescue ICSIを実施する際，原法に準拠した場合媒精後6時間後に早期受精判定(第2極体の放出判定)を行い，その後の対応を検討する(図1)．判定時に以下の3つのケースが想定される．

A：第2極体放出が確認された場合，通常体外受精による受精が期待されるため，ICSIの追加実施は行わない．

B：第2極体が確認されない場合，rescue ICSIの実施を検討する．本来の完全受精障害の回避が目的であれば，第2極体放出が全く確認されない場合に全卵にrescue ICSIを実施するのが原則となるが，低受精率(<30%)の場合も適応とするなど，各施設において治療周期ごとに事前に患者夫婦と治療方針の確認をしておく必要がある．

C：MIあるいはGV卵であった場合，体外成熟培養後にICSIの実施を検討する．MIから体外成熟培養8時間以内にMIIとなった場合に染色体正常卵が20〜25%の頻度で存在するとの報告[3]や，MIIまで成熟後にICSIが実施できた場合，MIのままICSIを実施した場合より受精率・胚発生率が高いことが報告されているが[4]，通常IVF時に偶発的に得られる未成熟卵は本来成熟すべき時期に未熟であった卵であり，何らかの異常が存在する可能性が高い．これらの未成熟卵を体

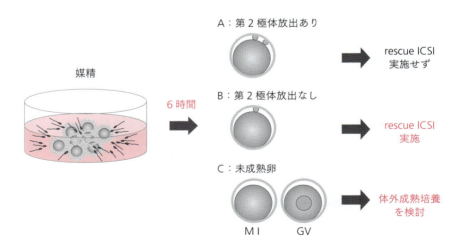

図1　媒精6時間後の早期受精判定と対応

外培養後にICSIを実施した場合，染色体異常率が高いことが報告されており[5]，その点を踏まえ胚移植に用いるべきか十分な検討が必要である．

早期受精判定については，媒精4時間後の判定およびearly rescue ICSIの追加により，通常IVFと比較し各群間に胚発生率・妊娠率に差のない結果が報告されており[6]，胚培養業務の長時間化を回避するために，各施設の状況に応じて早期受精判定時間を4〜6時間程度に設定可能である．また，近年導入施設が増加傾向にあるタイムラプス撮影機能を備えた培養器を用いれば，卵丘細胞除去後の連続観察が可能であり，時に判定が困難な遅延した第2極体放出と第一極体の分割・崩壊の鑑別が可能となり，また未成熟卵子の体外成熟培養後のICSIの追加実施もより適時の実施が可能となり，診断・治療の一助となる可能性が期待できる．

■ おわりに

rescue ICSIは受精障害の回避と不要なICSIの回避のための優れた方法であるが，胚培養業務の増加のため導入の際には人員の確保や勤務体制の見直しが必要となる場合も想定され，各施設の実状に応じた対応が必要である．また医原的な多精子受精の可能性が6%程度想定されるため，患者夫婦に十分な説明を行い，同意が得られた場合に実施することが重要である．

引用文献
1) Chen C, et al: Rescue ICSI of oocytes that failed to extrude the second polar body 6h post-insemination after conventional IVF. Hum Reprod, 18: 2118-2122, 2003
2) Chen L, et al: Neonatal outcome of early rescue ICSI and ICSI with ejaculated sperm. J Assist Reprod Genet, 31: 823-828, 2014
3) Strassburger D, et al: The cytogenetic constitution of embryos derived from immature (metaphase I) oocytes obtained after ovarian hyperstimulation. Fertil Steril, 94: 971-978, 2010
4) Strassburger D, et al: The outcome of ICSI of immature MI oocytes and rescued in vitro matured MII oocytes. Hum Reprod, 19: 1587-1590, 2004
5) Nugeira D, et al: Nuclear status and cytogenetics of embryos derived from in vitro matured oocytes. Fertil Sreril, 74: 295-298, 2000
6) Zhou L, et al: Differential effects of short co-incubation of gametes and early removal of cumulus cells in patients with different fertilization capabilities. Reprod BioMed Online, 32: 591-596, 2016

（菅沼亮太）

Q71 卵子の活性化法とは何ですか？

■ 卵子の活性化とは

卵子の活性化とは，脊椎動物の受精に必要不可欠な現象である．自然排卵あるいは

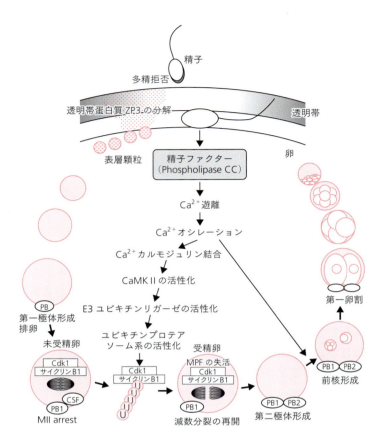

図1　哺乳類の卵細胞内における受精児の卵活性化のメカニズム
受精後の$[Ca^{2+}]_i$上昇は卵表層顆粒の開口分泌を誘発し，分泌物が透明帯蛋白質ZP3の精子結合部位を分解し，次の精子は先体反応を起こせず，透明帯を通過できない（多精拒否）．またCa^{2+}増加により，卵子はMII arrestから解除され，第二減数分裂が再開され，第二極体が形成され，減数分裂が完了する．卵内に雌雄前核が形成され1細胞期胚に入り，やがて雌雄間核は合同し，第一卵割に至る．
〔黒田恵司：精子ファクターPLCζと卵子活性化. J Mamm Ova Res, 27: 198-203, 2010 より転載〕

体外受精妊娠の場合，受精能獲得（capacitation），先体反応（acrosome reaction），ハイパーアクチベーション（hyperactivation），透明帯通過を終えた精子は，卵と精子頭部の赤道部で接着・結合する．精子・卵細胞膜の融合により直ちにその部分の細胞膜が崩壊し，細胞質の交流ができる．膜崩壊部分が広がって精子細胞質ファクター（PLCζ）が卵内に移行し，イノシトール3リン酸（IP3）受容体を介する小胞体からの反復性のCa^{2+}遊離を誘起する（Ca^{2+}オシレーション）．Ca^{2+}オシレーションにより中期促進物質（MPF）が不活性化され，MII arrestが解除され，分裂を再開する．分裂により第二極体が形成され，減数分裂が完了する．卵内の精子および卵子核は雌雄前核となり，1細胞期胚に入り，雌雄前核は合同し，第一卵割に至る．一方Ca^{2+}オシレーションにより，卵表層顆粒の開口分泌を誘発し，透明帯蛋白質ZP3の精子結合部位を分解する結果，次の精子は先体反応を起こせず，複数の精子の卵への侵入を防ぐ多精子拒否機構が成立する（図1）[1]．

顕微授精の卵子活性化

　顕微授精（ICSI）による受精は受精能力獲得，先体反応，ハイパーアクチベーション，透明帯貫通，精子・卵子融合がバイパスされる．ICSIの受精が他の体外受精と異なる点は，精子・卵子融合を介する卵子活性化の刺激伝達系とは異なる機序で卵子活性化が起きていること，卵子内での精子の脱凝縮が遅れること，先体酵素が卵子内に入ることなどである．

　ICSIでは卵子活性化の引き金となる精子・卵子融合がバイパスされているにもかかわらず卵子が活性化するので，精子に卵子を活性化させる因子（sperm factor）が存在し，精子が卵細胞内に注入された後にsperm factorがリークして小胞体からのCa^{2+}の放出を誘導し，Ca^{2+}オシレーションを発生し，卵子を活性化させると考えられている．

　ICSI反復不成功症例（PLCζ欠損あるいは受精率30％未満）に対して，ICSI後にカルシウムイオノフォアあるいは$SrCl_2$溶液に浸すことになり，卵子活性化を促し，受精を誘起することが可能であり，妊娠・出産例も報告され，安全性についてもfollowされている[2,3]．

卵子活性化法

　カルシウムイオノフォア（Ca^{2+} ionophore）とは，細胞膜のカルシウムイオンの透過性を亢進する物質の総称である．生殖補助医療（ART）では，卵子の活性化を起こすために用いる．

　ICSIの場合は，卵子に針を刺して精子を注入した時点で卵子が活性化するが，膜融合からPLCζ放出がバイパスされるため，卵子の活性化に必要なカルシウム濃度の上昇が不十分なことがある．そんなときに有効なのがカルシウムイオノフォアである．カルシウムイオノフォアは卵細胞質内のカルシウム濃度の上昇を促す薬剤で，その作用によりICSI後の卵子活性化を誘導する．ストロンチウム処理[4]はマウスではCa^{2+}オシレーションを誘導するが，ヒト卵子ではCa^{2+}オシレーションが確認されておらず，その機序は不明である．

引用・参考文献
1) 黒田恵司：精子ファクターPLCζと卵子活性化．J Mamm Ova Res, 27: 198-203, 2010
2) Kyono K, et al: Birth and follow-up of babies born following ICSI with oocyte activation using strontium chloride or calcium ionophore A23187. J Mamm Ova Res, 29: 35-40, 2012
3) Kyono K, et al: A birth from the transfer of a single vitrified-warmed blastocyst using ICSI with calcium ionophore activation in a globozoospermia patient. Fertile Steril, 91: 931. e7-e11, 2009
4) Kyono K, et al: Birth and follow-up of babies born following ICSI using SrCl2 oocyte activation. Reprod BioMed Online, 17: 53-58, 2008

（京野廣一）

Q72 とれた卵子のどの程度が育つものなのでしょうか？ なぜ育たない卵子がとれてしまうのですか？

採卵で得られたすべての卵子が胚盤胞に育つわけではない．ここでは，採卵時の成熟率，受精率，胚盤胞形成率（当院2017年度データ）をもとに説明する．

■ 採卵時の成熟率

採取された卵子は，すべての卵子が受精可能な状態にあるとは限らない．当院2017年度の採卵周期2,250件，総採卵数15,978個の成熟率を示す(図1)．13,270個が成熟卵子（MII卵子）であり，成熟率は83.1％，1,627個（10.2％）の卵子は未成熟卵，1,081個（6.8％）は変性卵であった．未成熟卵子は，IVM（*in vitro* maturation）という特殊な方法を用いて成熟卵子まで育てることが可能な場合もあるが，一般的な卵巣刺激の場合では受精不可卵として判断される．当院のデータによれば，採卵時から約15％の卵子はすでに発育（受精）できない卵子であったということになる．

■ 受精率

得られた成熟卵子は，体外受精（c-IVF）もしくは顕微授精（ICSI）によって受精させるが，すべての成熟卵子が受精するわけではない．当院における2017年度の成熟卵子13,270個の受精率を示す(図2)．Split を除く単媒精法では，c-IVF は69.6％，ICSI

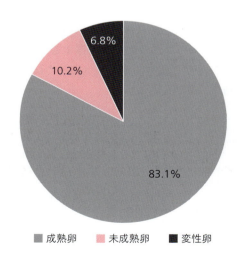

図1 採卵時の成熟率
当院における 2017 年度，採卵 2,250 件，総採卵数 15,978 個の割合．

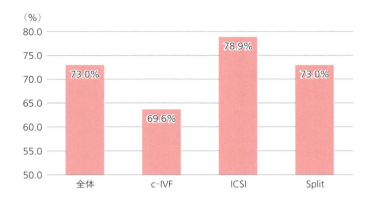

図2　各受精法による受精率
当院における2017年，成熟卵子13,270個の成績．

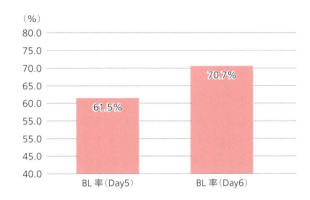

図3　受精5日目，6日目の胚盤胞形成率
当院における2017年度，継続培養卵子8,787個の成績．

では78.9％であり，Splitも含めたすべての媒精法の平均受精率は73.0％であった．このデータによれば，成熟卵子の約25％は受精できなかったということになる．

胚盤胞形成率

c-IVFもしくはICSIにより受精した卵子は，分割を繰り返し受精5～6日目には胚盤胞に発育する．しかし，すべての受精卵が胚盤胞へと発育するわけではない．当院の2017年度の継続培養卵子8,787個の胚盤胞形成率は，受精5日目で61.5％，受精6日目で70.7％であった(図3)．当院のデータによれば，受精卵のうち約30％は受精6日目までに胚盤胞に発育することができなかったと考えることができる．

まとめ

上述したとおり採卵されたすべての卵子が胚盤胞まで発育するわけではない．仮に

10個採卵できたとし，当院のデータを当てはめて考えてみると得られる胚盤胞の期待値は以下のようになる．

10×0.85×0.75×0.7（採卵数×成熟率×受精率×胚盤胞形成率）＝4.5

このように，採卵数が10個あったとしても，得られる胚盤胞の期待値は4.5個となる．ただし，この成熟率や受精率，胚盤胞形成率は，患者背景や技術の違いにより施設によって異なるので，各施設での採卵数当たりの得られる胚盤胞の期待値も異なるものと考えられる．

（渡邉英明）

Q73 胚はどうやって培養されていますか？ 胚の培養液とはどのようなものですか？

● 胚はどうやって培養されているか？（胚培養の実際）

胚は生体内と同様に CO_2 濃度の調整により生理的な pH を維持した状態で培養されている．胚培養液は一般的に $NaHCO_3$ が緩衝剤として使われており，5～6% CO_2 にて生理的な pH 値（約7.2～7.4）を維持できることになる．しかし，インキュベーターの状態および CO_2 表示の精度は機種によって異なるため，平衡後の培養液の pH が 7.2～7.4 になるように，インキュベーターの CO_2 濃度設定を調整することが必要である．胚は通常少量の培養液にてドロップ（微小滴）培養されている．それゆえ，培養液の蒸発による pH 変化，浸透圧変化などを避けるため，ドロップ培養の場合はミネラルオイルで培養液を覆って培養する．また，ミネラルオイルの質は培養成績を大きく作用するため，エンドトキシンや不純物検査以外にも過酸化物価（peroxide value：POV）がゼロに近いものを使用することが重要となる．さらに，ミネラルオイルはUV の影響で炭素-炭素間の二重結合（C＝C）が切断し，その際に発生するフリーラジカルによって胚がダメージを受けるため，ミネラルオイルは完全遮光にて保存するなど，管理にも細心の注意が必要である．

● 胚の培養液とはどのようなものか（培養液の組成）

自然妊娠の場合，卵子と精子の受精は卵管膨大部で起こり，受精卵は細胞分裂を繰り返しながらゆっくり卵管内を移動し，胚盤胞期には子宮内に辿り着く．よって体外で受精，胚培養を行う場合は，それぞれのステージの環境により近いことがベストな環境になる．このことから，培養液の組成は，卵管内液や子宮内液の組成を元に多くの研究が行われ，今日に至っている（表1）．

受精時にはグルコースを必要とするが，胚発生初期にはグルコースが逆に発生を妨

表1 培養液の組成

		シーケンシャルメディア		シングルステップメディア	効果
		day 2 までの初期胚	day 3 以降（8 細胞期―胚盤胞期）		
エネルギー源	グルコース	高濃度悪影響（なしまたは低濃度）	高濃度で有効	有効（低濃度）	受精に必須のエネルギー源．分割期は高濃度で発生遅延
	ピルビン酸	有効（低濃度）	有効（低濃度）	有効（低濃度）	初期胚発生に必要なエネルギー源
	乳酸	有効（生体内濃度）	有効（生体内濃度）	有効（生体内濃度）	ピルビン酸の取り込みを制御
アミノ酸	必須アミノ酸	MEM 中では発生阻害	有効	有効（in KSOM）	浸透圧調整，細胞内 pH 緩衝作用
	非必須アミノ酸	有効	有効		
抗酸化剤	タウリン，GSH など	有効	有効	有効	胚発育時に発生する活性酸素の捕捉
キレート剤	EDTA	有効	高濃度の EDTA は悪影響	低濃度	金属イオンのキレート
細胞接着因子	ヒアルロン酸	不明	有効	—	胚の子宮への接着を促す
胚成長促進	GM-CSF	無効	有効	—	ICM の細胞数増加促進，アポトーシスの抑制，子宮内免疫応答の抑制
	インスリン	無効	有効	—	糖・アミノ酸の取り込み促進，グリコーゲン合成・脂質合成の促進
蛋白源	HSA/合成血清	混在物により好影響，悪影響が大きく左右する			

げるため，受精用と胚培養用とでは培養液の組成が異なり，受精確認後に培養液の交換が必要になる．受精後の培養液はヒト胚発育段階に合わせ，初期胚ではエネルギー源であるピルビン酸や乳酸を多く含み，低グルコースの培養液，day 3 の 8 細胞期以降はグルコースをエネルギー源とし，種々のアミノ酸を含むシーケンシャルメディアが多く使われていた．しかし，培養液交換の際に胚にストレスがかかること，インキュベーター開閉によって庫内の CO_2 濃度，N_2 濃度が大幅に下がることによる胚への悪影響があることから，培養液の交換を必要としないシングルステップメディアが開発され，特に胚盤胞までタイムラプス観察を行う場合の利便性が高くなった．しかしながら，シーケンシャルメディアの培養液交換は実態顕微鏡と一体型の CO_2 チャンバーで行うことにより，環境変化を低減できること，インキュベーター開閉後の庫内 CO_2 濃度回復の早い個別チャンバーインキュベータが開発されていることから，より胚にとって生理的な環境であるシーケンシャルメディアの利点が浮き出される可

能性を秘めており，今後はさらに培養環境を含めた培養液組成の研究開発が行われることが望まれる．

■ HSA（ヒト血清アルブミン）と合成血清（アルブミンとグロブリンの混合物）

アルブミンは血清中の約6割を占め，血管内血漿の浸透圧調整を行う重要な蛋白質であり，分子のフェリーボートと例えられるとおり，アミノ酸，ホルモン，脂肪酸，ビタミン，成長因子などを結合して血液中を運搬する役割を担っている．また，金属イオンのキレート，毒素や活性酸素の捕捉，pHおよび浸透圧の維持，細胞膜の安定化を行い，胚培養では培養ディッシュへの接着防止としての表面活性化剤としても有益である．一方，アルブミン製剤用の血清はHBV，HCV，HIV感染が調べられているが，他のウイルスやプリオンの存在は否定できないことが危惧されている．リコンビナントアルブミン（r-HA）はマウスではよいデータが報告されているが，ヒトでは純化したHSAを用いた場合との明確な差が見られていない．これはHSAがサイトカイン，ホルモン，成長因子などのヒト胚発育に重要な因子と結合していることが考えられ，近年ではGM-CSF（granulocyte-macrophage colony stimulating factor），インスリン，ヒアルロン酸などが添加された培養液も発売されている．今後はこのような不足因子を補った状態でのリコンビナントアルブミンの有効性が期待される．

■ 最後にひとこと

以上のように，胚培養液は絶え間ない進歩を遂げてきた．今後も体外培養に必須な成分の発見とともに変化していくと思われる．また，HSAの代替となる安全な蛋白源の開発も望まれる．

（大月純子）

Q74 胚のグレードとは何ですか？

生殖医療において，体外受精により得られた受精卵（胚）の発育を形態でグレード分けし，評価する目的は，胚移植もしくは凍結の優先順位を決めることにある．そのため，評価と妊娠率が相関している必要がある．しかし，現在行われている胚評価は，主に形態的な特徴を評価に変えることで数値化やランク付けが行われており，評価には評価者の主観が入ることから，形態評価と妊娠結果に必ずしも一致しない見解が得られている．本質的な胚の評価は染色体であり，現在の科学をもって非侵襲的に胚の染色体を解析する技術はまだ開発されていない．移植胚を選択するうえで重要なこと

は胚を非侵襲的に評価することである．そのため，現状では胚を形態的に評価することが妥当な評価方法であることは間違いない．

形態的な評価は初期胚を評価するVeeckの分類[1]と胚盤胞発育を評価するGardner分類[2]を用いることが多い．本項では，胚の評価と妊娠の関係を整理し患者に伝えられるようにまとめたい．

初期胚の評価

初期胚である培養2〜3日目の胚評価は，主にVeeck分類を用いている施設が多い．その分類は細胞の数，均一性，フラグメンテーションの割合を判定しグレード分けをする(図1)[3]．さらにそのグレードをgood，fair，poorのようにクラス分けすることが多い．また，この分類を改変し施設ごとの基準を設けている場合もある．

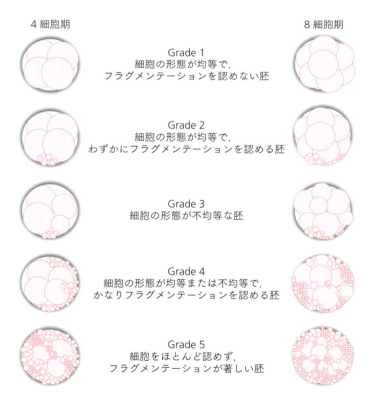

図1 初期分割胚（採卵後2日目の4細胞期胚あるいは4日目の8細胞期胚）のVeeck分類

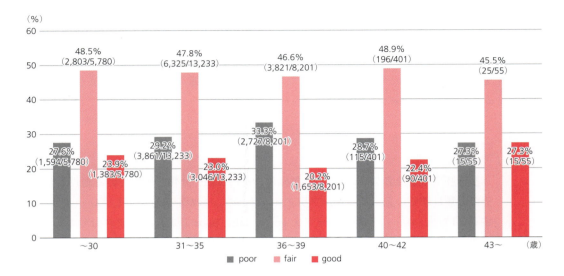

図2　Day3の年齢ごとの胚発生率
当院における2013～2017年に採卵し培養した症例が対象

■ 初期胚の評価を発生率と妊娠率，そして年齢と関連付けて解析する

1. Day 3 の年齢ごとの胚発生率（図2）

　図2をみてわかるように，Day 3 までの胚発生率において年齢による差は認められない．どの年齢群においても形態的評価における poor の割合は約 30～35％，fair の割合は約 45％，good の割合は約 20％となる．

　Day 3 までの初期胚発生において，年齢が増加するにもかかわらず発生率に変化が生じないことは重要な出来事である．

2. Day 3 の年齢ごとの臨床的妊娠率（図3）

　年齢ごとの臨床的妊娠率をみてみると，年齢の増加に伴い徐々に低下することがわかる．35 歳以下では 33～35％，36～39 歳では 30％，40 歳以上の妊娠率は明らかに低下し 23％，特に 43 歳以上では顕著な低下が認められ 12％であった．

　胚発生率では年齢による差は認められなかったものの，妊娠率では年齢に伴う低下が認められた．これは形態では評価しきれない胚の質を表していることとなる．胚の本質的な質である染色体は年齢の増加とともに異常を発するが，胚の形態に影響を及ぼす異常は Day 3 までには認められないこともわかった．

3. Day3 の胚評価と臨床的妊娠率（図4）

　胚の評価ごとの臨床的妊娠率において，グレードと妊娠率は相関している．妊娠率

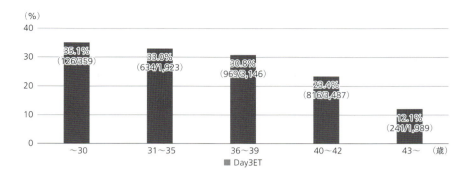

図3 Day3 の年齢ごとの臨床的妊娠率
当院における 2013〜2017 年に治療した症例が対象

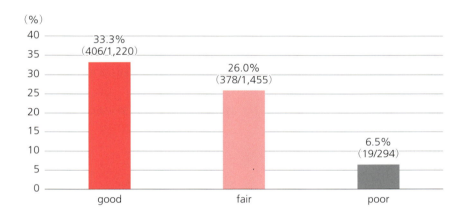

図4 Day3 移植の胚評価と臨床的妊娠率
2013〜2017 年の移植した症例が対象
1 個移植の周期に限る

は good で 33.3％，fair で 26.0％，poor で 6.5％となった．

　冒頭で記載したように，評価者の主観に左右されやすい胚の形態評価は，複数の評価者で評価にバラツキが生じるとグレードごとの妊娠率に差が生じない結果となる．特に，good と fair が同等の妊娠率と評価されることが認められるので注意したい．

　評価のバラツキは妊娠の予測において改善すべき事項であるが，患者へ説明する際の注意点として妊娠を評価するうえで fair の成績は悪くないことを説明する必要がある．

胚盤胞

　胚盤胞の評価は主に Gardner 分類を用いている施設が多い．Gardner はヒト胚の胚盤胞培養において数多くの研究を発表していることから，胚盤胞の Gardner 分類はほぼ世界共通と言っても過言ではない．その分類は胚盤胞の成長度合を 1〜6 までの 6 段階でクラス分けをする．さらに内細胞塊と栄養外胚葉をそれぞれ 3 段階の A，B，

Cで評価する(図5)[3]．初期胚盤胞は1，2で表し3以上で胚盤胞と評価できる．また，良好胚盤胞は分類が3，内細胞塊と栄養外胚葉がそれぞれB以上(3BBと表記する)を指すことが多い．逆にCCと評価される胚盤胞は形態不良胚と定義されることが多い．

胚盤胞の評価を発生率と妊娠率，そして年齢と関連付けて以下，解析する．

1. 胚盤胞の年齢ごとの発生率(図6)

グラフをみてわかるように，年齢の増加とともに胚盤胞発生率が低下していく．胚盤胞発生率は40歳以上で低下し，43歳以上では顕著に低下している．Day 3の発生率では年齢の増加によって発生率の低下は顕著に現れていないが，胚盤胞では低下している．これはDay 3以降で起こる胚盤胞発生に関与する遺伝子発現が，年齢とともに低下もしくは異常をきたすことによるといわれている．

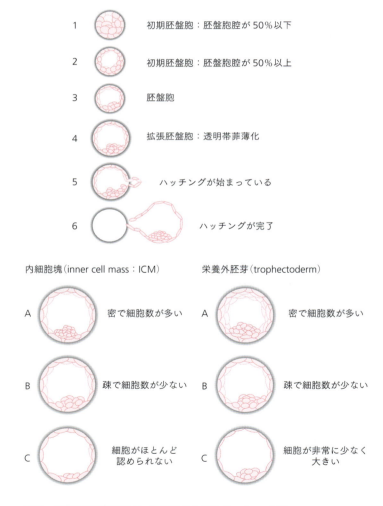

図5　胚盤胞期(採卵後5〜6日目)におけるGardner分類

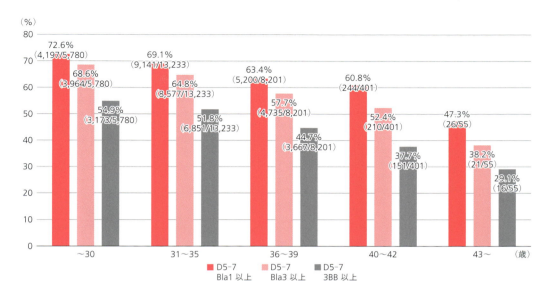

図 6 胚盤胞の年齢ごとの発生率
当院における 2013～2017 年に採卵し培養した症例が対象.

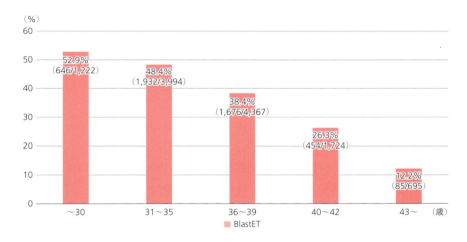

図 7 胚盤胞の年齢ごとの臨床的妊娠率
2013～2017 年の移植した症例が対象. 1 個移植の周期に限る.

2. 胚盤胞の年齢ごとの臨床的妊娠率(図 7)

　　胚盤胞の臨床的妊娠率は 30 歳以下の群で 52.9%，31～35 歳までの群で 48.4% と非常に高い妊娠率が得られている．しかし，36 歳以上から低下傾向が認められ 40 歳以上では明らかに低下する．さらに 43 歳以上では，顕著に低下することが示されている．年齢による妊娠率の推移は Day 3 と同様に低下することは一致している．
　　胚盤胞の妊娠率ではどの年齢においても Day 3 の妊娠率と比較し高いことがわかる．

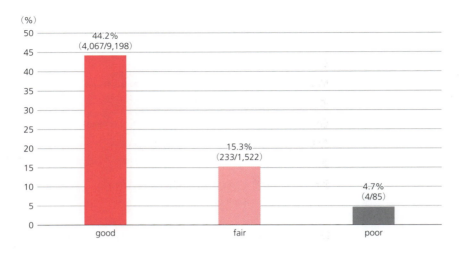

図8 胚盤胞の胚評価と臨床的妊娠率
2013～2017年の移植した症例が対象．1個移植の周期に限る．

　ここで注意しなければならないのは，胚盤胞まで発育した胚の妊娠率が高いことはデータにも現れているが，胚盤胞への発育は培養環境に依存するので，Labワークの良し悪しを評価することになる．胚培養士には，徹底したLabワークにより常に安定した高い胚盤胞発生が得られる培養技術が求められている．

3. 胚盤胞の胚評価と臨床的妊娠率（図8）

　胚盤胞では，胚のグレードの低下が臨床的妊娠率の差に顕著に現れている．妊娠率はgoodで44.2％，fairで15.3％，poorで4.7％となった．
　グラフからわかるように，胚盤胞の妊娠率ではgoodと評価された胚の妊娠率が高い．確かに形態良好胚であるが故に妊娠率が高いことはいうまでもないが，胚盤胞を評価する際に形態的な特徴がわかりやすく，評価のバラツキが発生しがたいことも表している．

4. 1PNは正常胚なのか異常胚なのか？

　生殖補助医療において，通常の体外受精（c-IVF）および顕微授精（ICSI）後に約1割の胚が1前核（1PN）胚を含む異常受精胚となる．一般的に，正常受精胚（2PN）以外の異常受精胚は胚移植の選択肢にはならない．しかし，1PN由来胚において妊娠例が報告されるなど，その扱いに苦慮する場面がある．さらにヒトでも雌雄両ゲノムを1PN中に含み，胚盤胞まで正常に発生する胚が存在することを筆者らは明らかにした．
　そこで，当院ではヒトの1PNに対する臨床的有効性を判断するために研究を行った．検討は2013年にc-IVFおよびICSI後，1PN胚と評価した530個を対象とし，

2PN 胚と評価した 3,763 個と比較した．最大 7 日目まで培養し胚盤胞到達率を算出し，Gardner 分類で 3 以上と評価した胚盤胞は凍結保存を行った．そのうち，移植周期に融解し単一胚盤胞移植を行った 1PN 胚 42 個を対象とし，臨床的妊娠率を算出した．なお，同期間に同条件で移植を行った 2PN 胚 856 個を対照群とした．

その結果，胚盤胞到達率は 1PN 胚 15.5％に対し，2PN 胚 64.0％と 1PN 胚は有意に低かった．しかし，1PN 胚ならびに 2PN 胚由来の胚盤胞移植では臨床的妊娠率（33.3％ vs. 36.9％）および流産率（28.6％ vs. 24.7％）と，どちらも有意な差はなかった．

これらの結果をまとめると，1PN 胚は 2PN 胚と比較して胚盤胞への到達率は低いが胚盤胞まで発生した 1PN 胚は 2PN 胚と遜色ない妊孕性を有することがわかった．

1PN は正常胚なのか？と問われれば，異常胚という定義は変わらないが，その中には染色体レベルでは正常と判断できる胚も含まれている．それを 1PN の段階で見分けることは困難であるが，培養を継続し胚盤胞まで発育した 1PN 由来胚に関しては 2PN 由来の胚盤胞と同等の妊娠率が得られた．よって，1PN は胚盤胞まで発育させ評価することで判断することができる．

まとめ

私たちが胚のグレードを認識し患者へ説明する際には注意すべきことは，冒頭にも伝えたように形態的な胚評価で妊娠率を説明することは不十分であることである．それを認識したうえで，移植胚の選択や凍結胚について患者へ説明をしなくてはならない．しかし，私たちが現状で使用できる胚評価は形態的な判断に依存するしかない．形態的な評価は完全ではないが，おおよそ信用に足る評価であることも認識し活用してもらいたい．

引用文献
1) Veeck LL : Atlas of the human oocyte and early conceptus. Williams & Wilkins, pp. 151-153, 1991
2) Gardner DK, et al : Blastocyst score affects implantation and pregnancy outcome : towards a single blastocyst transfer. Fertil Steril, 73 : 1155-1158, 2000
3) 浜谷敏生，他：婦人科疾患の診断・治療・管理　4 不妊症．日本産科婦人科学会誌，60：495-504，2008

（福永憲隆）

column 若年低 grade 胚

なぜ若年者において低 grade 胚の発生が続く症例がいるのか？

　基本的に胚盤胞までの胚発生は年齢との相関があるので若年者では高く，高年齢者では低くなる（前項参照）．それにもかかわらずに若年者であっても相対的に胚発生が悪いことには原因がある．ここでは原因の1つとして「抗核抗体陽性症例」の卵子成熟と胚発生，そして妊娠について取り上げてみる．

　筆者らはこれまでに抗核抗体（ANA）に着目し研究してきた．その抗体の1つである抗セントロメア抗体（ACA）を高値でもつ症例がいることがわかってきた（表1）．この症例は採卵時の卵子成熟率が低いこと（図1），さらに多前核形成率が高いことがわかり報告してきた（図2）．

　このような症例では抗体価を測定しない限り，事前に卵子成熟異常や胚発生異常を予測することは困難である．

　このような症例が若年であれば「若年なのになぜ？」と疑問がもたれ，患者に適切な説明をすることができない．そこで，このコラムでは原因不明と思われてきた成熟異常や発生異常に対する患者説明に活かしてもらいたい．

なぜ ACA（＋）症例ではこのような異常が起きるのか？

　これまで答えが明らかにされていなかったことから，筆者らは ACA 症例の未成熟卵子を追加培養し，蛍光免疫染色によって染色体を解析することで，低成熟率と多前核形成の原因を検討した．

　この研究では，ANA 検査を行った症例を対象とし，ANA が陰性であった ANA（−）群と ACA が陽性であった ACA（＋）群に分け，翌日まで追加培養後，蛍光免疫染色により卵子成熟および染色体局在を比較した．

　その結果，未成熟卵子を追加培養後の ACA（＋）群では MII 期（成熟卵と判断される時期）と判断された卵子の割合は 15.6％（7/45）であり，ANA（−）群の 61.9％（26/42）と比較して有意に低かった（図3）．また，卵子細胞質の染色体局在を調べたところ，ACA（＋）群において雌性染色体が散在している卵子の割合は 64.4％（29/45）であり，ANA（−）群の 4.8％（2/42）と比較して有意に高かった（図4）．

　追加培養後の卵子成熟率が ACA 症例で低かった要因として，雌性染色体の散在が卵

表1　抗核抗体検査の陽性率

	陽性率（％） n＝3,439
ANA（−）	2,578　（75.0）
ANA（＋）	831　（24.2）
ACA（＋）	30　（ 0.9）

抗核抗体（ANA）検査の結果，抗セントロメア抗体（ACA）陽性者は 0.9％（30/3,439）であった．
検査対象期間：2014.8～2016.7

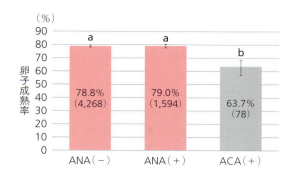

図 1 採卵周期当たりの卵子成熟率を比較
ACA(＋)症例の卵子成熟率は ANA(－)および ANA(＋)と比較して有意に低かった(a vs b; $p<0.01$).
( )は周期数. 期間：2014.8～2016.7

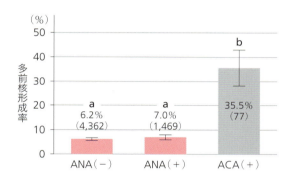

図 2 ANA(－), ANA(＋), ACA(＋)における多前核形成率の比較
ACA(＋)症例の多前核形成率は ANA(－)および ANA(＋)と比較して有意に高かった(a vs b; $p<0.01$).
( )は周期数. 期間：2014.8～2016.7

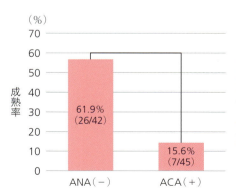

図 3 ANA(－), ACA(＋)における卵子成熟率の比較
ACA(＋)症例の卵子成熟率は ANA(－)症例と比較して有意に低かった($p<0.01$).

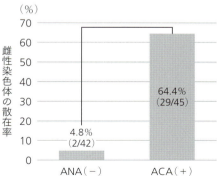

図 4 卵子細胞質における雌性染色体散在率の比較
ACA(＋)症例由来卵子の雌性染色体散在率は ANA(－)と比較して有意に高かった($p<0.01$).

子成熟を妨げている可能性が考えられた．また，追加培養によって得られた成熟卵子の一部に雌性染色体の散在が確認された．このような染色体が散在している卵子に媒精を行うことで，その後の多前核形成の原因となる可能性が示唆された．

このような症例の成熟率を上げ，多前核率を下げる治療法はあるのか？

　治療法について諸説報告されているが，現時点ではないと答えるのが正しい．

　エビデンスに基づき効果のある治療法はないが，筆者らの経験では抗体価の高い患者でも体外受精により妊娠・出産した症例がある．このような症例では研究結果と同様に成熟率が低く，多前核胚が多いという状態であったが，得られた少数の正常受精胚を胚移植することで妊娠に結びついた．この結果より，卵巣内で保持されている卵子は卵巣刺激により採卵され，その中には抗体に曝されていても正常な卵子が存在していたことを意味する．正常な卵子に巡り合うためには一定数の採卵を行う必要がある．

　このように，意図せず年齢に成績が相関しない症例に出会うことがあるが，ANA検査を実施し陽性反応が得られれば原因の説明をすることができる．患者を考察するときの一考にしてもらえれば幸いである．

〔福永憲隆〕

Q75 動画（タイムラプス）で何がわかるのですか？

　生殖補助医療(ART)の発展は，ヒト卵子の受精およびその後の胚発育過程の経時的観察を可能とし，未知であった様々な生理学的現象を明らかにしてきた．しかし，これらの観察は，限定された静止画での解析であり，自ずとその評価には限度があった．筆者らは，2003年から，ヒト卵子の受精から着床前胚盤胞期までの発育過程を，非侵襲的かつ連続的に観察可能な体外培養装置(high-resolution time-lapse cinematography：hR-TLC)を独自に構築し，得られた映像の動的解析を行ってきた[1-6]．本項では，胚の発育過程を連続観察により詳細に解析し，体外受精(c-IVF)胚あるいは顕微授精(ICSI)胚の発育速度やいくつかの新たな知見について述べる．

■ 対象と方法

　hR-TLC観察への同意が得られたc-IVFあるいはICSI実施予定の患者において，得られた複数個の成熟卵子1個を無作為に選択し，hR-TLCに供した．c-IVF卵子では，媒精から1時間で卵丘細胞を機械的に除去し，卵子培養用のマイクロドロップ(10 μl, fertilization medium, COOK, USA)に移し，透明帯に最も深く侵入している精子に焦点を合わせ，観察を開始した．一方，ICSI卵子では，精子注入後直ちにマイクロドロップ(10 μl, cleavage medium, COOK, USA)に移し，卵細胞質内の精子頭部に焦点を合わせて観察を開始した．撮影条件としては，露光時間が50ミリ秒，撮影間隔は精子の透明帯貫通までは10秒(c-IVFのみ)，貫通後は2分とし，約40時間撮影を行った．連続観察後，形態良好胚に発育した胚(治療目的胚)は，凍結保存し，以後の治療に用いた．

■ 初期胚発生過程の連続観察結果

　図1にhR-TLCにより得られたc-IVFでの初期胚発生過程の連続画像を示す．卵子下方の精子が透明帯を貫通し，直ちに卵細胞表面に接着した(a, b, 矢印)．やがて，精子頭部は消失し(c)，第1極体付近に第2極体の放出がみられた(d)．その直後，この卵子においては，精子進入部位(sperm entry point：SEP)に一過性卵細胞質隆起(fertilization cone：FC)現象が確認された(e, 矢印)．FC消失後SEPよりcytoplasmic flare(Flare)と呼ばれる細胞内顆粒状物質の拡散が放射状に現れ(f)，雌雄前核が形成され接合した(g)．両前核が拡大明瞭化しながら卵細胞中央へ移動するとともに，卵細胞辺縁部より細胞内小器官が前核周辺へと移動を開始し，卵細胞辺縁に透明領域translucent zone in peripheral ooplasm(Halo)が出現した(h, i, j, 矢印)．この間，両前核内には核

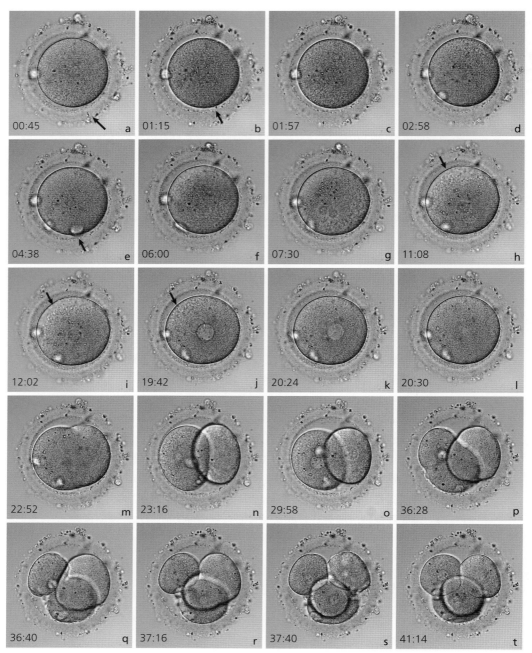

図1 hr-TLCによる連続画像
時間は媒精からの経過時間を示す.

　小体前駆体(nucleolar precursor body：NPB)が認められ，活発に前核内を動き回る様子が観察された．Haloは前核とほぼ同時に消失し(k, l)，間もなく第1卵割が開始した(m, n)．第1卵割後，細胞質内には核膜が形成され(o)，核消失直後，平均2.6時間で第2卵割が開始した(p)．このとき，割球の分裂は同期性をもたず，まず片方の割球が先

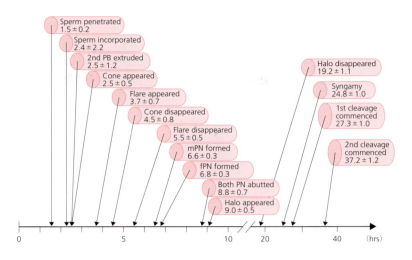

図2 初期胚発生過程の時間経過

に分裂し(q),続いてもう一方が分裂した(r, s).卵割後,それぞれの割球内に再び核膜が形成された(t).

初期胚発生の時間経過

c-IVFにおける,媒精から第2卵割完了までの時間経過を図2に示す.媒精時間を基点とすると,平均1.5時間で精子は透明帯を貫通し,卵細胞表面に接着してから精子頭部が消失するまでに約40分間を要した.そして,2.5時間で第2極体が放出され,6.6時間で雄性前核,やや遅れて6.8時間で雌性前核がそれぞれ確認された.24.8時間で前核は消失し,27.3時間で第1卵割,37.2時間で第2卵割が起こった[2].

精子侵入時を基点とすると,第2極体放出までに要する時間は,ICSIでc-IVFに比して2時間程度多く必要としたが,第2極体放出後の胚発生過程の形態学的所見や時間経過には,全く差違はなかった.したがって,c-IVF胚とICSI胚の初期胚発生過程では,精子進入の過程に相違があるため,両者に共通の卵活性化の指標となる第2極体の放出を基点として,初期胚発生の時間経過を比較した.

胚発育における異常現象について

現在では,筆者らのhR-TLCを応用したtime-lapse組み込み型培養器が広く普及し,多くの臨床検討がなされており,その中で,卵割時に3細胞以上への異常卵割を呈する胚が散見されることが報告されている[7].そこで,異常卵割の発生頻度とその後の胚発育の詳細を検討した.まず,割球とfragment(細胞断片)を識別するため,核を有する細胞質の最小直径を計測し,直径40μm以上の細胞において,核保有率が78%となったため,割球の最小直径を40μmと規定した.正常受精卵のうち11.6%(200/1,722)で異常卵割が認められ,そのうち,第一卵割時の異常卵割は78.0%

(156/200)，第二卵割時の異常卵割は 14.0％（28/200），第一，第二両卵割時の異常卵割は 8.0％（16/200）であった．syngamy 到達までの胚発育速度は，正常卵割胚において 22.7±4.6 時間であったのに対し，第一卵割時の異常卵割胚では，23.3±2.3 時間，第二卵割時の異常卵割胚で 25.6±4.8 時間であり，異常卵割胚において有意に遅延した（$p<0.01$）．また，syngamy から第一卵割までの発育速度は，正常卵割胚の 2.9±1.3 時間に対し，第一卵割時の異常卵割胚で 6.6±5.2 時間，第二卵割時の異常卵割胚では 4.8±5.1 時間であり，第一卵割時の異常卵割胚において有意に遅延した（$p<0.05$）．また，多核出現率は正常卵割胚で 21.1％（321/1,522）であったのに対し，異常卵割胚では 30.0％（60/200）と有意に高率であった（$p<0.05$）．胚利用率は，正常卵割胚の 71.1％（1,082/1,522）に対し，異常卵割胚では 30.5％（61/200）と有意に低率であった（$p<0.01$）．さらに，今回の検討では，第一卵割時異常を生じた胚での妊娠症例は認めなかったが，第二卵割時に 1 割球のみ異常卵割を生じた第二卵割時異常卵割胚（2 割球から 5 割球へ分割し，すべての割球が核を有してした）では，1 症例のみ健常児の分娩を認めた．以上のことから，胚の動態観察をし，胚の 50％以上に染色体の正常性が予測できれば，妊娠の可能性があることから，移植可能胚になりうると考えられた．

■ 考察

　hR-TLC による解析結果から，胚発生は厳密にプログラムされた time-course に従って進行しており，卵子の細胞質内小器官は経時的に様々な動態をみせることが明らかになった．さらには，第一卵割様式の重要性が再認識され，これらの確認には本法が有用であると考えられた．

　今後，さらに，本研究を進め，初期胚における様々な形態学的所見とその後の胚のクオリティーとの関連性を明らかにすることで，より精度の高い胚評価法を確立し，高い妊娠率を維持しながら健常な単胎児を得るという ART における究極の目標達成に寄与していきたいと考えている．

引用文献
1) Adachi Y, et al: Analysis of physiological process in early stage of human embryos after ICSI using time-lapse cinematography. J Mamm Ova Res, 22: 64-70, 2005
2) Mio Y: Morphological analysis of human embryonic development using time-lapse cinematography. J Mamm Ova Res, 23: 27-35, 2006
3) Mio Y, et al: Time-lapse cinematography of dynamic changes occurring during in vitro development of human embryos. Am J Obstet Gynecol, 199: 660e1-5, 2008
4) Mio Y, et al: The beginning of human life under time-laps Cinematography. Period Biol, 111: 324-327, 2009
5) Mio Y, et al: Human embryonic behavior observed with time-lapse cinematography. J Health Med Informat, 5: 143, 2014
6) Iwata K, et al: Dynamic morphology of the human ooplasm and subsequent embryonic development analyzed by time-lapse cinematography. J Mamm Ova Res, 32: 143-148, 2015
7) Rubio I, et al: Limited implantation success of direct-cleaved human zygotes: a time-lapse study. Fertil Steril, 98(6): 1458-1463, 2012

（湯本啓太郎）

Q76 胚移植ではどんなことをしているのですか？

胚移植とは

　生殖補助医療（ART）は，排卵誘発治療，採卵，受精，胚培養，そして胚凍結，胚移植，の各ステップにわけて考えることができる．すべてのステップがうまくいって初めてよい結果に結びつくが，なかでも胚移植は総仕上げともいえる大切なステップだといえよう．

経腹超音波下胚移植と経腟超音波下胚移植

　実際の胚移植にあたっては，極少量の培養液とともに胚を吸引した胚移植カテーテルを子宮内腔に挿入し，カテーテルの先端が移植に適した位置に到達したことを確認して胚をこの少量の培養液とともに子宮腔内に注入する．このとき，経腹超音波にてカテーテルの先端を確認する方法と，経腟超音波にてカテーテルの先端を確認する方法がある．ちなみに，クリニカルタッチといって，超音波でカテーテルの先端を確認せず，医師の経験と感覚に頼って移植を行う方法もあるが，超音波にてカテーテルの先端を確認することで成績が改善するとする報告が多く[1]，クリニカルタッチでの胚移植は主流ではなくなっている．

経腹超音波下胚移植と経腟超音波下胚移植の使いわけ

　経腹法では，下腹部の脂肪が厚い場合など明瞭な断層像が得にくくなることがあり，また尿で充満した膀胱をacoustic window（音響窓）として利用するため，患者は排尿を我慢するなどの苦痛を感じることがある．一方，経腟法では，プローブと観察対象との距離が短縮でき，経腹法よりも明瞭な断層像を得やすくなる．さらに経腹法のように膀胱を充満させる必要がないため，患者に強いる苦痛は軽減できる．しかし，腟内に腟鏡，胚移植用カテーテル，経腟超音波プローベを同時に挿入することになるので，腟が狭い患者にとっては苦痛を強いることになりかねない．これらのメリット・デメリットを考慮して，経腹超音波下胚移植と経腟超音波下胚移植を使い分ける．

経腟超音波下胚移植の手順（図1）

　ここでは，近年主流となりつつある経腟超音波下胚移植の手順について解説する

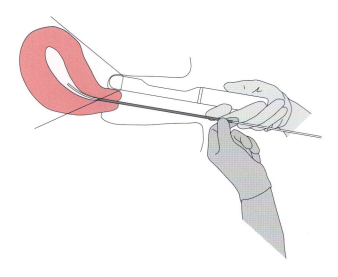

図1 経腟超音波ガイド下での胚移植の手順
術者は利き手で,経腟超音波プローベを把持し,子宮断層像にて,胚を移植する位置を確認する.子宮内腔への胚移植カテーテルの挿入にあたっては,先端の位置をリアルタイムに把握することが重要である.そのためには,利き手で把持した経腟超音波プローベの微妙な操作が必要である.
〔古井憲司先生のご厚意により掲載〕

(図1).
① 腟鏡を腟内に留置して腟内を洗浄し,また頸管粘液を可及的に除去する.子宮腟部は出血しやすいため,洗浄は愛護的に行う.消毒液を用いる施設もあれば,生理的食塩水を用いての洗浄を行う施設もある.消毒液を用いる場合,消毒液の残留をさけるため,必ず生理的食塩水を用いての洗浄も行う.胚移植カテーテルの外套を子宮頸管に挿入・留置する.
② 胚移植カテーテルの外套を子宮頸管に挿入・留置する.このとき,外套の先端を深く挿入して子宮内膜を傷つけることのないように注意する.
③ 経腟超音波プローベを腟内に挿入し,子宮断層像にて胚を移植する位置を確認する.
④ 胚移植カテーテルを外套から挿入し,カテーテルの先端の位置を子宮断層像にて確認しつつ進める.
⑤ カテーテルの先端が胚移植に適した位置に達したことを確認した後,胚を少量の培養液とともに注入する.

参考文献
1) Brown J, et al: Ultrasound versus' clinical touch' for catheter guidance during embryo transfer in women. Cochrane Database of Systematic Reviews, 3: CD006107, 2016

(塩谷雅英)

Q77 胚移植をした後，生活ではどんな注意が必要ですか？

胚移植後の生活－安静が必要，それとも安静は不要？

　胚移植後から妊娠判定までのおよそ2週間の生活で，どのような注意をするのが最善なのか，まだ十分にわかっていない．施設の考え方も千差万別である．胚移植後は仕事も家事も制限するように指導する施設もあれば，いつもと変わらない生活で構わない，と指導する施設もある．治療を受けている皆さんは，一体安静が必要なのか，必要ではないのか，どちらなんだろうと混乱されている方が少なくないのが現状と思われる．

　そこで，ここでは，胚移植後のベッド安静の必要性について研究した論文を紹介したい．参考文献1)では，胚移植後に10分間ベッドで安静にした場合と，全く安静をしなかった場合の妊娠率を比較している．その結果は予想に反して，ベッド安静をしないほうが妊娠率が高く，しかも流産率が低いという結果であった．参考文献2)では，胚移植後30分ベッドで安静にした場合と，移植後全く安静をしなかった場合を比較したところ，妊娠率にはどちらも差がなかったとしている．他にも胚移植後の安静の必要性について研究した論文は多数あるが，安静の必要性を主張する論文はほとんどない．以上のことから，少なくとも胚移植の直後の安静は必要ない，と考えてよい．繰り返しになるが，参考文献1)のように，胚移植後に安静にするとかえって妊娠率が低下するという研究もあるくらいである．

なぜ，胚移植後の安静は必要ないのでしょうか？

1. 自然妊娠との比較

　そもそも胚移植後に安静が必要と考えられたのは，子宮内に移植した胚が動くと子宮から外に出てしまうのでは，と心配されたからである．自然妊娠を思い起こしていただきたい．自然妊娠でも，胚は卵管から子宮に運ばれてくる．それでは子宮内に胚が入ってから，子宮内膜に接着するまでの期間，安静が必要だろうか？　この時期の安静は特に必要のないことは，何万年と続く人類の歴史においてそのような注意は払われてこなかったという事実が物語っていると思う．

2. 血液循環

　適度な運動は血液の流れを促進する．もちろん子宮への血液の流れも亢進する．そ

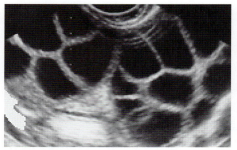

図1 OHSS
超音波断層にて観察された，腫大した卵巣である．排卵誘発により過剰に刺激された卵巣が腫大し，様々な症状を呈してくる医原性の疾患をOHSSと呼んでいる．重症化すると血栓症，腎不全，呼吸不全などを招く．また，腫大した卵巣の捻転（卵巣茎捻転）にも注意を要する．

の一方で安静は，血液の循環を停滞させる．着床の時期，子宮の中では大きな変化が起こるので，たくさんの血液循環を必要とする．したがって，着床の時期には適度な運動によって子宮への血液循環を改善することがよい結果につながるものと考えられる．

3. ストレス解消

胚移植から妊娠判定までの2週間前後はとてもストレスの多い期間である．だれもがよい結果であることを願う一方で，妊娠していないのでは，と不安を抱く．不安はストレスにつながり，さらにストレスから不安が増す，という悪循環に陥りかねない．ストレスは着床に必要なホルモンの分泌や，免疫系の活動，そして，子宮内膜の蠕動運動などに悪影響を与える可能性がある．したがって，胚移植から妊娠判定までの時期には過度な安静を行わず，日常生活を楽しむ余裕をもつことが大切だと考えられる．

■ 胚移植後の安静が必要な場合も

採卵前に，ヒト下垂体性性腺刺激ホルモン（hMG）製剤や卵胞刺激ホルモン（FSH）製剤を使用して過排卵刺激を行った場合，これら排卵誘発剤の副作用として，卵巣が腫れる卵巣過剰刺激症候群（OHSS）を発症することがある（図1）．症状が強い場合には新鮮胚移植を避けて，一旦胚をすべて凍結する全胚凍結が実際されることになる．しかし，症状がそれほど強くない場合には新鮮胚移植が行われることもある．このような場合には，まれに運動などがきっかけで腫大した卵巣が捻れる，卵巣茎捻転を引き起こすことが心配されるので，安静が必要となる．ただし，ベッド上で安静にしていても，100％卵巣茎捻転を予防することはできないことも知っておいてほしい．

■ 胚移植後に大切なこと

1. 自己判断は禁物

　子宮内に移植された胚が着床し発育するためには，エストロゲンとプロゲステロンという2種類のホルモンがたっぷりと必要である．そのために，一般的には胚移植前後から，これらのホルモン剤が処方される．このホルモン剤を処方された場合には，指示通りに服用することが大切である．なかには，妊娠の兆候がなさそうだと自己判断して，途中で服用を中止してしまう方がいるが，せっかく妊娠していてもこれらのホルモンを中止してしまうことで流産につながってしまうことがあるので注意が必要である．なお，妊娠判定の日に陽性の方でも「体の変化は何も感じない」方が多い．したがって，体の変化がないからといって，妊娠が起こっていない，と自己判断することのないように注意していただきたい．

2. 葉酸の摂取

　妊娠前から葉酸を摂取することで，生まれてくる児の先天異常のリスクを減らすことができる．もし，まだ葉酸のサプリメントを摂取していないのであれば，1日400 μgの摂取を勧めたい．もし，妊娠判定後から葉酸のサプリメントを開始する場合には，1日800 μgの摂取をすすめたい．

参考文献
1) Gaikwad S, et al: Bed rest after embryo transfer negatively affects in vitro fertilization: a randomized controlled clinical trial. Fertil Steril, 100: 729-735, 2013
2) Purcell KJ, et al: Bed rest after embryo transfer: a randomized controlled trial. Fertil Steril, 87: 1322-1326, 2007

（塩谷雅英）

Q78 なぜ1つしか胚をもどさないのですか？

　生殖補助医療（ART）において，移植する胚は通常1個である．その理由は，複数の胚を移植すると，多胎妊娠のリスクが高まることになるためである．中には一度の治療で複数の赤ちゃんができたらよい，と考えているケースもあるが，多胎妊娠には様々な周産期リスクが伴うので，多胎妊娠は避けるべきものである．

多胎妊娠に伴う周産期リスク

多胎妊娠に伴う周産期リスクとして，母体では，切迫流産・早産になりやすく，このため，長期の入院を要する場合がある．母体死亡率も単胎分娩に比してやや高くなる．胎児では，早産未熟児や低出生体重児が多く，長期入院の必要性が高まる．周産期死亡率は，単胎に比較し双胎は約6倍，品胎は約12倍と胎児数が多いほど高くなることが報告されている[1,2]．

日本産科婦人科学会の会告

前述のとおり，母体および胎児・新生児の健康を守るという観点から多胎妊娠は避けるべきものである．このような見地から，2008年，日本産科婦人科学会は会告として，生殖補助医療における多胎妊娠防止に関する見解を改定し発表した．その内容は，「移植する胚は原則として単一とする．ただし，35歳以上の女性，または2回以上続けて妊娠不成立であった女性などについては，2胚移植を許容する．」というものである．この見解からもわかるように，原則として移植する胚は1個なのだが，例外として2個胚移植を行うこともある．

ARTにおける多胎妊娠予防における当院の歩み[3]

ここまで述べてきたとおり，多胎妊娠はARTの望ましくない結果の1つであり，避けるべきものである．多胎妊娠を減少させる効果的な方法は，移植胚数を1個に制限することだが，その結果妊娠率も低下するならば患者にとっては受け入れがたい

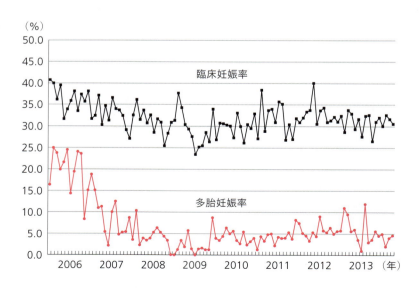

図1　当院における臨床妊娠率および多胎妊娠率の月間推移
英ウイメンズクリニック, 2005年～2013年.

ものとなる．したがって，移植する胚は1個に制限しつつ，妊娠率は従来の複数胚移植と遜色のないものを目指す必要がある．当院では2006年より多胎妊娠予防に取り組み，2005年には26.4％あった多胎妊娠率を10％以下に低下させ，最近の多胎妊娠率は5％前後で推移している．このように，2006年をピークとして，多胎妊娠率には顕著な低下がみられるが，その一方で妊娠率の低下はあまりみられない（図1）．これは，多くのケースで移植胚を1個に制限することで多胎妊娠を予防しつつ，同時に1個の胚での妊娠率を向上させる工夫を行ってきたことに起因している．その工夫としては次の3点を挙げることができる．第1は初期胚移植よりもより高い妊娠率を期待できる胚盤胞移植を多くのケースにおいて選択したこと，第2は新鮮胚移植よりも高い妊娠率を期待できる凍結胚移植を積極的に実施したこと，第3は，複数個の移植でも多胎のリスクが低い高齢患者のケースでは，より高い妊娠率を期待できる2個胚移植を選択したこと，などである．詳細については，文献3)を参照してもらいたい．

参考文献
1) 齊藤英和：本邦における多胎妊娠の推移．臨床婦人科産科，62：242-245，2008
2) 末原則幸：クリニカルカンファレンス9　ハイリスク妊娠の分娩管理．日産婦誌，61：386-390，2009
3) 塩谷雅英，他：ARTの多胎妊娠予防における当院の歩み．J Mamm Ova Res, 28：159-167, 2011

（塩谷雅英）

Q79 補助孵化療法（assisted hatching）とはどのようなものですか？

　卵子や胚は糖蛋白質からできた透明帯と呼ばれる殻に囲まれており，受精後，胚は透明帯内で分割発達が進み，胚盤胞に達した後，着床に至る直前に胚自体が透明帯を開口脱出（hatched out）して着床に至る．この過程は生理学的な現象として起こるが，下記のような状況で硬化し，着床の際の妨げになることが報告されている．
1) 加齢による経年変化で卵・胚の質が低下し，難治性不妊など卵の質の低下が不妊原因と考えられる症例では硬化する可能性がある．
2) 体外培養などによる影響で透明帯が硬化する点が報告されており，特に不適切で長期間の体外培養が硬化の度合いを高める可能性がある．
3) 胚が液体窒素内で凍結保存され，その後融解し移植される場合，それらのステップは生理学的な状況では全くないため，凍結保護液（特に透過型耐凍剤）に曝露されることによる硬化と，液体窒素に曝露され，その中で長期間貯蔵されることにより硬化することが報告されている．

上記の1)～3)の理由による透明帯の硬化により受精卵，特に胚盤胞の孵化が阻害され，結果的に着床率低下などの影響が懸念されるため，透明帯の一部もしくは全体を

菲薄する，または開口することで孵化を促進させる技術が補助孵化療法(assisted hatching：AH)である．

■ AHの方法

AHの方法には下記がある．

①マイクロピペット等で透明帯を切開する機械的方法：胚盤胞を保持するホールディング用のピペットと透明帯を穿刺し開口するためのマニピュレーション用のニードルピペットをマイクロマニピュレーターにセットし操作しなければならない煩雑さがある．レーザー機器等設備が必要なく，顕微授精等で用いられるマイクロマニピュレーターがあり，顕微授精の技術を得ている胚培養士であれば，簡単に施行できる．

②酸性タイロードや蛋白質分解酵素により透明帯を溶解し菲薄，開口する化学的方法(酸性タイロード法)：酸性液体が吹きかけられることで胚のpH環境に不可逆的なダメージを起こす可能性があるため，現在は全く使われていない．

③レーザー用いて菲薄，開口するレーザー法(laser assisted hatching：LAH)：半導体レーザーを用いて透明帯を菲薄化しながら，最終的に開口していく．図1の上段のように連続照射が可能な機器を使用することで，短時間に透明帯の大きな開口を得ることが可能である．レーザーを照射する範囲については報告によって様々だが[1]，小

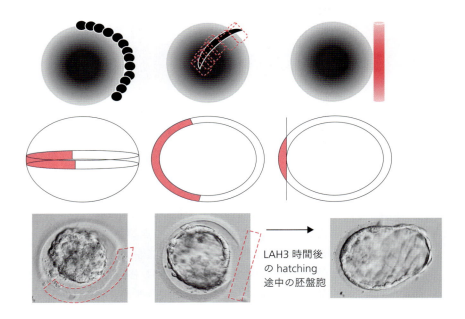

図1 laser照射によって開いた透明帯上のslitの位置的関係
LAH手技は透明帯に接線方向からlaser pulseが照射されるため照射方向から観察して透明帯の50%に欠損が見られても開口部はスリットであり，透明帯自体が半分なくなったわけではない．

さく不十分な開口の場合は，開口部分に中心細胞塊(inner cell mass：ICM)がトラップされて完全な hatched out にならない場合があるので，十分な大きさを開口すべきである．しかしながら，胚細胞質への熱影響を最小限にするように，照射サイズを考慮しながら施行するべきである．レーザー照射機器がついた倒立顕微鏡があれば，透明帯上の照射部位を設定するだけで簡単に施行でき，バイオプシー Mode という透明帯に沿って連続で照射が可能な設定を用いることで短時間での開口作業が可能である．胚に対する侵襲性の低さから，この半導体レーザーによる LAH 法を採用する施設が多くなってきている．

■ AH の適応

AH の適応としては，前述したような凍結融解胚移植症例や反復生殖補助医療(ART)不成功例において hatching が成功に起こっていないことが原因による着床不全が考えられる場合は，積極的に行っていくべきである．また，透明帯の構造的特徴から最内層が一番硬い点のため，菲薄化のみでは AH の効果は限定的と思われ，適切な孵化を促すには図1に示すように照射部分を全体の 1/4〜1/3 のサイズにする必要があるが，レーザーパルスは胚に対して垂直方向に照射されるため，透明帯に接線方向のスリットを入れているに過ぎないため，直ちに胚盤胞が脱出する状態になるわけではない点を留意する必要がある．

AH は一般的なラボワークとして広く取り入れられているが，その効果については未だ意見は分かれている[2,3]．AH を施行しても効果がないとする報告もあり，必ずしもすべての症例に対して有効であるとの報告はないため，上記に示したように適応を症例ごとに見極めながら施行する必要がある．

参考文献
1) Hiraoka K et al: Impact of the size of zona pellucida thinning area on vitrified-warmed cleavage-stage embryo transfers: a prospective, randomized study. J Assist Repro, 26: 515-521, 2009
2) Balaban B, et al: Laser-assisted hatching increases pregnancy and implantation rates in cryopreserved embryos that were allowed to cleave in vitro after thawing: a prospective randomized study. Hum Repro, 21: 2136-2140, 2006
3) Arthur W, et al: Laser assisted hatching in good prognosis patients undergoing in vitro fertilization-embryo transfer: a randomized controlled trial. Fertil Steril, 90: 84-91, 2008

(向田哲規)

Q80 着床しやすさを調べたり，着床率を上げたりする方法が本当にあるのですか？

まず着床しやすさを調べる検査について回答したい．従来，子宮内に移植した胚が着床しなかった場合，すなわち妊娠が成立しなかった場合，その原因は主に胚側に，

特に胚の染色体異常にあるものと考えられていた．しかし，近年の報告では染色体が正常の胚を移植しても出産にいたるのは52.9％に過ぎず，多くは着床しないことが報告されている[1]．このような報告を受けて，妊娠不成立の原因として，着床障害の存在がクローズアップされてきている．

■ 着床しにくい原因（着床障害）

①黄体機能不全：胚が着床するためには，プロゲステロン，エストロゲンの2種類のホルモンが十分に必要である．これらのホルモンは，排卵後に卵巣に形成される黄体から分泌されるものである．これらのホルモンが不足すると着床が成立しにくくなる．

②子宮筋腫や子宮腺筋症：発生部位やその大きさによっては，子宮筋腫や子宮腺筋症は子宮の血流を低下させたり，子宮腔の形状を変形させたりすることで着床障害の原因となることがある．

③卵管水腫（図1）：卵管水腫は着床障害の原因となることがある．したがって，生殖補助技術での妊娠を計画する場合でも子宮卵管造影検査を受けておいたほうがよいといえる．

④子宮内膜ポリープ（図2）：子宮内膜ポリープなどの子宮腔占拠病変の存在は着床障害の原因となる．子宮内膜ポリープは頻度が高く，胚移植の前には子宮鏡検査等でその有無を確認しておくとよい．図2は，着床障害の原因検索を目的として実施して子宮鏡検査にて発見された子宮体癌の症例である．

⑤慢性子宮内膜炎：従来子宮の内腔は無菌と考えられていたが，近年の研究により，子宮内腔にも細菌叢の存在があることがわかってきた．Morenoらはこの子宮内細菌叢は主に乳酸菌で形成されていることが重要であり，乳酸菌の割合が低いと，着床不全を招くことを報告した[2]．近年，この子宮内細菌叢の解析ができるようになった．

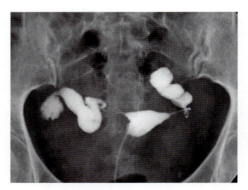

図1 子宮卵管造影検査にて発見された両側卵管水腫
左右の卵管が棍棒状に腫大している．典型的な卵管水腫の所見である（英ウイメンズクリニック）．

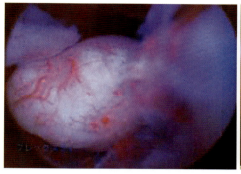
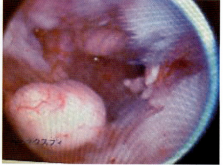

図2 子宮鏡検査で発見された子宮体癌
着床障害の原因検索を目的として実施して，子宮鏡検査にて発見された子宮体癌の症例．病理診断は類内膜腺癌G2であった（英ウイメンズクリニック）．

また，何らかの病原菌の感染により，慢性的に子宮に炎症を惹起する状態，すなわち，慢性子宮内膜炎も着床不全を招く原因としてクローズアップされている．慢性子宮内膜炎は，子宮内膜の一部を採取し，その中の形質細胞の分布を調べることで診断される．慢性子宮内膜炎と診断されたら，抗菌薬治療の対象となる．

⑥**着床の窓（window of implantation）のずれ**：子宮内膜が胚を受け入れることができる期間は決まっている．この期間は，「着床の窓」と呼ばれ，通常この窓は，排卵から5日目に開き，その後2，3日で閉じるものと考えられている．近年の研究で，この「着床の窓」が開くタイミング，あるいは閉じるタイミングが「ずれている」ケースがあることが明らかになりつつある[3]．子宮内膜着床能検査では，このずれを見つけることで，胚移植のタイミングを調整することができるようになりつつある．

着床率を上げる方法について

「着床率を上げたりする方法が本当にあるのですか？」という質問に対して回答したい．子宮内膜が胚を受け入れることができる「着床の窓」があると前述したが，この「着床の窓」はホルモンの働きに加えて，胚の働きも重要であることがわかってきた[4]．この点に着目した移植方法として，SEET法がある[5]．SEET法では，凍結して胚盤胞を融解移植する3日前に，胚盤胞を培養した培養液だけを子宮内に注入する方法である．培養液に含まれた胚由来因子が，「着床の窓」が開くことを助け，続いて「着床の窓」が開いた子宮に移植を行う．

参考文献
1) Rubio C, et al: In vitro fertilization with preimplantation genetic diagnosis for aneuploidies in advanced maternal age: a randomized, controlled study. Fertil Steril, 107: 1122-1129, 2017
2) Moreno I, et al: Evidence that the endometrial microbiota has an effect on implantation success or failure. Am J Obstet Gynecol, 215: 684-703, 2016
3) Simon C, et al: Prospective, randomized study of the endometrial receptivity analysis (ERA) test in the infertility work-up to guide personalized embryo transfer versus fresh transfer or deferred embryo transfer Fertil Steril,

4) Shiotani M, et al: Embryo-dependent induction of uterine receptivity assessed by an in vitro model of implantation in mice. Biol Reprod, 49: 794-801, 1993
5) Goto S, et al: Stimulation of endometrium embryo transfer can improve implantation and pregnancy rates for patients undergoing assisted reproductive technology for the first time with a high-grade blastocyst. Fertil Steril, 92: 1264-1268, 2009

（塩谷雅英）

Q81 体外受精のとき，採卵後の薬はどうして必要なのですか？

■ 黄体補充

　体外受精で採卵を行い，同じ周期に胚移植を行う新鮮胚移植周期においては，着床に適した環境を構築していくことが重要となる．このためには適正な内分泌環境の形成が必要であり，この目的のために行われるのが黄体補充である．

　自然排卵周期においては，発育する卵胞より分泌されるエストラジオール（E_2）の作用により内膜の肥厚が起こり，黄体形成ホルモン（LH）サージ後に排卵ならびに黄体形成が起こるとこれより分泌されるプロゲステロンの作用により内膜の胚受容能が高まる．一方，体外受精においては複数個の卵胞発育を促す目的で調節卵巣刺激（COS）が行われることが多いが，この過程においては通常とは異なるホルモン環境となる．すなわち，多発卵胞発育により E_2 分泌は過剰に亢進し，自然排卵周期の排卵直前の血中 E_2 値が 200〜500 pg/ml であるのに対して，この 10 倍以上に及ぶことがある（発育卵胞 1 個当たり約 250 pg/ml とされる）．この中枢へのネガティブフィードバックによって，ゴナドトロピン（FSH ならびに LH）分泌が抑制される．さらに，COS では早発排卵を抑制する目的で性腺刺激ホルモン放出ホルモン（GnRH）アゴニストあるいはアンタゴニストが用いられることがあるが，これもまた中枢からのゴナドトロピン分泌を抑制する．これらの中枢抑制効果は採卵後も持続するため，ゴナドトロピンに依存するエストラジオールおよびプロゲステロン分泌が障害されることとなり，結果として十分な着床環境が構築されない黄体機能不全の状態となる．

　こうした状況下では，黄体補充を行わないと妊娠率の低下を招くこととなり，その有無により臨床妊娠率ならびに継続妊娠率で約 2 倍，生児獲得率で約 3 倍の差がみられるとするメタアナリシスの報告もある．

■ hCG，黄体ホルモン製剤，天然型プロゲステロン

　それでは実際にどのような形で黄体補充がなされるのであろうか．COS における中枢抑制が黄体機能不全の本態であることを考えると，黄体を直接刺激することがま

ずは考えられ，この目的のためにヒト絨毛性性腺刺激ホルモン(hCG)投与を行うことが可能である．本法は簡便かつ安価であり十分な妊娠率を得られるという利点を有する反面，特に発育卵胞数が多い症例においては高率に卵巣過剰刺激症候群(OHSS)を引き起こすという欠点を有する．このため，ごく限られた症例に適応は限定される．

　もう1つが外部から黄体ホルモン製剤を投与する方法である．この場合に使用しうるホルモン剤としては天然型プロゲステロンと合成プロゲスチン製剤とが考えられるが，後者のうちアンドロゲンレセプター親和性のあるものは児の奇形を誘発する可能性があるため使用しないよう提唱されている．このため現在最も一般的に行われる黄体補充は，外部から天然型プロゲステロンを投与するものであり，剤型としては経腟製剤がその適応薬となっている．筋注製剤と比較して妊娠率は同等であり，利便性・副作用などの点からは優れているといえる．特徴的なのは，経腟製剤においては初回子宮通過効果とよばれるメカニズムにより子宮内膜局所のプロゲステロン濃度が高値となる点であり，したがって血中プロゲステロン値のモニタリングは不要となる．一方，エストロゲンの補充効果については賛否両論があるが，GnRHアゴニスト・ロング法においては有効性が認められるとする報告がある．

投与期間について

　黄体補充の継続期間であるが，採卵周期においては黄体が存在し，着床後に絨毛から産生・分泌されるhCGによる刺激でE_2・プロゲステロンが産生されるため，妊娠反応が陽性となる4週から5週まで継続すれば十分であると考えられる．

　なお，ホルモン補充周期下に凍結融解胚移植を行う場合には，内因性のエストロゲン・プロゲステロンの産生が全くなく，完全に外部からのこれらのホルモン剤の補充に依存するため，その中止時期は胎盤機能が確立した段階となる．したがって，少なくとも8週あたりまでは継続使用することが好ましい．

（藤原敏博）

Q82　受精卵はどうやって凍結するのですか？

低温保存の基本

1. 低温保存の生物学的メカニズム

　細胞が生存性を損なうことなく長期間保存されるためには，基本的に液体が結晶化することなく固化した状態のガラス化になる温度(−130℃以下)で保存される必要があ

り，それには一般的に−196℃である液体窒素(LN_2)が用いられる．そのために必要なステップは，低温環境下で起こる氷晶形成を防ぐための細胞内透過型耐凍剤または凍結保護剤(cryoprotective agent：CPA)を用い，細胞内の水分分子を結晶化しないサイズにまで濃縮する脱水過程と，温度を回復させる(融解時)際に，濃縮された水分子を細胞内へ戻す加水過程が必要である．

2. 凍結過程

　常温からLN_2までの凍結過程(冷却)において，氷の結晶ができることで細胞が破壊されるため，LN_2に投入する前に水分子同士が重合しない(つまり氷晶形成が起きない)レベルまでに十分脱水を行うと，同時に細胞内へCPAが入ることで細胞形態を保つことができ，細胞収縮による崩壊を防ぐことができる．細胞内には遊離水(unbound water)と結合水(bound water)があり，結合水まで脱水すると生存性が損なわれる．すべての水分を抜いた状況がフリーズドライであり，生体細胞では精子などの細胞質が極めて少ない限られた種の細胞しかフリーズドライでの生存性は保てない．凍結融解液に含まれるCPAは，水分子間に介在することで細胞内にある結合水同士が氷晶形成を起こさないため必要であり，スクロースやフィコールなどの高分子糖類は，細胞内への水分流入の際，細胞外の浸透圧を保ち過膨張になるのを防ぐ目的がある．

3. 融解過程

　融解過程は，凍結保存胚を−196℃であるLN_2から37℃のスクロース溶液の中へ一気に浸すことで，氷晶形成が起きる瞬間を与えないくらい急激に加温し，その後徐々に水分を細胞内へ戻していくという脱水過程の逆の加水過程である．その際，水分子の分子量(18)のほうがCPAの分子量(60～70)よりはるかに小さいため，細胞内に入っているCPAが細胞外へ放出される速度より，水分の流入が早いため細胞が膨張し破裂する危険がある．それを細胞外の膠質浸透圧を高めることで防ぐため，スクロース(分子量；342)の濃度勾配が融解液の主成分である．そして細胞外へCPAが放出される程度に合わせてスクロースの濃度も低下させ，最終的には通常の胚培養の溶液内へ移され生存性の確認の後，移植される．

4. 低温保存法とその用語

　現在，卵子・胚の低温保存手技は様々な方法が用いられ，20種類以上の哺乳動物の卵や胚を安全に低温保存することができている．そのため上記のように耐凍剤を加え徐々に温度を低下させる緩慢凍結法と，一気にLN_2に浸すことで急速に冷却し，氷晶形成が全くなく固化した状態にするガラス化法がある．
　なお，低温生物学において低温保存を表す単語として，氷晶形成が起こりうる緩慢凍結の場合は「凍結；Freezing」とそれを融かす「解凍；Thawing」とがあり，ガラ

ス化法では，氷晶形成がないため，「冷却；Cooling」（または「ガラス化；Vitrifying」）と「融解；Warming」が用いられる．臨床上生殖補助医療（ART）においては，一般的に胚凍結法という単語が汎用されるが，緩慢凍結の場合は細胞外に氷晶形成が起こるため，胚凍結法も適切であるが，ガラス化法を用いる場合は，氷晶形成が起こらないため，胚低温保存法がより適切である．

■ 低温保存法の実際

現在，卵子や胚の低温保存法は，緩慢凍結法とガラス化法の2つがあり，2018年の日本においてはほとんどの施設においてガラス化法が行われているが，欧米では未だ緩慢凍結法を用いている施設も少なからずある．日本においては，ガラス化液量を少なくし冷却速度を極めて高くした（超急速）ガラス化法が主流である．実際のART医療Laboでは耐凍剤やスクロース溶液が小分けされた凍結融解キットが複数のメーカーから供給されており，実際のプロトコールや手技・手順は，そのキットに詳細が記載されている．ここでは基本的なコンセプトをその背景とともに略記する．

1. 緩慢凍結法（slow freezing method）

緩慢凍結法は，卵や胚をまず1〜2 mol/lの耐凍剤に細胞内外が平衡化するまで曝露させ（3段階で15分程度），その後徐々に温度を低下させ，$-7℃$付近で植氷（強制的な氷晶形成；詳細は後述）を行う．その後も徐々に温度を低下させることで氷晶形成が進み（0.3〜0.5℃/分），その過程において細胞内および細胞外で氷晶形成がなされていないところが濃縮され，最終的にLN_2ではその部分がガラス化される．最初の古典的緩慢凍結法は1972年にWhittinghamらによって開発され，$-80℃$まで低下させた後LN_2へ投入していた．その後，冷却過程を$-30℃$で中断しLN_2に投入しても問題ないことが判明し，急速な融解過程（360℃/分）も施行可能である点が確認された．この方法は細胞内氷晶形成を防ぐために緩徐で正確な温度低下をコントロールする機器と長時間の操作・管理が必要である．

2. 初期のガラス化法（conventional vitrification）

1985年にRallとFahyによって，ガラス化法と呼ばれる全く違う概念の低温保存アプローチが提唱され，これは卵や胚を高濃度の耐凍剤に曝露後ストロー内に保持し，常温から数分以内にLN_2へ投入する方法である．これには氷晶形成が全く起こらない点と温度を調整する器機が不必要な点に加え，生存率が緩慢凍結法より高いという利点がある．しかしながら，高濃度（5〜8 mol/l）の耐凍剤を使用することによる細胞化学毒性の影響があった．次に示す超急速ガラス化法によってその問題は劇的に改善された．

3. 現在用いられているガラス化法（vitrification）

　　細胞の種類および発達段階によっては上記の2つの方法でも十分な生存率が得られない場合があり，それらには次に挙げる3つの状況が考えられる．
1）低温傷害（chilling injury）を受けやすい細胞（ブタやウシの未授精卵や胚など）
2）耐凍剤の細胞内への透過性が低い細胞（ヒトの未受精卵や胚盤胞）
3）耐凍剤の化学毒性に対して感受性が高く傷害を受けやすい細胞（ハムスターの未受精卵や胚）

　　このような傷害を克服する手段として考えられたのが現在汎用されている（超急速）ガラス化法で，LN_2内に直接投入することにより冷却速度を極めて高くすることで氷晶形成やその他の傷害を回避するアプローチであり，冷却過程で傷害やフラクチャーダメージが起こる温度付近を一気に通過し，LN_2の－196℃まで冷却する方法である．そのうえ耐凍剤濃度を従来のガラス化法で用いるより2/3程度に低くしても，細胞内氷晶形成も回避できる利点もある．ガラス化液量をできるだけ少なくしLN_2に直接接触させる目的で，ガラス化される胚を保持する容器にいろいろなタイプの工夫を加え，最終的に冷却速度を劇的に高めることが可能となった．最初は1996年に電子顕微鏡のサンプルを載せるグリッド（EM Grid）を用いて行う方法が提唱され，その後，OPS（open pulled straw），Cryoloop，Cryotop/Cryotip/Cryotec，Nipro Stickなどが開発されているが，基本的なコンセプトはLN_2に直接曝露することで急激な冷却速度の上昇と37℃の融解液に直接投入することでの融解速度の急激な上昇である．近年，LN_2にガラス化胚が直接接触することによる感染伝搬に対する危惧が報告されているが，LN_2を介した通常の方法でのガラス化において感染の起こりうる可能性はなく，まだ議論の段階と考えられる．欧米ではLN_2に接触しない方法でのガラス化容器を採用している施設もある．

4. 融解過程の方法

　　上記のいずれの方法によって凍結保存された胚も加水過程である融解方法はとても簡便であり，37℃に加温された0.5～1 mol/lのスクロース液に融解胚を一気に浸し，その後2～5分ごとに，濃度を低下させたスクロース溶液を2～3段階のステップを経たのち通常の培養液内へ戻す．なぜスクロースを用いるかは，凍結保護液・耐凍剤が細胞内から細胞外へ漏出する速度より，水分が細胞内へ透過する速度のほうが分子量の関係で早いため，スクロースによって細胞外の浸透圧を高めておかないと，細胞内へ一気に水分が透過し過膨張となり細胞破壊につながるためである．融解直後は形態的に生存していたと判断される融解胚が，通常培養液に戻した時点で変性していれば，融解過程（加水過程）に問題があったと判断できる．融解後は数時間培養することで，胚盤胞においては胞胚腔の拡大等から生存性を確認して移植すべきである．分割期胚では分割が進むことを確認してから移植すべきである．

（向田哲規）

Q83 凍結した受精卵を子宮へ戻すときには，どのような薬を何のために使いますか？

■ 凍結胚移植周期の管理

　日本の生殖補助医療(ART)において凍結胚融解移植法が新鮮胚移植法以上に臨床的に重要であり，着床率の点から新鮮胚移植は一切行わない方針のクリニックが数多く存在する現状がある．そのため，凍結融解移植(ガラス化胚融解移植)プログラムの内膜作成方法の選択の仕方が着床率に関係し，治療施設の臨床成績のレベルを左右することになる．本項では，子宮内膜の管理法について説明する．

　凍結胚融解移植を行う際の子宮内膜管理としては，排卵確認周期で行う方法(図1)と，外因性に天然エストラジオール(E_2)製剤と天然プロゲステロン(P_4)製剤を投与し子宮内膜を調整し移植するホルモン補充方法(図2)がある．

1. 排卵確認周期で行う方法(排卵周期)

　通常の生理周期において自然な排卵，または主席卵胞が 20 mm 以上のサイズになった際にヒト絨毛性性腺刺激ホルモン(hCG)投与して起こす排卵を確認し，その日を採卵日と同じタイミングと設定して，分割期胚の融解移植であれば，排卵確認日の2〜3日後に，また胚盤胞の融解移植の場合では 5〜6 日目に移植を施行する．この排卵周期で行う方法には，薬剤を一切使わず，黄体形成ホルモン(LH)カラーなどの尿

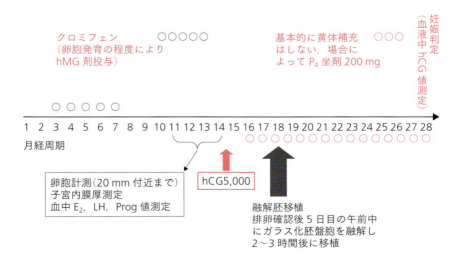

図1　排卵確認周期での基本的内膜作成方法

受精卵凍結保存　235

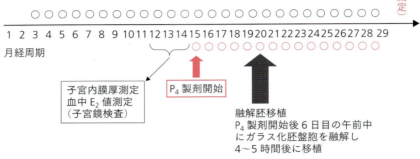

図2　E+P₄(HRT)周期の基本的内膜作成方法

テストで排卵時期を推定する場合や，超音波診断機器で排卵のみを確認するなどの完全自然排卵周期から，積極的に卵胞を育てるためのゴナドトロピン製剤を数回投与し複数の主席卵胞を作り，排卵を起こすためのhCG製剤を用いて確実に排卵を起こす排卵確認周期まで様々である．広島HARTクリニックでは，定期的な生理周期のある症例の場合でも少量のゴナドトロピン製剤(75〜150単位)を投与し卵胞発育を促し，十分な卵胞径(20 mm程度)になった時点でhCG 5,000単位の投与を行い確実な排卵を起こすようにしている．それによって複数個の十分な卵胞発育が起こり，それらを排卵させることでより適切な黄体形成が起こる．排卵後3または4日目のP₄値が15 ng/ml以上になっているのを確認し融解胚移植を施行する．融解移植胚盤胞は，融解後3〜5時間後に胚胞腔の拡大を生存性の確認とし移植を施行する．移植前後の黄体補充は黄体形成があるので理論的には必要ないが，着床不全が疑われる場合は，新鮮胚移植と同じようにエストロゲン剤やP₄剤の連日投与や，それでも不十分な場合は50 mgの筋肉内注射も施行する場合がある．定期的な生理周期がある症例でも早発排卵等や黄体機能不全を合併する場合があるため，より適切な内膜環境作成を目指してこのように主席卵胞の発育および未排卵を確認後hCG投与により排卵させ，排卵後の黄体形成およびP₄値上昇を確認し融解胚移植を行い，これを排卵確認周期と定義している．

2. 外因ホルモン補充による内膜作成周期で行う方法(ホルモン補充周期；HRT周期)

1) ホルモン補充周期の薬剤投与方法

移植予定の前周期に，GnRHa(点鼻薬かリュープロレリン筋肉内投与)かOC(経口避妊薬)を，内因性のゴナドトロピン分泌を抑制するために投与する．その後の生理周期3日目またはリュープリン投与1か月後からE₂剤(天然型E₂製剤，内服E₂製剤；プロギノー

バと貼布型 E_2 剤；エストラーナの併用）を開始し，投与開始 12〜14 日目に血中 E_2 値（300〜500 pg/ml を目標）と子宮内膜の厚み（0.8 cm 以上）を確認後，P_4 製剤（天然型 P_4 製剤；2018年 6 月時点では，ウトロゲスタン 800 mg/日，ルティナス 400 mg/日など）の投与を開始する．融解移植のタイミングは P_4 製剤開始日を採卵日と仮定し，胚発達の段階に合わせて初期胚凍結の融解移植では 2〜3 日後に，胚盤胞期では 5〜6 日後に凍結胚を融解し移植する．妊娠が確認された場合は卵巣に妊娠黄体形成がないため，胎盤形成が認められるまでホルモン補充（E_2 と P_4）は続ける必要があり，一般的には 8 週末まで続ける．実際には，胎盤からの内因性ホルモン分泌を血液中濃度の E_2 値，P_4 値を測定することを確認し，薬剤終了とする．

2）ホルモン補充周期の理論的背景

　外因性ホルモン補充周期による内膜作成は，卵提供プログラムの確立とともに発展してきた経緯があり，現在薬剤の組み合わせ，量の増減など様々なプロトコールが用いられている．外因性ホルモン投与の場合は，子宮内膜の厚みや状態に合わせて E_2 剤の量や投与期間を調整できるため，実際の臨床上，簡便性が高く，アレンジしやすいと思われる．また内因性ホルモンによる影響を受けない点，自然排卵周期がない患者や卵巣機能が低下している場合はホルモン補充周期のみが適応となり，患者来院回数が少なく移植日の予定を確定することができるなどの利点がある．ホルモン補充の方法に関しては，E_2 製剤を漸増・漸減し自然のホルモン状態に似た状態を作る場合と，投与量を固定する場合とがあるが，広島 HART クリニックの経験では，十分な内膜の厚みと血液中 E_2 値濃度が十分保たれれば，どちらの投与方法においても成績の差はみられなかった．そのため，現在は薬剤投与指示が簡単で服用間違いなどが起きにくいなどの簡便性から，開始から終了まで同じ投与量にする方法を採用している．

3）排卵確認周期とホルモン補充周期の使い分け

　凍結融解胚移植の内膜作成において，上記の自然排卵確認周期と外因性ホルモン補充周期のいずれの方法がよいか？という問いに関しては，一般的に融解移植胚の形態的な差がなければ妊娠率に差はないとする報告が多いが，上記の 1. に記載したように全くの自然排卵周期から，積極的にゴナドトロピン製剤を使い複数の卵胞を得たうえ，hCG 製剤を用いて確実に排卵を起こすなど様々なアプローチがあるため，一定の結論は出ていない．そこで，広島 HART クリニックでは，2013 年 1 月〜2017 年 12 月に凍結胚移植を行った排卵確認周期群（OV 群）516 例と，ホルモン補充周期群（HRT 群）1,467 例を対象として後方視的に検討を行った．ロジスティック回帰モデルに基づく傾向スコアを用いてマッチングを行い，OV 群 516 例に対して HRT 群 516 例を選出し，治療成績を比較した．結果としては胚移植時の平均エストロゲン値は OV 群 436.4 pg/ml，HRT 群 380.9 pg/ml（$p=0.002$），平均プロゲステロン値は OV 群 23.7 ng/ml，HRT 群 11.3 ng/ml（$p<0.001$）と有意に OV 群で高値であった．移植当たりの臨床妊娠率は OV 群が 48.8%，HRT 群が 50.8%（$p=0.533$）と有意差を認めなかっ

たが，妊娠周期当たりの流産率は OV 群が 18.3％，HRT 群が 26.9％（$p=0.020$）と OV 群で有意に低値であった．排卵確認周期を用いた凍結融解胚盤胞移植がホルモン補充のみで内膜を作成する周期と比較して流産率が有意に低値であることは，排卵後の黄体形成に伴い，エストロゲン，P_4 が増加することに加えて，様々なサイトカインや成長因子・免疫因子などの着床促進因子が分泌され，自然妊娠と同じ着床，妊娠維持状態になることが流産率の低下に寄与している可能性が示唆された．また，排卵確認周期の場合はホルモン補充周期と比較して薬剤投与が少なく，患者負担の軽減になることから，自然排卵がある患者にとって第一選択になりうる．難治性着床不全症例においても，内因性と外因性の両方由来の女性ホルモンを用いることができるため，融解移植を企画する際にこの排卵確認周期を選択することは熟慮に値するアプローチである．

これらのことから，計画的な融解周期作成が可能という簡便性から外因性ホルモン周期は汎用されているが，生理学的な観点から考察した場合，着床に必要な内膜を作成するうえで E_2 と P_4 は必要不可欠である．しかし，それだけで十分とは言えず，排卵周期においては排卵後の黄体からは E_2 や P_4 以外の様々なサイトカインを含めた着床促進因子が分泌されている点が関係していると推察される．どちらの方法がよいかについての明確なエビデンスは今のところ出ていないが，難治性症例において融解移植を企画する際に，内膜作成方法の選択は熟慮すべき項目であることを示唆している．

（向田哲規）

Q84　受精卵は一旦凍結してから戻したほうがよいのでしょうか？

■ 胚凍結法の臨床成績と安全性の検討

1. 日本の ART における凍結胚移植の現状

2016 年日本産科婦人科学会の生殖補助医療（ART）の治療結果集計では，ART 総周期数 447,790 周期の内訳は IVF（通常媒精法）：94,556 周期（21.1％），ICSI（顕微授精法）：161,262 周期（36.0％），FET（凍結胚移植法）：191,962 周期（42.9％）となっており，凍結胚移植の周期数は総周期数の約 4 割程度となっている（図1）．それぞれの治療法による挙児の割合を比べた場合，ART 関連で出生した 54,110 児の治療方法別の集計結果では，IVF：4,266 児（7.9％），ICSI：5,166 児（9.5％），FET：44,678 児（82.6％）となり（図2），日本では凍結胚移植による挙児数が新鮮胚移植による挙児数を遥かに上回る状況

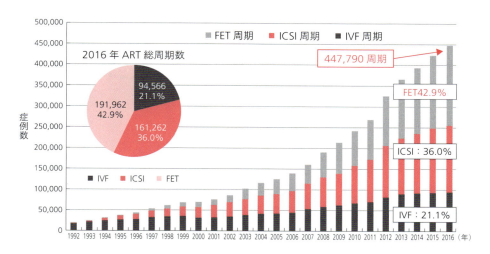

図1　年間治療周期数の推移（1992～2016）

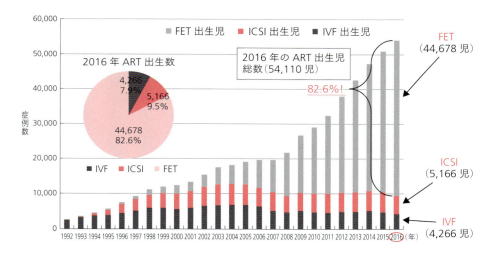

図2　年間ART関連出生児数の推移（1992～2016）

であり，凍結胚移植法により出生に至った児の割合はARTによる出生児全体の4/5強を占める結果となっている．このような傾向になった背景は，図3に示すように，胚の凍結保存方法が以前の緩慢凍結法からガラス化法に変更され生存性が格段に向上し，2003年以降凍結胚移植による妊娠率が新鮮胚移植の妊娠率と比べて常に高く，2015年では12%以上の差がみられるためである．医療者も患者もこの着床率の結果から，より形態良好な胚を凍結し用いるようになっており，新鮮胚移植を全く行わず，すべて受精卵を凍結保存してから移植に向けるクリニックも数多くみられる現状がある．欧米においても凍結胚移植出生児の割合が増加はしているが，ここまで顕著なのは日本だけであり，アメリカにおいては未だ新鮮胚移植出生児の割合が2/3である．このことから，日本のARTにおいては凍結胚融解移植法が新鮮胚移植法以上に

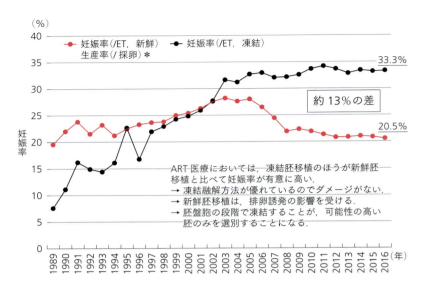

図3 新鮮胚移植と凍結胚移植の年次別妊娠率の推移
〔ART Registry 2017, Japan Society of Obsterics & Gynecology (JSOG)より〕

重要な位置付がなされていることを意味し，そのため凍結胚移植プログラム自体の新生児予後に与える影響を解析することは重要であり，周産期の統計的報告を次に略記する．

2. 凍結胚移植による出生児の予後

広島・東京 HART クリニックでは，1999年より新鮮胚で移植する以外は胚盤胞をガラス化保存し融解移植する方法を用いており，この方法で過去14年の間に 2,483 症例の出産において 2,757 児が得られ，異常児は 38 胎児（出産児の 1.4％）であり，新鮮胚移植による異常児発生率と自然妊娠による発生率と比較して差はみられていない．また，上記で示した 2015 年の日本産科婦人科学会の集計で報告されている先天異常の発生割合も，新鮮胚移植 2.1％，凍結胚移植 2.2％となっており，自然妊娠による発生率と差はみられていない．

3. 日本における新鮮胚移植と凍結胚移植の出生児の違い

出生児体重などの周産期合併症のリスクに関しては，図4のように 2007〜2008 年における日本の ART 統計報告から得られた 25,777 児の出生児体重の方法別比較検討が 2013 年に論文として報告されている．このグラフで示されるように，それぞれの妊娠週数における児体重は，凍結胚移植による出生児の体重，自然妊娠出産した出生児体重，新鮮胚移植による出生児の体重の順番で低下している．新鮮胚移植の出生児体重は，凍結胚移植の出生児平均体重と比べてどの週数においても約 90 g 程度少なく，$p<0.001$ の有意な差が認められており，低出生児出産のリスクは凍結胚移植

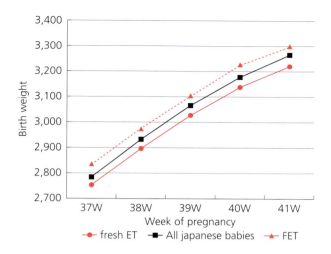

図4　ART医療アプローチと出生児体重との関係について
2007〜2008年に日本で行われたARTによって出生した25,777の単胎児の検索を行った研究で，グラフでは，新鮮胚移植の出生児体重は，凍結胚移植の出生児平均体重と比べてどの週数においても約90g程度少なく，$p<0.001$ の有意な差が認められており，低出生児出産のリスクは凍結胚移植が有意に低い結果となっています．

が有意に低い結果となっている．また新鮮胚移植においては，胚盤胞までの培養が低出生体重児のリスクを有意に低下させると報告している．内膜作成方法や移植胚の発達段階別でのより細かい解析から，ホルモン補充により調整された子宮内膜に胚盤胞の段階で凍結融解したグループが低出生児体重になるリスクが少ないと報告し，それは着床期の子宮内内分泌環境が関係していると推測している．他に日本で2008〜2010年の間に行われた277,042周期の単一胚移植の結果を分析した報告では，凍結融解胚盤胞移植の周産期結果は他のARTのアプローチと比べ，早産や低出生体重児になるリスクは少ないが，胎児発達過剰児(large for gestational age：LGA)になるリスクが高く，母体側リスクとしては癒着胎盤や妊娠高血圧の割合が高いとの結果であった．

スペイン，カタルーニャ地方で2008〜2012年の間に行われた患者自身の胚を使った成績と提供卵による胚の成績を比較することで排卵誘発の影響について解析した報告では，自己胚の場合は新鮮胚移植の低出生児体重と胎児発育過少(small for gestational age：SGA)の割合は有意に上昇したが，提供卵による新鮮胚移植で妊娠する患者では差は認められなかったと報告している．卵提供を受ける場合，患者は排卵誘発を受ける必要はなく，凍結胚移植を行うときと同じような内膜作成のみでよいため，これより上記に示した凍結胚移植出生児の体重やその他の周産期データの差は，主に排卵誘発による子宮内の着床環境への影響であると結論付けている．様々な報告による凍結胚移植による周産期データと新鮮胚移植および自然妊娠による周産期データとの差を表1にまとめたが，凍結胚移植による出生児は，児体重が有意に増加し低出生体重児の割合が減少しており，それら着床期の子宮内環境が関係すると推測される．低出生体重が少ないことは，新生児の臨床にとって有益であり，epigeneticな要因も含めてさらなる解析がより多くの集計から可能になると思われる．

表1 凍結胚移植での妊娠と自然妊娠との周産期合併症の比較

合併症低減項目	合併症増加項目
早産リスク＜妊娠37週　⇩	胎児発育過剰児　⇧
低出生体重児＜2,500 g　⇩	癒着胎盤　⇧
胎児発育過小　⇩	妊娠高血圧　⇧
胎盤剥離　⇩	

Setting: Japanese nationwide registry of assisted reproductive technology (ART) ART clinics in Japan.
Patient(s): Registered from 2008 through 2010 undergoing single embryo transfer cycles (n=277,042).
〔Ishihara O, et al.: Impact of frozen-thawed single-blastocyst transfer on maternal and neonatal outcome: an analysis of 277,042 single-embryo transfer cycles from 2008 to 2010 in Japan. Fertil Steril, 101: 128-133, 2014 より〕

　ART内容は複雑多岐にわたっており，それぞれのアプローチによる新生児への影響を注意深くフォローすることはとても重要であり，今回は出生児に関しての情報を記載したが，幼児期・学童期の精神・神経発達を含めた児発達への影響も長期的にフォローする必要がある．

全胚凍結の意義と有用性

　採卵後新鮮胚移植を全く行わず，得られた胚を分割胚の段階か胚盤胞まで達した段階ですべて凍結し，その後の融解移植に向けたほうがよいか，新鮮胚移植を行い，余剰胚を凍結保存し融解移植も併用すべきかについては，いまだ議論が分かれるところである．2015年日本産科婦人科学会のARTの治療結果集計でも説明したとおり，日本においては凍結胚移植周期の妊娠率が新鮮胚移植周期の妊娠率より高い点から，最初から新鮮胚移植を行わない施設が増えてきている傾向がある．実際に新鮮胚移植と凍結胚移植の臨床成績はどちらが高いのかに結論を得るために，同じ患者背景で着床前胚染色体検査で正常染色体であることを確認した胚盤胞を新鮮胚で移植した場合と，それを凍結し移植した場合での妊娠率と出産率の比較をした海外での研究がある．全く同じ発達段階で形態的評価が同一な胚でも，正常染色体かどうか不明であるため，近年，染色体診断方法に次世代シークエンサー（next generation sequencer：NGS）が取り入れられ，海外で盛んに行われるようになった着床前染色体分析を用いて正常染色体である点も確認して比較検討した研究である．結論としては，凍結胚移植のほうが有意に妊娠率・出産率において高かったとの報告であり，それは移植胚の背景が同じのため新鮮胚移植と凍結胚移植の違いは，排卵誘発の着床環境に対するマイナスの影響が関係すると考察していた．

　この結果から新鮮胚移植は行うべきではないとするのは短絡的で，新鮮胚移植で妊娠・出産に至れば，胚を凍結保存することも，その後の融解周期のための子宮内膜作成も，そのための通院も必要ないので時間的，経済的，身体的に負担が軽減されるメリットがある．全胚凍結が好ましいと判断される背景には卵巣過剰刺激症候群

(OHSS)のリスクがある症例，採卵36〜40時間前のトリガーを性腺刺激ホルモン放出ホルモン(GnRHa)で行った症例，採卵前にP_4値の上昇が認められた症例，反復着床不全等，状態に応じてフレキシブルな方法の選択がARTにおいては必要である．初回の採卵であれば初期分割胚(4細胞胚から8細胞胚)を1個移植し，2回目の採卵では新鮮胚盤胞移植を企画し，余剰胚は凍結保存し前述したような様々な方法の子宮内膜作成周期で移植することが適切と考えられ，そのためには患者背景にあった排卵誘発を用いてより多くの卵を得て，より多くの良好胚を得るARTプログラムを確立することが最も重要である．

■ まとめ

　どのような胚の低温保存法が臨床上適しているかをEBM(evidence based medicine)に基づいて考えた場合，胚盤胞培養が一般的になっている現在，余剰胚を胚盤胞まで追加培養し，胚盤胞に達した胚のみをガラス化保存する方法が得られる臨床的効果は高いと考えられ，その理由として次のような点が挙げられる．

1) 余剰胚の胚盤胞発達の有無の情報は，胚の成長の点からみた胚の質的診断になり，とりわけ8分割胚以降の胚発達は，精子の質も含めた胚自身の遺伝子発現も関係していると報告されている．
2) 胚盤胞発達という点に加え，達した胚盤胞の内細胞塊(inner cell mass：ICM)や栄養膜細胞層(trophectoderm)の細胞数からの評価は，従来の分割胚での形態学的評価と比べて，凍結胚選択基準としてはより有用である．
3) このことは不必要な胚の凍結を減らし，結果的に分割胚の融解胚移植より有意に高い妊娠率を得ることができる．
4) 短時間で簡単にでき，かつ再現性にとみ，高価な機器が必要ではないので，小規模クリニックで可能である．

　以上より，ヒト胚の低温保存法は，現在ガラス化法を中心に胚だけではなく未受精卵や卵巣組織の保存にも臨床的に確立され用いられてきており，悪性腫瘍患者の妊孕性温存，卵提供プログラムにおいて卵の有効な配分，社会的側面からの挙児時期の延期などに積極的に行われ，臨床的により大きなインパクトを与えるようになると思われる．

〈向田哲規〉

Q85 体外受精ではいつ，どのようにして，妊娠を判定するのがよいのでしょうか？

　妊娠は「受精卵の着床に始まり，胎芽または胎児および付属物の排出をもって終了

するまでの状態」と定義されている．胞胚期にはすでにヒト絨毛性性腺刺激ホルモン(hCG)の産生を開始し，着床後 hCG は母体血中から尿中に出現する．

　ポリクローナル抗体を用いた検査では，hCG と黄体形成ホルモン(LH)との区別ができなかったが，モノクローナル抗体を用いた測定法では LH との交差反応を無視しうるので，着床後極めて初期に妊娠判定が可能となった．血中値と尿中値は正相関を示しており，尿中 hCG 値は血中値を正確に反映しているが，尿では比重などによって条件が異なるため，結果の解釈には注意が必要である．現在市販されている尿妊娠検査薬は，hCG 検出感度 25〜50 mIU/ml で，受精後 10〜12 日で尿妊娠反応は陽性になる．

　生殖補助医療(ART)では受精日と胚齢が判明しており，着床日も 1〜2 日範囲で推定できるため，低濃度 hCG の検出が可能な血中 hCG 測定では早期に妊娠の診断ができる．血中 hCG 値が 5 mIU/ml 以上で着床があったと判断するが，日本産科婦人科学会生殖医療実施登録施設での個別調査報告では，子宮内に胎嚢を確認できた場合を妊娠と定義している．血中 hCG 値の上昇のみの妊娠(生化学的流産)に関しては妊娠統計から除外されているが，患者にとって，着床があったか否かの情報はその後の治療を計画するうえで重要な情報となる．ただし排卵トリガーとして，あるいは黄体補充に外因性 hCG を使用した場合，外因性 hCG の半減期は 4 日と長く，妊娠 3〜4 週に外因性 hCG が検出されることもあるので，注意して検査結果を判定しなければならない．

　正所性妊娠が順調に経過した場合[1]，血中 hCG 値は着床後妊娠 3 週で 5〜25 mIU/ml，妊娠 4 週で 50〜1,000 mIU/ml，妊娠 5 週で 1,000〜10,000 mIU/ml となり，妊娠 5 週 3 日頃に超音波検査で胎嚢が確認できるようになる．妊娠 5 週からはさらに急上昇し，妊娠 9〜14 週で 4〜10 万 mIU/ml とピーク値となり，妊娠 15 週から下降し，個人差はあるが妊娠末期まで 1,000〜5,000 mIU/ml で検出される．妊娠初期の血中 hCG 値は，流産や異所性妊娠，絨毛性疾患，多胎妊娠の予測に有用である．いずれにしても，血中 hCG 値の推移が重要となるので，体外受精の妊娠判定には血中 hCG 値の測定が有用であると考えられる．

引用・参考文献
1) Nygren KG, et al: Evaluation of the prognosis of threatened abortion from the peripheral plasma levels of progesterone, estradiol, and human chorionic gonadotropin. Am J Obstet Gynecol, 116: 916, 1973

（詠田由美）

Q86　体外受精で妊娠した場合の注意点は？

　体外受精での妊娠判明後，特に妊娠初期 4〜6 週の注意点について解説する．

流産

　この時期の流産は，順調に経過することが期待できる切迫流産と，妊娠が終了に向かう進行流産に分類され，進行流産は完全流産，不全流産，稽留流産に分類される．完全流産でない限り，妊娠6週までに進行流産と診断するのは困難なので，流産症状がみられても基本的には切迫流産として取り扱う．流産の症状で最も多くみられる症状は出血と下腹痛で，患者が最も懸念する症状である．妊娠判定日に患者には出血，下腹痛時の対応を説明する必要がある．体外受精治療では多くの場合，黄体補充が強力に行われており，特にホルモン調節周期で凍結融解胚移植を行った場合には，妊娠8〜12週頃まで黄体補充の継続が必須となる．流産症状で妊娠をあきらめる患者も存在するので，妊娠判明後，少なくとも1〜2週間は薬剤中止をしないように十分に説明を行うことである．妊娠判定後に流産症状で来院した患者には，再度血中ヒト絨毛性性腺刺激ホルモン(hCG)の測定を行い，週数相当の上昇がみられたときには，薬剤を中止せず安静指導を行う．妊娠5週3日以降には経腟超音波検査で胎嚢が確認できるので，胎嚢がみられた場合には，順調に経過していることを告げて，妊娠6週以降の胎児心拍確認，7週以降の頭臀長(crown rump length：CRL)確認まで，安静を続けるように指導する．

異所性妊娠（子宮外妊娠）

　妊娠5〜6週の胎嚢確認時期に，血中hCGは上昇しているにもかかわらず子宮内に胎嚢がみられない場合には，子宮外妊娠を含めた異所性妊娠を疑うことになる．超音波検査検査で，左右付属器周囲や子宮内間質部卵管，子宮頸管部分を詳細に観察し，異所性の胎嚢を確認できれば，異所性妊娠確定診断となるが，胎嚢サイズが小さい時期なので判断は難しい．血中hCGの推移が最も有用な情報となるので，初回の妊娠判定に血中hCGを行っておくことは重要であると思われる．子宮外妊娠の確定診断・治療には腹腔鏡が有用となる．また，間質部妊娠や頸管妊娠でも手術療法や特殊な治療が必要となるため，無床診療所で体外受精を行っている施設では，異所性妊娠が疑われる場合には腹腔鏡検査可能な施設への早めの転院も検討する．

避けるべき環境因子，生活の注意，薬品など

　体外受精治療で妊娠成立した場合，基本的には一般の自然妊娠の妊婦と同じであるので，妊娠というだけで特に安静など必要ない．初期妊娠時の指導として，無理な運動などは避けるが，就労や日常生活に特に制限はない．性交については妊娠安定期の妊娠12週頃までは避けることが望ましい．妊娠による生理的身体の変化として，乳房の張り，口の中の不快感，吐き気，嗜好の変化，便秘や下腹部の腹満感，眠気やだるさを感じることがあるが，心配はないことを説明する．また，このような症状が出現しないこともあるので，妊娠初期症状と妊娠の順調な経過に関連がないことも説明

表1 順調な妊娠初期の経過と注意点

妊娠週数	順調な妊娠の経過	一般的な身体の変化	注意すべき症状など
4週0日	尿妊娠反応（+） （血中hCG値：50 mIU/ml以上）	ほとんど変化なし 眠気やだるさを感じることがある	出血や下腹痛は流産を疑う症状です．早めに医師に相談しましょう． 病院からの投薬は，自己判断で中止せず継続してください． 他院での投薬を受けられている方は，主治医に妊娠報告し，投薬の是非を確認してください．
5週3日	超音波検査にて子宮内に胎嚢（+） 胎嚢直径：約0.5 cm～1 cm （血中hCG値：1,000 mIU/ml以上）	乳房の張り 口の中の不快感，吐き気，嗜好の変化 便秘や下腹部の腹満感，眠気 眠気やだるさ （一般的な身体の変化は目安です．出現には個人差がありますので，妊娠の経過に関連はありません．）	
6週3日	超音波検査にて子宮内に胎嚢がはっきりと確認できる 胎児心拍が見え始める （血中hCG値：10,000 mIU/ml以上）		
7週3日	超音波検査にて胎児心拍がはっきりと確認できる 胎児座高（頭臀長）：約1 cm		
8週3日 上記と同じ	超音波検査にて胎児心拍（+） 胎児座高（頭臀長）：約2 cm		
37週0日～ 41週6日	出産予定日 妊娠37週から41週までのお産を満期産といいます		

する．

　流産症状がある場合には，出血を助長する入浴・性交は避け，症状の程度により自宅安静の指示を出す．ただし，流産の要因となる背景を有している場合には，疾患に準じた対応を行う．子宮筋腫や子宮腺筋症の合併例は，流産症状出現前からの安静を指導する．不育症検査の結果，低用量アスピリン療法の適応の患者では妊娠中の投薬を一定の時期まで続ける必要がある．

　薬剤については，抗てんかん薬や降圧剤では妊娠中禁忌薬もあるので，妊娠成立後には当該疾患主治医に妊娠報告し，投薬変更のコンサルトを受けることである．甲状腺疾患の投薬を受けている場合にも，妊娠とともに甲状腺ホルモンが変動するため，甲状腺ホルモンの測定を行い，ホルモン値に準じて投薬量の変更が必要となる．市販薬・処方薬のほとんどが，妊娠中の投薬に注意喚起があるので，悪阻症状に安易に市販薬を使用しないことも説明する．

　表1に妊娠成立時に患者説明に使用する妊娠の一般的な経過表を示す．

（詠田由美）

⑤ 反復着床不成功の原因と治療終結

Q87 男性の年齢が上がると，妊娠しにくくなるのでしょうか？ 生まれてくる子どもへの影響は？ ... 248

Q88 女性の年齢が上がると，妊娠しにくくなるのでしょうか？ 生まれてくる子どもへの影響は？ ... 251

Q89 受精卵にはどのくらい染色体異常が起きるのですか？ ... 254

Q90 PGSはどのような技術で，何が問題なのですか？ ... 256

Q91 どんな人がPGDを必要とするのですか？ ... 260

Q92 染色体異常がない受精卵を移植しても着床しないとき，子宮側の原因はあるのでしょうか？ ... 263

Q93 不妊治療や体外受精は何回くらいやったら，あきらめたほうがいいのでしょうか？ ... 269

column

- 生化学妊娠流産，反復流産 ... 267

Q87 男性の年齢が上がると，妊娠しにくくなるのでしょうか？生まれてくる子どもへの影響は？

■ 男性の高齢化による精子への影響

1. はじめに

　加齢による女性の妊孕性低下の原因として，卵子の数の減少に加えて，卵子の質の低下(卵子の加齢)が広く知られるようになっている．さらに不妊症の原因として男性因子も半分程度を占めることが認識されるようになってきた．出生時にすでに卵巣に蓄えられている卵子と異なり，精巣では毎日莫大な数の精子が精子幹細胞によってほぼ一生にわたって作られているため，精子は卵子と比較すると加齢による影響は比較的少ないといわれている．しかしながら，近年精子の加齢変化に関する知見が蓄積されてきており，男性の加齢は精液所見の悪化，妊娠成立にかかる期間が5倍程度に延長，受精率や良好胚比率，着床率，妊娠率および生児獲得率の低下につながるといった複数の報告がなされている．

2. 加齢による精液性状変化

　男性の加齢とともに精液所見は悪化する．加齢による精液性状変化に関する報告は複数あるが，なかでもStoneらは5,081名(16〜72歳)の精液所見について比較的大規模な後方視的検討を行っている[1]．結果，34歳までは精液所見に変化を認めないものの，35歳以降から総運動精子数は減少し，40歳以降に精子濃度および精子正常形態率は減少する(表1)．さらに運動精子数は43歳以降に減少し，X染色体精子に対するY染色体精子の割合は55歳以降に減少すると報告されている．

■ 男性の高齢化の妊娠・出産への影響

1. 男性の加齢による自然妊娠・不妊治療への影響

　たとえ運動精子が存在していても，加齢によって個別の精子の機能が低下していれば妊娠率が低下する可能性が指摘されている．文献レビューによれば，自然妊娠においては男性の年齢が35〜40歳，人工授精においては35〜45歳，体外受精および顕微授精においては40〜50歳で妊娠率が低下すると報告されている[2]．一方で若いドナー卵子を用いた場合は妊娠率の低下は起こらず，卵子ファクターによって老化精子がレスキューされた可能性が指摘されている．男性の加齢と生殖補助技術および顕微

表1　加齢による精液所見の変化

	男性年齢								
	16.5-31.2	31.3-33.8	33.9-35.8	35.9-37.9	38.0-40.0	40.1-42.5	42.6-46.5	46.6-72.3	p-Value of F ratio
禁欲日数	3.95±0.11	3.97±0.09	3.93±0.08	3.91±0.07	4.13±0.23	4.05±0.10	4.26±0.17	4.16±0.14	0.506
精液量(mL)	3.45±0.07	3.44±0.06	3.35±0.06	3.30±0.07	3.29±0.07	3.22±0.14	2.92±0.06*	2.49±0.07*	<.0001
CASA									
精子濃度($\times 10^6$)	61.5±1.7	64.2±1.6	64.1±1.8	65.5±1.7	61.1±1.6	62.1±1.7	62.4±1.7	56.9±1.6*	0.003
総精子数($\times 10^6$)	204±7	213±7	211±8	205±6	187±6*	183±6*	176±6*	136±5*	<.0001
精子運動率(%)	61.4±1.0	61.7±1.0	63.2±1.0	62.2±1.0	59.0±1.1	58.1±1.1	57.3±1.1	48.1±1.2*	<.0001
総運動精子数($\times 10^6$)	146±6	155±6	153±7	148±6	131±5	124±5*	119±5*	83±4*	<.0001
高速運動精子率(%)	45.3±0.9	45.0±0.9	46.9±0.9	45.6±0.9	43.5±0.9	43.0±1.3	41.6±0.9	34.9±0.9*	<.0001
高速直進運動率(%)	33.2±0.6	32.6±0.6	34.1±0.6	33.2±0.6	31.8±0.7	30.9±0.6	31.1±0.7	26.1±0.7*	<.0001
高速直進運動速度(μm/s)	36.7±0.4	36.2±0.3	37.1±0.3	36.8±0.4	36.2±0.4	35.7±0.3	36.2±0.4	33.9±0.4*	<.0001
精子頭部の幅/長さ(%)	63.8±0.9	62.6±0.6	61.2±0.7	62.8±0.2	62.4±0.6	61.9±0.5	59.4±0.6*	55.8±1.3*	<.0001
顕微鏡下マニュアル評価									
生存率(%)	59.9±0.6	58.6±0.6	58.3±0.6	59.0±0.6	57.7±0.7	56.5±0.6	53.9±0.6*	48.3±0.8*	<.0001
正常形態率(%)	13.1±0.4	13.4±0.4	13.8±0.4	13.4±0.4	12.9±0.4	13.4±0.4	13.8±0.4	11.9±0.3*	0.0191
FISH									
異数性(X/Y/13/18/21)	2.00±0.19	2.94±0.44	2.70±0.45	2.43±0.42	2.34±0.24	2.85±0.45	2.62±0.28	2.36±0.29	NS
2倍体	0.14±0.14	0.81±0.35	0.29±0.16	0.38±0.15	0.16±0.04	0.54±0.28	0.18±0.05	0.12±0.04	NS
Y：X比	1.06±0.07	1.08±0.15	1.08±0.14	1.05±0.03	1.06±0.07	1.03±0.13	1.04±0.09	1.00±0.07*	0.0409

CASA：computer-assisted semen analysis(コンピュータ補助精子分析)，FISH：fluorescence in situ hybridization.
＊：平均値が一貫して有意に減少している年齢層．
38.0歳以降に総運動精子数が有意に減少し，さらに46.6歳以降に精子濃度，精子運動率および精子正常形態率も有意に減少した．

〔Stone BA, et al：Age thresholds for changes in semen parameters in men. Fertil Steril, 100：952-958, 2013 より和訳〕

授精の成績に関しては報告により結果が異なるものの[3]，男性も女性と同様に35歳を超えると妊娠率が低下するといった報告が多くなされている．

2. 男性の加齢による出産への影響

自然流産は女性の年齢にもよるが，通常10～15%程度起こりえる．さらに，たとえ女性の年齢や他の要因の影響を除いても，男性の加齢によって自然流産の確率が上昇すると複数報告されている．20～29歳のグループと比較して，流産率は1.06倍(30～34歳)，1.31倍(35～39歳)，1.80倍(40～64歳)に増加すると報告されている[4]．さらに妊娠高血圧症候群は50～54歳で1.54倍[5]，早産率は2.1倍[6]，低出生体重児は45歳以上で1.19倍[7]増加すると報告されている．

3. 遺伝病の増加とそのメカニズム

男性の加齢とともに，生まれてくる子どもに先天奇形や神経学的疾患，出生後5年間に死亡する確率が増加する，といった報告がなされている[8,9](表2)[10]．加齢プロセスは生殖ホルモンの変化，環境ストレスへの曝露の蓄積，生殖細胞の de novo の遺伝的あるいはゲノム異常を引き起こす．特に生殖細胞に対する影響として，加齢男性の精子は DNA fragmentation が有意に多いと報告されている[11]．DNA fragmentation の発生メカニズムははっきりとわかってはいないが，酸化ストレス(reactive oxygen species：ROS)の増加と DNA 複製エラーを介した2つのメカニズムが関与していると考えられている．過剰な ROS は，DNA double strand break による精子DNA障害[12]，

表2　男性の加齢と出生時の遺伝的疾患の増加

疾患	父親の年齢	相対危険度	対象者当たり	交絡因子補正後の危険度
軟骨無形成症	>50	7.8	1/15,000	1/1,923
アペール（Apert）症候群	>50	9.5	1/50,000	1/5,263
ファイファー症候群	>50	6	1/100,000	1/16,666
クルーゾン症候群	>50	8	1/50,000	1/6,250
神経線維腫症　1型	>50	3.7	1/3,000-1/4,000	1/810-1/1,080
網膜芽細胞腫	>45	3	1/15,000-1/20,000	1/5,000-1/6,667
ダウン症候群	40-44	1.37	1/200[a]	1/876[a]
クラインフェルター症候群	>50	1.6	1/500 men	1/312 men
てんかん	40-45	1.3	1/100	1/77
乳がん	>40	1.6	1/8.5	1/5.3
小児期白血病	>40	1.14	1/25,000	1/21,930
小児期中枢神経系腫瘍	>40	1.69	1/36,000	1/21,302

a：母親の年齢 20〜29 歳．
男性の加齢とともに，生まれてくる子どもが先天奇形や神経学的疾患，血液疾患に罹患するリスクは上昇する．
〔Ramasamy R, et al: Male biological clock: a critical analysis of advanced paternal age. Fertil Steril, 103: 1402-1406, 2015 より和訳〕

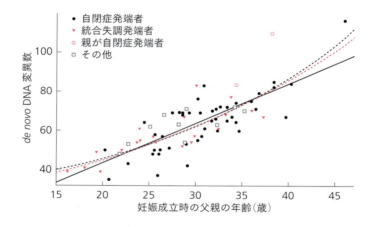

図1　男性の加齢と児の de novo DNA 変異の増加
男性の加齢とともに，生まれてくる子どもに生じる de novo DNA 変異は増加する．
〔Kong A, et al: Rate of de novo mutations and the importance of father's age to disease risk. Nature, 488: 471-475, 2012 より和訳〕

　ミトコンドリア DNA の変異，DNA 修復酵素の活性低下，一塩基レベルでの DNA 変異の蓄積を引き起こす．DNA 修復障害は相同組換え効率の低下および DNA 修復効率の低下につながり，結果として DNA 変異と染色体異常を引き起こしえる．アイスランドの 78 組の父親とその子どもの全ゲノム解析による詳細な検討によれば，父親が 30 歳時に出生した児に生じる de novo の DNA 変異は 60 程度であること，de novo DNA 変異の数は父親の加齢に依存して増加し，doubling time は 16.5 年と試算されている（図1）[13]．自閉症や統合失調の発症原因には，こうした DNA 変異や，エピゲノム異常との関連も指摘されている[14]．

引用・参考文献

1) Stone BA, et al: Age thresholds for changes in semen parameters in men. Fertil Steril, 100: 952-958, 2013
2) Humm KC, et al: Role of increased male age in IVF and egg donation: is sperm DNA fragmentation responsible? Fertil Steril, 99: 30-36, 2013
3) Bartolacci A, et al: Abnormal sperm concentration and motility as well as advanced paternal age compromise early embryonic development but not pregnancy outcomes: a retrospective study of 1266 ICSI cycles. J Assist Reprod Genet, 2018
4) de la Rochebrochard E, et al: Paternal age and maternal age are risk factors for miscarriage; results of a multi-centre European study. Hum Reprod, 17: 1649-1656, 2002
5) Harlap S, et al: Paternal age and preeclampsia. Epidemiology, 13: 660-667, 2002
6) Zhu JL, et al: Paternal age and preterm birth. Epidemiology, 16: 259-262, 2005
7) Alio AP, et al: The effect of paternal age on fetal birth outcomes. Am J Mens Health, 6: 427-435, 2012
8) Lian ZH, et al: Paternal age and the occurrence of birth defects. Am J Hum Genet, 39: 648-660, 1986
9) Urhoj SK, et al: Advanced paternal age and mortality of offspring under 5 years of age: a register-based cohort study. Hum Reprod, 29: 343-350, 2014
10) Ramasamy R, et al: Male biological clock: a critical analysis of advanced paternal age. Fertil Steril, 103: 1402-1406, 2015
11) Das M, et al: High prevalence of isolated sperm DNA damage in infertile men with advanced paternal age. J Assist Reprod Genet, 30: 843-848, 2013
12) Singh NP, et al: Effects of age on DNA double-strand breaks and apoptosis in human sperm. Fertil Steril, 80: 1420-1430, 2003
13) Kong A, et al: Rate of de novo mutations and the importance of father's age to disease risk. Nature, 488: 471-475, 2012
14) Mitchell E, et al: Behavioural traits propagate across generations via segregated iterative-somatic and gametic epigenetic mechanisms. Nat Commun, 7: 11492, 2016

（山田満稔）

Q88 女性の年齢が上がると，妊娠しにくくなるのでしょうか？生まれてくる子どもへの影響は？

■ 女性の高齢化の妊娠・出産への影響

1. 加齢による妊娠への影響（妊孕性の低下）

　ヒト女性の妊孕性は30歳代半ばで急激に低下することが知られている．この最も大きな要因として卵子の質低下が考えられている．たとえ生殖補助医療を行ったとしても，加齢による妊孕性の低下を避けることはできないが，若年健康女性から提供されたドナー卵を用いて体外受精-胚移植を行った場合は，年齢に関係なく高い出産率が得られることがわかっているためである[1]（図1）．

2. 加齢による出産への影響

　母体年齢が上がると，早産や周産期死亡率（妊娠22週以降の胎児や生後1か月以内の新生児の死亡率）が上昇する[2]．ドナー由来の卵子を移植した場合であっても，45歳を超えると母体の加齢とともに着床率，臨床的妊娠率，生産率は低下し，流産率は増加す

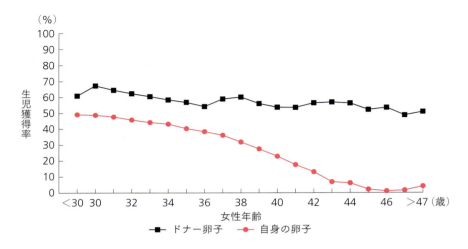

図1　生殖補助医療における自身の卵子およびドナー卵子を用いた生児獲得率
若年健康女性から提供されたドナー卵子を用いて生殖補助医療を行った場合，母体年齢にかかわらず高い生児獲得率が得られる．
〔Prevention CfDCa: 2015 Assisted Reproductive Technology National Summary Report. 2015 より和訳〕

る[3]．これらのデータから，卵子提供あるいは若年時に凍結卵子を行ったとしても，出産時の年齢によって合併症のリスクが上昇するリスクを認識しておく必要がある．

卵子・胚に染色体異常が起こりやすくなる理由

1. 減数分裂過程における染色体分配異常の増加

母体加齢による染色体異常増加の原因として，染色体不分離と早期分離の2つの機序が考えられている．染色体不分離では，特に第一減数分裂中期において染色体分配異常が引き起こされやすいと考えられている（two-hit theory）[4]．染色体早期分離では，微小管とキネトコアの結合不全や張力の不均衡[5]，姉妹染色体を結合させるコヒーシンの変性と姉妹染色体の分離[6]などが原因となり，第一減数分裂後期の前に染色体早期分離が起こると考えられている[7]．

2. 細胞質機能の異常

マウスを用いた卵子間核移植による詳細な検討により，加齢卵子では細胞質の質的な異常が起こることで発生率が低下することが明らかになっている[8,9]．染色体分配異常の原因として，紡錘体チェックポイント機構の異常[9]や，直接的な染色体異常への関与は明らかでないものの，ミトコンドリア機能低下と酸化ストレスの上昇，これに伴うテロメラーゼ活性の低下とテロメア長の短縮，カルシウムオシレーション異常などが原因として示唆されている．

流産率が上昇する理由

1. 染色体異常は流産の大きな原因を占める

受精卵の染色体異常は，着床後の流死産の大きな原因を占めると考えられている．MeulenbroekとGeraedtsは81例の流産検体を調べ，そのうち50例(62%)に染色体の数的異常を認めたと報告している[10]．大規模な文献レビューから流産および死産における染色体異常の発生頻度はそれぞれ35%と4%と推定されている(図2)[11]．

2. 染色体異常の増加

加齢に伴う染色体異常の増加は，さらなる流死産の増加につながると考えられる．この傾向は，以前の流産や出産経験の既往と関係なく起こる[12]．母体加齢とともに染色体異常の頻度は有意に増加する[11]．次世代シークエンサーを用いた受精卵の染色体診断(PGT-S)でも同様に，母体加齢に伴い染色体異常が増加する傾向が観察されている[13]．

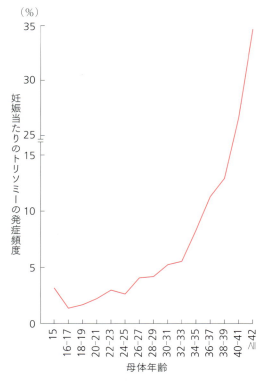

図2 母体年齢とトリソミーの発症頻度
母体の高齢化は染色体異常の大きな原因を占める．
〔Hassold T, et al: To err (meiotically) is human: the genesis of human aneuploidy. Nat Rev Genet, 2: 280-291, 2001 より和訳・改変〕

3. 婦人科疾患罹患率の増加

　卵子の加齢に加えて，妊娠の成立と維持には子宮の加齢もかかわっていると考えられている．これは母体加齢に伴う死産の増加によって説明される[1]．この機序として，脱落膜化と胎盤の発生障害，受精卵と子宮のクロストーク異常[14]，子宮筋腫や子宮内膜症などの罹患率の増加と血流の低下，形態学的異常のリスクの増大および骨盤内環境の悪化も一因として考えられている．

引用・参考文献

1) Prevention CfDCa: 2015 Assisted Reproductive Technology National Summary Report. 2015
2) Weng YH, et al: Risk Assessment of Adverse Birth Outcomes in Relation to Maternal Age. PLoS One, 9: e114843, 2014
3) Yeh JS, et al: Pregnancy outcomes decline in recipients over age 44: an analysis of 27,959 fresh donor oocyte in vitro fertilization cycles from the Society for Assisted Reproductive Technology. Fertil Steril, 101: 1331-1336, 2014
4) Pellestor F, et al: Maternal aging and chromosomal abnormalities: new data drawn from in vitro unfertilized human oocytes. Hum Genet, 112: 195-203, 2003
5) Nakagawa S, et al: Intrinsically Defective Microtubule Dynamics Contribute to Age-Related Chromosome Segregation Errors in Mouse Oocyte Meiosis-I. Curr Biol, 27: 1040-1047, 2017
6) Lister LM, et al: Age-related meiotic segregation errors in mammalian oocytes are preceded by depletion of cohesin and Sgo2. Curr Biol, 20: 1511-1521, 2010
7) Angell RR: Predivision in human oocytes at meiosis I: a mechanism for trisomy formation in man. Hum Genet, 86: 383-387, 1991
8) Mitsui A, et al: Improvement of embryonic development and production of offspring by transferring meiosis-II chromosomes of senescent mouse oocytes into cytoplasts of young mouse oocytes. J Assist Reprod Genet, 26: 35-39, 2009
9) Yamada M, et al: Genome Transfer Prevents Fragmentation and Restores Developmental Potential of Developmentally Compromised Postovulatory Aged Mouse Oocytes. Stem Cell Reports, 8: 576-588, 2017
10) Meulenbroek GH, et al: Parental origin of chromosome abnormalities in spontaneous abortions. Hum Genet, 62: 129-133, 1982
11) Hassold T, et al: To err (meiotically) is human: the genesis of human aneuploidy. Nat Rev Genet, 2: 280-291, 2001
12) Fretts RC, et al: Increased maternal age and the risk of fetal death. N Engl J Med, 333: 953-957, 1995
13) Webster A, et al: Mechanisms of Aneuploidy in Human Eggs. Trends Cell Biol, 27: 55-68, 2017
14) Sorger T, et al: The aging uterus and the role of edema in endometrial function. Biol Reprod, 24: 1135-1144, 1981

〈中川亮，山田満稔〉

Q89　受精卵にはどのくらい染色体異常が起きるのですか？

　精子の染色体異常の発生頻度（漸進固定法）は15.5％で，その内訳は異数性異常が1.4％，構造異常が14.1％と，卵子と異なり精子の染色体異常の大部分は構造異常である．一方，女性では年齢が上がると卵子の染色体異常が上昇するが，その多くは異数性の異常である．卵子の染色体異常の原因は，第一減数分裂または第二減数分裂時の染色体不分離と第一減数分裂時の姉妹染色分体早期分離である．胚盤胞の栄養芽細

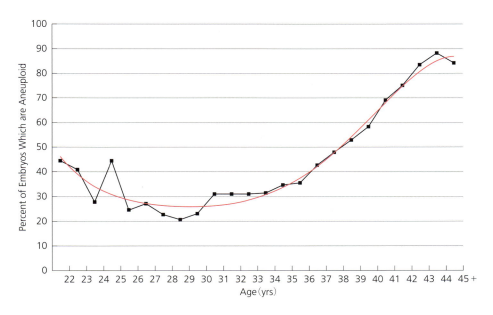

図1　女性の年齢別の異数性の染色体異常がある胚盤胞の割合
〔Franasiak, et al: The nature of aneuploidy with increasing age of the female parther: a review of 15, 169 consecutive trophectoderm biopsies evaluated with comprehensive chromosomal screening. Fertil Steril, 101：656-663, 2014 より転載〕

胞を材料とした着床前スクリーニング(PGT-A)の報告によると，図1のように女性の年齢が上がると胚盤胞の染色体異常の発生頻度は上昇する．1人の人に，異なる染色体構成を有する細胞が複数存在することをモザイクと呼ぶ．FISH(fluorescence in situ hybridization)法を使用したモザイク胚の解析によると，モザイクの原因は，95％が染色体不分離，5％が分裂後期遅滞とされている．大半のモザイクは体細胞分裂時に発生するため，モザイクの発生頻度は女性の年齢には関係がない．モザイクは胚を培養している過程で発生するため，培養室の環境，胚の培養液などにより影響を受ける．NGS(next generation sequencing)を使用した PGT-A を行うと，1細胞のモザイクも検出することができる．胚盤胞におけるモザイクの発生頻度は約 30～40％と報告されている．モザイクには，1種類の染色体全体でモザイクがある場合と，1種類の染色体の一部でモザイクがあるセグメントモザイクがある．

（吉田淳）

Q90 PGSはどのような技術で，何が問題なのですか？

■ 着床前スクリーニングとは？

　1990年に着床前診断(preimplantation genetic diagnosis：PGD)として臨床応用が開始された胚に対する遺伝学的解析は，その後1993年頃より高齢者，反復生殖補助医療(ART)不成功例，反復流産患者，重症男性不妊症などの移植胚の選択にも用いられるようになった[1]．これは，このような患者の胚で頻度が高いとされる染色体数的異常を解析し，異常のない胚の移植による生児獲得率向上を目的としており，着床前スクリーニング(preimplantation genetic screening：PGS)と称されてきた．最近では上記のような適応のない症例に対しても，ART成績の改善を目的に行われるようになっている．

　わが国では，日本産科婦人科学会の『「着床前診断」に関する見解』において，「診断する遺伝情報は，疾患の発症に関わる遺伝子・染色体の遺伝学的情報に限られ，スクリーニングを目的としない」とされており，PGSの施行は認められていない．

■ PGD，PGSにおける用語の変更

　従来PGD，PGSの用語が用いられてきたが，最近では胚の遺伝学的解析を総じてPGT(preimplantation genetic testing)と呼称し，これまでのPGDにはPGT-M (PGT for monogenic/single gene defects) あるいは PGT-SR(PGT for chromosomal structural rearrangements)，PGSにはPGT-A(PGT for aneuploidy)という用語が当てられている(表1)．この変更により，検査内容に対する理解がより正確となり，胚の遺伝情報を網羅的に解析・スクリーニングするとの誤解を避けられることも期待される．

表1　PGTの分類

	PGT-M	PGT-SR	PGT-A
従来の名称	PGD		PGS
適応	遺伝性疾患の罹患者，保因者	染色体均衡型構造異常保因者	高齢，反復流産，着床不全など
目的	児への疾患伝播の回避	流産の予防	生児獲得率の向上
解析対象	疾患遺伝子	構造異常にかかわる染色体のコピー数	全染色体コピー数

PGT-Aの効果

1. 分割期胚生検，FISH法によるPGT-A

PGT-Aが導入された当初は，分割期胚から1〜2個の割球を生検しFISH（fluorescence in situ hybridization）法により行われていたが，生児獲得率はPGT-Aを行わない場合に比し改善されないという報告が相次いでされた．そしてそれらを踏まえ，アメリカ生殖医学会（ASRM），アメリカ産婦人科学会（ACOG），ヨーロッパヒト生殖医学会（ESHRE）いずれもが分割期胚生検，FISH法でのPGT-Aを推奨しないという声明を発表するに至った．効果が得られない理由として，分割期胚生検の着床能への悪影響[2]，分割期胚での高率なモザイクの存在[3,4]，FISH法での解析の限界などが指摘されている．

2. 胚盤胞生検，CCSによるPGT-A

初期のPGT-Aで効果が得られなかった要因の改善を目的として，2010年代初頭より，胚盤胞期で採取した5個ほどの栄養外胚葉を検体とし，全染色体数の解析（comprehensive chromosome screening：CCS）が行われている．この変更により，検体数増加による解析精度の向上，胚盤胞期での解析によるモザイクの影響の低減，胚盤胞期での生検による着床能への影響の低下[2]，全染色体の解析による偽陰性減少が可能になると考えられている．

1）CCSの方法

CCSの方法としては，aCGH（comparative genomic hybridization microarrays），SNP arrays（single-nucleotide polymorphism microarrays），qPCR（quantitative PCR），NGS（next generation sequencing）などが用いられている（表2）[5]．この中で，aCGH，SNP arrays，NGSでは解析前に生検細胞のDNAの全ゲノム増幅（whole genome amplification：WGA）が必要となる．CCSの精度は増幅後のDNAの質に依存するため，WGA技術の安定がPGT-Aの診断精度向上に強くかかわっている．

表2 CCSの各解析方法の検出可能な異常

	aCGH	SNP arrays	qPCR	NGS
全染色体数的異常	○	○	○	○
モザイク	△	○		○
3倍体		○（DNAの質に依存）	○	○
片親ダイソミー		○		○
ミトコンドリアコピー数異常			○	○

○：解析精度高い，△：解析可能だが精度低い．
〔Brezina PR, et al：Preimplantation genetic testing for aneuploidy: what technology should you use and what are the differences? Assist Reprod Genet, 33：823-832, 2016より改変して転載〕

2）胚盤胞生検，CCS による PGT-A の効果

　近年，胚盤胞生検と CCS による PGT-A により，従来の形態での評価による移植胚選択に比較して，ART 成績が向上することが報告されている[6]．しかし，現時点で明らかになっているのは，卵巣予備能良好な患者の複数の良好胚盤胞の中から着床能の高いものを選択するのに有用で，異数性胚の移植回避による生児獲得までの時間短縮に繋がることや，妊娠率の低下なく移植胚数の削減が可能で多胎予防効果があるということであり，もともと効果が期待されていた卵巣予備能の低い高齢患者，反復着床不全，反復流産症例等における治療周期当たり，採卵当たりの生児獲得率改善に対する効果は不明である[7-9]．

　また，胚を PGT-A に供することによる正数性胚喪失の可能性も指摘されている．理由として，胚盤胞までの培養継続や生検によるダメージ，解析のエラー（解析法の精度やヒューマンエラーによるもの），モザイクの影響，偽陽性の存在などが挙げられており，本来であれば着床・出産に至るはずの胚の 20〜40％が失われる可能性があるとの試算もある[10]．

◼ モザイクの影響

1. 着床前胚におけるモザイク

　着床前胚には，モザイク胚（euploid/aneuploid mosaic embryo）が存在し，そのほとんどは着床しないか流産になると考えられている．また，モザイク胚では生検細胞の解析結果が胚全体の情報を反映しているとはいえず，PGT-A へ影響を与えることが指摘されるとともに，その扱いにも最近注目が集まっている．

2. モザイク胚の頻度

1）分割期胚，胚盤胞でのモザイクの頻度

　分割期胚のモザイクの頻度は，31〜70％と胚盤胞に比較して高いことが報告されており[3,4]，解析精度に悪影響を与えると指摘されている．胚盤胞での頻度は，3〜16％と報告されている[11,12]．分割期胚に比較し低率となるのは，胚の中の異数性細胞あるいはモザイク胚そのものが分割期胚と胚盤胞の間に淘汰されることによると解釈されている．また，胚盤胞生検では複数の細胞をまとめて解析するため，少数の異数性細胞が存在しても他の正数性細胞にマスクされることで，モザイク率が過小評価されている可能性も指摘されている．

2）モザイク胚の取り扱い

　PGT-A で正数性胚が得られなかった場合は通常再度採卵を行うことになるが，さらなる採卵をできないあるいは希望されない場合や，卵巣予備能の低い患者では，モザイク胚の移植も選択肢の 1 つとなる．実際にモザイクと診断された胚の移植によ

り生児を得た報告もされており[13,14]，ASRM，PGDIS（国際着床前遺伝子診断学会議）はそのような状況での移植胚の選択に関するコメントも発表している[15,16]．しかし，現時点ではどのようなモザイク胚であれば移植を考慮してよいか判断するにはデータは不十分であり，慎重な対応が求められる．

■ PGT-A の対費用効果

対費用効果に関する研究はこれまで数件の報告[17,18]があるのみでコンセンサスは得られておらず，今後それぞれの国や地域の実情に合わせた検討が必要と考えられる．

■ 日本での PGT-A の有用性に関する臨床研究

日本では PGT-A は容認されておらず，これまで PGT-A に関する臨床研究は行われていないが，現在，その有用性を科学的に検証する目的で日本産科婦人科学会主導の臨床研究が進行中である．今後，PGT-A の効果の有無，対象とすべき適応について明らかにされることが期待される．

参考文献

1) Munne S, et al: Diagnosis of major chromosome aneuploidies in human preimplantation embryos. Hum Reprod, 8: 2185-2191, 1993
2) Scott RT, et al: Cleavage-stage biopsy significantly impairs human embryonic implantation potential while blastocyst biopsy does not: a randomized and paired clinical trial. Fertil Steril, 100: 624-630, 2013
3) Treff NR, et al: Accurate single-cell 24 chromosome aneuploidy screening using whole genome amplification and single nucleotide polymorphism microarrays. Fertil Steril, 94: 2017-2021, 2010
4) Mertzanidou A, et al: Microarray analysis reveals abnormal chromosomal complements in over 70% of 14 normally developing human embryos. Hum Reprod, 28: 256-264, 2013
5) Brezina PR, et al: Preimplantation genetic testing for aneuploidy: what technology should you use and what are the differences? Assist Reprod Genet, 33: 823-832, 2016
6) Chen M, et al: Can Comprehensive Chromosome Screening Technology Improve IVF/ICSI Outcomes? A Meta-Analysis. Plos One, 10: e0140779, 2015
7) Rubio C, et al: In vitro fertilization with preimplantation genetic diagnosis for aneuploidies in advanced maternal age: a randomized, controlled study. Fertil Steril, 107: 1122-1129, 2017
8) Kang HJ, et al: Preimplantation genetic screening: who benefits? Fertil Steril, 106: 597-602, 2016
9) Murugappan G, et al: Intent to treat analysis of in vitro fertilization and preimplantation genetic screening versus expectant management in patients with recurrent pregnancy loss. Hum Reprod, 8: 1668-1674, 2016
10) Paulson RJ, et al: Preimplantation genetic screening: what is the clinical efficiency? Fertil Steril, 108: 228-230, 2017
11) Capalbo A, et al: FISH analysis of inner cell mass and trophectoderm samples of previously array-CGH screened blastocysts shows high accuracy of diagnosis and no major diagnostic impact of mosaicism at the blastocyst stage. Hum Reprod, 28: 2298-2307, 2013
12) Northrop LE, et al: SNP microarray-based 24 chromosome aneuploidy screening demonstrates that cleavage-stage FISH poorly predicts aneuploidy in embryos that develop to morphologically normal blastcyst. Mol Hum Reprod, 16: 590-600, 2010
13) Greco E, et al: Healthy Babies after Intrauterine Transfer of Mosaic Aneuploid Blastocysts. N Engl J Med, 373: 2089-2090, 2015
14) Munne S, et al: Detailed investigation into the cytogenetic constitution and pregnancy outcome of replacing mosaic blastocysts detected with the use of high-resolution next-generation sequencing. Fertil Steril, 108: 62-71, 2017
15) Ethics Committee of the American Society for Reproductive Medicine: Transferring embryos with genetic

anomalies detected in preimplantation testing: an Ethics Committee Opinion. Fertil Steril, 107: 1130-1135, 2017
16) Preimplantation genetic diagnosis international society. PGDIS position statement on chromosome mosaicism and preinmplantation aneuploidy testing at the blastocyst stage. 2016
17) Murugappan G, et al: Cost-effectiveness analysis of preimplantation genetic screening and in vitro fertilization versus expectant management in patients with unexplained recurrent pregnancy loss. Fertil Steril, 103: 1215-1220, 2015
18) Collins SC, Et al: Cost-effectiveness of preimplantation genetic screening for women older than 37 undergoing in vitro fertilization. J Assist Reprod Genet, 34: 1515-1522, 2017

（佐藤剛）

Q91 どんな人がPGDを必要とするのですか？

　着床前遺伝子診断(preimplantation genetic diagnosis：PGD)は，開発当初より，重篤な単一遺伝子病の発症が家系内に集積する事例に対して実施されてきた．これは体外受精で発生した胚の細胞の一部を採取・解析し，胚の遺伝的状態を調べる医療技術である．近年では，特に単一遺伝子病に対するPGDは，PGT-M (PGT for monogenic/single gene defects)とも呼称され，染色体診断のためのPGTとは厳密には区別される(Q90も参照)[1]．

　PGTの実施を希望する進行性神経筋疾患であるデュシェンヌ型筋ジストロフィー(Duchenne muscular dystrophy：DMD)の家系の具体例を示す(図1)．典型的には，DMDに侵される男性(II-3)が同疾患患者と臨床診断あるいは遺伝子診断された後に，その同胞女性(II-4)が変異を有する保因者と診断される．X連鎖性の疾患であるDMDは，

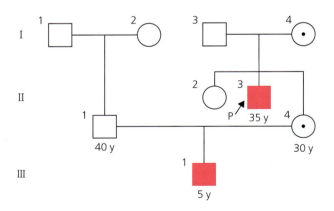

図1　DMDの家系の例
II-3：幼少期から症状があり，10歳で歩行困難となり，車椅子を要している．成人に達する以前から人工呼吸管理と長期臥床を余儀なくされている．
II-4：クライエント．DMD保因者．
III-1：夫婦の長男．すでに歩行障害などの症状が顕性化している．

表1 PGT実施を希望するクライエント家系における単一遺伝子病

X連鎖性疾患	常染色体劣性遺伝病
Duchenne/Becker型筋ジストロフィー	福山型筋ジストロフィー
副腎白質ジストロフィー	脊髄性筋萎縮症
オルニチントランスカルバミラーゼ欠損症	先天性表皮水疱症
色素失調症	家族性血球貪食症候群
先天性ミオパチー	成熟遅延骨異形成症
ピルビン脱水素酵素欠損症	メチレンテトラヒドロ葉酸還元酵素欠損症
球脊髄性筋萎縮症	ムコ多糖症Ⅱ型（ハンター症候群）
Menkes病	グルタル酸尿症Ⅱ型
Pelizaeus-Merzbacher病	5α還元酵素欠損症
耳口蓋指症候群	拘束性皮膚障害
Lesch-Nyhan症候群	Zellweger症候群
X連鎖性遺伝性水頭症	カルバミルリン酸合成酵素欠損症
Wiskott-Aldrich症候群	ARC (arthrogryposis, renal tubular dysfunction, cholestasis)症候群
Allan-Herndon-Dudley症候群	短肋骨多指症候群
Joubert症候群	メロシン欠損型先天性筋ジストロフィー
	Ellis-van Creveld症候群
常染色体優性遺伝病	多発性翼状片症候群
筋強直性ジストロフィー	異染性白質ジストロフィー
脊髄小脳変性症	
骨形成不全症	ミトコンドリア遺伝病
網膜芽細胞腫	Leigh脳症

突然変異で発症する事例を含めて男児の約3,500人に1人の割合で発症する．これは民族に依らない数字とされるが，ジストロフィン遺伝子に変異を共有する家系の事例では，その発症頻度は例外的にずっと高い．従来は，夫婦に自然妊娠が成立した後に，羊水検査をはじめとする出生前診断の実施が提案されており，罹患男児の妊娠と判明した際には，妊娠中断の選択肢を余儀なくされる事例も多かった．PGTの開発の当初の目的は，この遺伝子変異の次世代への伝播に起因する妊娠中絶や，処置が母親にもたらしうる心的・身体的トラウマを回避することにある．

　わが国におけるPGTの対象疾患は，1998年の日本産科婦人科学会会告によれば，「重篤」かつ「現在治療法が見出されていない疾患」に限るとされる．「重篤な疾患」の客観的な基準として，従来から「成人に達する以前に日常生活を著しく損なう症状が出現し，生存が危ぶまれる状態になる疾患」を，現時点における基準としている．時代・社会状況・医学の進歩・さらには判断する個人によっても変化しうるものと認める立場から，その後下線の記載は削除されるなど，複数回にわたり学会見解は改訂されてきたが，現在に至る20年間で対象に関して大きな変更点はない現状がある．実施のための施設認可は，実施施設の倫理委員会における承認と，日本産科婦人科学会・倫理委員会の承認の後になされる．これは今なお臨床研究として実施されることと，その審査は疾患単位ではなく，あくまでも実施を希望する事例ごとに行われることを義務づけており，欧米においてすでにPGT-Mが確立した医療サービスとみなされている点で大きな解離を生じている．それでも，PGT-Mの実施を希望する単一遺伝子病の家系の事例は確実に増加している．慶應義塾大学病院・臨床遺伝学センター外来において，PGT-Mを希望する家系内の疾患を示す(表1)．

小児期/成人前発症ながら症状の重篤さに幅がある疾患に対するPGT

　ベッカー型筋ジストロフィー（Becker muscular dystrophy：BMD）は，前述したDMDと同じ遺伝子（X染色体上の*dystropin gene*）を責任遺伝子とする．変異がもたらすアミノ酸置換の結果によっては，わずかに蛋白質が生成されるため，症状はDMDに比して軽症と言えるが，実際には遺伝子型で病名が分類されるのではなく，12歳までに車椅子生活となるか否かで臨床的に診断が下されている．同じ変異でも，事例ごとに表現型・経過に幅があり（variable expression），報告する研究者グループ・データベースによってDMD/BMDのいずれとも報告される．症状は緩徐ながら進行的であり，典型例では成人に至る以前に車椅子生活を余儀なくされる．その後は長く寝たきりの状態に至り，最終的に呼吸器等のサポートを受ける過程で，肺炎等を併発して入退院を繰り返す．幾度も生命の危機にさらされながら，40代の半ばで死に至る．「成人に達する以前に生存が危ぶまれる」ことがPGT実施の要件と定めたならば，ひとたびBMDと診断されたクライエントに対するPGTはわが国の現状では容認されない．DMD患者よりも長期にわたる闘病生活を送る患者のサポートに難渋する家族，とりわけ自らの遺伝子変異がもたらした結果として自責の念を禁じ得ない母親には極めて残酷な疾患である．そのうえで，将来的に患者をサポートする非罹患児の弟妹をつくってあげたいと願うことは，PGTの実施が合理的として，国外で受け入れられやすい理由となる．

成人以降に発症する疾患に対するPGT

　成人以降に発症する疾患カテゴリーには，Huntington病，Alzheimer病，脊髄小脳変性症3型（SCA3，Machado-Joseph病）などの進行性の神経変性疾患や，遺伝性がんであるリンチ症候群（HNPCC）が含まれる．SCA3の事例を示す（図2）．本疾患も，「小児期に発症し早逝する」古典的なPGTの社会的適応を満たさないのだが，変異を受け継いだ場合はほぼ100％発症する（浸透度の高い）疾患であり，患者の多くは原病死する．病勢を停止・あるいは緩徐にする治療法が現時点で存在しない課題も残される．遺伝子変異を有することが証明され，かつ今後確実に自らの症状の増悪を迎えることを知るクライエントが，子どもには変異を引き継がせないための選択肢を望む心情は，理解に難くない．疾患の重篤性を定める要素には，症状の重症度，浸透率の程度，治療可能性の有無，症状の進行の速さなどがあり，発症時期は「重篤性」の境界を引くうえでの要素の1つであり，遅発発症の疾患に対するPGT実施を制限することには，反対意見もある[2]．この遅発発症の疾患におけるPGTには今なお議論があるのだが，イギリス政府の直轄機関であるヒト受精・胚機構（HFEA）の承認以来[3]，その欧米における実施数は増加している[4]．

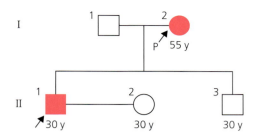

図2 SCA3の家系の例

I-2：クライエント（夫）の母．40歳頃に歩行困難が出現したことを契機に，SCA3と診断された．症状は急速に進行し，50歳の以前には歩行不能となり，現在は食事・排泄・移動等全介助を要している．

II-1：クライエント．SCA3の責任遺伝子である*MJD1*遺伝子に変異を有することが判明しているが，現時点では無症状である．

おわりに

PGTの実施が不承認となった倫理委員会による決定を伝える際に，クライエントの理解を得るのに困難を極めた疾患の例を示した．医療・遺伝子工学の進歩により，過去のいずれの枠組みにも該当しない疾患・事例が出現することが予見され，その対応のためには先回りの議論の充実がいっそう重要となる．

図1, 2における家系図は，患者本人・家族の特定を避けるため，本質的な内容に影響を及ぼさない範囲で，事実の一部を改変して記載した．

引用・参考文献

1) Zegers-Hochschild F, et al: The International Glossary on Infertility and Fertility Care, 2017. Fertil Steril, 108: 393-406, 2017
2) Krahn T: Preimplantation genetic diagnosis: does age of onset matter（anymore）？ Med Health Care Philos, 12: 187-202, 2009
3) Berry K: PGD for inherited cancer susceptibility〔Report No. ELC（02-06）2〕. Human Fertilisation & Embryology Authority, 2006
4) Ethics Committee of the American Society for Reproductive Medicine: Use of preimplantation genetic testing for monogenic defects（PGT-M）for adult-onset conditions: an Ethics Committee opinion. Fertil Steril, 109: 989-992, 2018

（佐藤卓，末岡浩）

染色体異常がない受精卵を移植しても着床しないとき，子宮側の原因はあるのでしょうか？

染色体正常胚の移植によっても約4割が着床しないとの報告もあり[1]，着床不全の

原因として子宮など他因子の関与も示唆される[2]．子宮因子としては子宮内膜ポリープ，粘膜下筋腫，子宮内腔癒着などの器質的異常のほか，子宮内膜炎，子宮内膜菲薄化，子宮内膜受容能や子宮内細菌叢の異常などが挙げられる．手術的介入が必要な因子については他項に譲り，ここでは以下について記述する．

■ 慢性子宮内膜炎（CE）

　不妊症や反復着床不全，反復流産に慢性子宮内膜炎（CE）が関与するとの報告は多数存在する．CE は無症状であることが多く，子宮鏡検査や組織診（HE 染色，CD138 免疫染色），細菌培養，の単独所見あるいは組み合わせにより診断される[3]．子宮鏡においては腺周囲充血，間質浮腫，マイクロポリープなど[3]が CE の特徴的所見とされるが，操作の影響を受けやすく，過剰診断の可能性がある．組織学的には，内膜組織に形質細胞を認めることで CE と診断されるが，HE 染色での検出は困難であり，CD138 免疫染色を行ったほうが形質細胞を検出しやすい[4]．しかし，形質細胞を何個認めれば CE とするかについては，HPF（高倍率視野）当たり 1 個以上，10 HPF 当たり 5 個以上，など諸家により様々[5]で，現時点では一定の診断基準はない．診断は病理医の主観にも左右されるため，正診率は低い可能性がある．CE の出現頻度にも不妊症の 3〜44％，反復着床不全の 14〜57％，反復流産の 9〜56％[5]と，報告によりばらつきがある．最近発表された論文によると，単位面積当たりの CD138 陽性形質細胞数の解析により CE の診断を行った場合，観察者内および観察者間変動が最も少なく信頼性があり，反復流産・反復着床不全・不妊症患者の CE 有病率は 10.8％，7.7％，10.4％となり，コントロールの有病率 5％と差がなかった[5]．過去の諸報告では過剰診断であった可能性もある．

　CE の発症には一般細菌（大腸菌，腸球菌，クレブシエラ，ガードネレラ，連鎖球菌，ブドウ球菌）のほか，クラミジア，淋菌，ウレアプラズマ，マイコプラズマなど，特定の原因菌の関与が指摘されている[3]．Moreno らは，3 種の古典的 CE 診断法（子宮鏡，組織診，細菌培養）による結果と次世代シーケンサー（next generation sequencing：NGS）による菌の検出結果を比較した[3]．子宮鏡・組織診・細菌培養の 3 つの診断が一致したものが 65 名中 13 名（20％）のみであり，これら 13 名に対する分子微生物学的手法の正確度は 76.92％，感度 75％，特異度 100％，陽性的中率 100％，陰性的中率 25％，偽陽性率 0％，偽陰性率 25％であったことから，NGS による菌の検出が最も手っ取り早い CE の診断ツールであるとしている[3]．

　CE は抗菌薬により治療され，良好な結果を得ているとする報告が多い．例として，グラム陰性菌にはシプロフロキサシン 500 mg 1 日 2 回 10 日間，グラム陽性菌にはアモキシシリン・クラブラン酸 1 g（アモキシシリンとして）1 日 2 回 8 日間，マイコプラズマやウレアプラズマにはジョサマイシン 1 g 1 日 2 回 12 日間あるいはミノサイクリン 100 mg 1 日 2 回 12 日間，など，培養で菌が検出されない場合にはセフトリアキソン 250 mg 単回投与＋ドキシサイクリン 100 mg 1 日 2 回内服 14 日間＋メトロニダゾール 500 mg 1 日 2 回内服 14 日間，などがある[6]．

子宮内膜受容能検査(ERA)

着床ウィンドウ(window of implantation：WOI)のずれ(移植時の子宮内膜が，胚を受容する状態にない)も，着床不全の一因と考えられる[7]．子宮内膜受容能検査(endometrial receptivity analysis：ERA)は，子宮内膜の周期性変化に応じて発現する236個の遺伝子の発現をNGSで解析し，子宮内膜の受容能をAIにより同定，個人の着床ウィンドウを診断するツールである(IGENOMIX, Valencia, Spain)[8]．ERAの診断能は内膜日付診に勝り，再現性がある[8]．また，反復着床不全患者の約3割にWOIのずれを認め，移植時期を補正しpET(personalized ET)を行った場合の妊娠率は約50％であった[7]．

原則としてHRT周期ERAを推奨する．月経時からエストラジオール(E_2)剤を約1～2週間投与し，子宮内膜厚6 mm以上の3層パターンかつホルモン値が適切であることを確認し，黄体(P)補充を開始(P＋0)，P＋120時間(5日後)にERAを施行する[7]．内膜生検はPippelle®カテーテル(Laboratoire C. C. D., Inc., Paris, France)を用い，子宮体部から内膜組織を十分量採取する．内膜受容能の診断結果は，R(receptive)あるいはNR(non-receptive)と判定される．NRの場合，pre-receptive(例；P＋147±3時間)あるいはpost-receptive(例；P＋111±3時間など)となる．

良好な妊娠成績が報告されている[7,9]一方，ERAの開発者以外からの論文発表は未だ少ない．本項では既報[7,9]ではなく，最新の発表を紹介したい．2018年のヨーロッパ生殖医学会(ESHERE)において，着床前検査(PGT-A)とERAを組み合わせた前方視的パイロット研究の結果が報告された．正常胚を過去に移植し不成功であった15名に対しERAを行った結果，86.7％がNRであり，WOIを補正して正常胚を移植(pET)したところ，100％が妊娠判定陽性，73.3％が出産あるいは妊娠継続に至った．現在ランダム化比較試験が施行中とのことである．さらに，同学会において，同一患者1,427人に同一周期2回(P＋5とP＋7)または連続周期2回(P＋5とP＋6～P＋7)ERAを行い得た2,874の内膜生検の結果から，WOIの長さは29～36時間と発表された．WOIの短い(＜24時間)患者も少数ではあるが存在するとのことであり，WOIを合わせて移植することの重要性が示唆される．

子宮内細菌叢の異常

古典的細菌培養検査で培養可能な菌は1％程度であるとされるが，21世紀に入り台頭した16S rRNA gene sequencingは，細菌のDNA配列を同定するため，培養で検出不可能な菌もspecies(種)レベルまで同定可能である．子宮内腔の細菌叢をsequencingにより解析し，子宮内細菌叢と体外受精(IVF)の妊娠成績との関連について調べた研究が2016年報告された[10]．それによると，子宮内細菌叢異常(non-*Lactobacillus* dominated microbiota: NLDM, *Lactobacillus* ＜90％)の場合，有意に着床率[60.7％ vs 23.1％(p＝0.02)]，妊娠率[70.6％ vs 33.3％(p＝0.03)]，妊娠継続率[58.8％ vs 13.3％(p＝0.02)]，生産率[58.8％ vs 6.7％(p＝0.002)]の低下を認めた[10]．

当院でも，2017年8月からsequencingにより子宮内細菌叢を調べている(Varinos

Inc., Tokyo, Japan）．健常者，一般不妊症例，IVF 症例の子宮内細菌叢を解析した結果，IVF 症例において有意に多く NLDM を認めた[11]．また，妊娠例の子宮内 *Lactobacillus* の割合の中央値は 90％を超えており，*Lactobacillus* 優位な状態が妊娠にとってプラスとなりうる可能性も示唆された[11]．一方で，子宮内 *Lactobacillus* の存在意義や着床に寄与する機序，子宮内の細菌は侵略者であるのか単なる居住者であるのか[12]，また NLDM が真に dysbiosis であるのかどうか，等については未だ結論は出ていない．常在菌と CE の起因菌とを区別する必要もある．頻回の抗菌薬投与により，子宮内や腟内の細菌叢の変化も懸念される．

参考文献

1) Harton GL, et al: Diminished effect of maternal age on implantation after preimplantation genetic diagnosis with array comparative genomic hybridization. Fertil Steril, 100: 1695-1703, 2013
2) Fox C, et al: Local and systemic factors and implantation: what is the evidence? Fertil Steril, 105: 873-884, 2016
3) Moreno I, et al: The diagnosis of chronic endometritis in infertile asymptomatic women: a comparative study of histology, microbial cultures, hysteroscopy, and molecular microbiology. Am J Obstet Gynecol, 218: 602.e1-602.e16, 2018
4) McQueen DB, et al: Pregnancy outcomes in women with chronic endometritis and recurrent pregnancy loss. Fertil Steril, 104: 927-931, 2015
5) Liu Y, et al: Comparison of the prevalence of chronic endometritis as determined by means of different diagnostic methods in women with and without reproductive failure. Fertil Steril, 109: 832-839, 2018
6) Cicinelli E, et al: Prevalence of chronic endometritis in repeated unexplained implantation failure and the IVF success rate after antibiotic therapy. Hum Reprod, 30: 323-330, 2015
7) Ruiz-Alonso M, et al: The endometrial receptivity array for diagnosis and personalized embryo transfer as a treatment for patients with repeated implantation failure. Fertil Steril, 100: 818-824, 2013
8) Díaz-Gimeno P, et al: A genomic diagnostic tool for human endometrial receptivity based on the transcriptomic signature. Fertil Steril, 95: 50-60, 2011
9) Ruiz-Alonso M, et al: What a difference two days make: "personalized" embryo transfer (pET) paradigm: A case report and pilot study. Hum Reprod, 29: 1244-1247, 2014
10) Moreno I, et al: Evidence that the endometrial microbiota has an effect on implantation success or failure. Am J Obstet Gynecol, 215: 684-703, 2016
11) Kyono K, et al: Analysis of endometrial microbiota by 16S ribosomal RNA gene sequencing among infertile patients: a single-center pilot study. Reprod Med Biol, 17: 297-306, 2018
12) Baker JM, et al: Uterine Microbiota: Residents, Tourists, or Invaders? Front Immunol, 9: 208, 2018

（橋本朋子）

column 生化学妊娠流産，反復流産

生化学妊娠流産

　受精卵は分割期胚を経て胚盤胞に至り，これが子宮内膜に着床した段階で妊娠が開始すると考えられる．胚盤胞は大きく内細胞塊と栄養外胚葉とに分かれ，前者は胎児に後者は胎盤へと進んでいく．着床が成立すると栄養外胚葉からはヒト絨毛性性腺刺激ホルモン（hCG）が産生分泌される．これがいわゆる"妊娠反応"のもとになるホルモンであり，市販妊娠検査薬は hCG が血中から尿中に移行したものを視覚的に判定する定性検査薬である．非妊娠女性の体内では hCG が産生されないので，hCG が検出されれば着床が起こったことを意味し，これが生化学妊娠とよばれる状態である．妊娠経過が順調であれば，やがて子宮内に胎嚢が形成されるが，この段階をもって臨床妊娠とする．

　臨床妊娠成立後に，妊娠継続が破綻するのが流産であり，女性の年齢にもよるが 15％程度が流産に終わる．一方で，胎嚢が確認される以前に流産してしまう生化学妊娠流産はもっと高率で 30〜40％に起こるとされるが，この病態は妊娠検査薬の感度が高くなってきたことによると考えられる．

　一点注意を要するのが，不妊治療等で排卵を誘起する目的で hCG 製剤を投与した場合で，たとえ着床が成立していなくても体内に残存する hCG が検出されうることである．これを生化学妊娠流産と見誤らないよう，病歴に注意を払うことも必要である．

　現在，生化学妊娠流産は流産としてカウントされないが，これは上記のように妊娠検査薬の感度の向上といった背景が多分に存在するため，病的な意味合いを規定することが困難であることに起因すると考えられる．

反復流産

　流産を繰り返す状態が反復流産であり，頻度は約 5％とされる．妊娠初期の流産の原因で一番多いのは偶発的に生じた胎児（胚）の染色体異常であり，約 80％にみられる．一方で流産を繰り返す場合には，それ以外に流産のリスクを高めるリスク因子が存在することがある．この中には夫婦の染色体異常に加えて，妻側の要因として子宮形態異常，内分泌・代謝異常，凝固異常，母体の高年齢などがある．夫婦の染色体異常としては均衡型転座が挙げられ，個体としての生活には支障がないものの，精子や卵子の形成過程において染色体の過不足が生じ，結果として流産の原因となる．子宮形態異常の中では中隔子宮や双角子宮が，着床障害の原因となったり胎児・胎盤へのストレスから流早産を引き起こす原因となったりする．内分泌・代謝異常では，甲状腺機能異常や糖尿病の存在がやはり流早産のリスクを高めることが知られている．凝固異常としては，抗リン脂質抗体症候群，プロテイン S 欠乏症，プロテイン C 欠乏症，第 XII 因子欠乏症などの一部では，血栓症などにより流産・死産を繰り返すことがある．また流産・死産とならなくても，胎児の発育異常や胎盤の異常をきたすことがある．

　これらのリスク因子が存在し，反復流産との関連が考えられる場合には，それに対する対応を行うことが必要である．一方で，偶発的に胎児染色体異常を繰り返したことによる反復流産がかなりの割合を占めていることが知られており，リスク因子についての検査を行い，特にこれを認めない場合には，特別な治療を行わなくても次の妊娠が継続

する可能性は高いと考えられる．

生化学妊娠流産と反復流産のとらえ方
　さて，臨床妊娠ではなく生化学妊娠流産を繰り返した際には，どのように対応したらよいであろうか．現状，生化学妊娠流産を流産としてとらえないことを考えると，あまり神経質になる必要はない．既述のとおり，生化学妊娠流産は妊娠検査薬の感度の向上によってその存在が認識されるようになった背景を考えると，このことが理解できる．基本的には偶発的な要因による可能性が高いのであるから，心配せず次の妊娠を試みてもらう形をとることとなる．

　一方で，生化学妊娠流産の中には着床過程がうまくいかず，このため臨床妊娠のレベルまでいく前に流産に至っている症例もあると考えられ，これを繰り返す場合はむしろ重症の反復流産ということになる．反復生化学妊娠流産の全例に精査を行うことは無駄な検査が行われる確率が高まるため推奨はされないが，一部ではあるがむしろ精査が必要となる症例では遅滞なくこれを行い，原因に応じた対応が求められる．実際にはその見極めは困難であるため，患者年齢などの背景要因から，時間的ロスを最小限にする必要があるケースについては，十分な説明を行ったうえで，検査を行うことになると考えられる．

〈藤原敏博〉

Q93 不妊治療や体外受精は何回くらいやったら，あきらめたほうがいいのでしょうか？

不妊治療を行ううえで問題となるのは，どの程度まで継続してよいのかということである．これには，患者年齢・不妊原因ならびにその程度がからんでくるため，一律に論じることは困難である．また，医療行為全般がそうであるのと同様に，不妊治療においても，治療周期当たりの期待値（＝妊娠率）という確率をもとに判断していくわけであるが，1回当たりの妊娠率が決して高い数字ではないことが判断を困難にしている．

ART 以外の治療継続

不妊治療自体はタイミング法から始まり，人工授精そして体外受精〔生殖補助医療（ART）〕と難治性により適宜ステップアップしていく．この過程では高次治療が存在するため，どのタイミングでステップアップするかがポイントとなる．タイミング法に関していうと，通常はある程度の回数を重ねても妊娠に至らず医療機関を訪れることが多いため，受診後にさらに追加して行うことは多くはない．この段階では不妊因子を的確に把握し，それに見合う必要かつ十分な治療法をみつけることが重要であるが，この際も（女性）患者年齢を考慮することが必要である．重度の卵管因子や男性因子がなければ，通常は人工授精から開始となることが多いが，この施行回数は累積妊娠率との関係から5〜6回までの施行が有効とされる．しかし，その1回当たりの妊娠期待値が7％前後と決して高くない状況を考えると，特に高齢女性患者のケースでは施行回数のリミットを低く設定することが効率面からは有用であると考えられ，30歳代後半では半分程度にし，さらに40歳代では場合によってはこの過程をスキップすることも選択肢となる．

ART 治療の継続

さて，いずれの場合でも低次治療で妊娠に至らなければ高次治療であるARTへとステップアップすることになる．高次治療（＝最終手段）であるがゆえに，複数回の治療を行っても妊娠しない場合に，どこまで治療を継続すべきかに関しては重要な決断となるが，これについて定見があるわけではない．これまでの報告をみると，「〜回までは妊娠が期待できる」とか「妊娠例の●％は○回までに結果が出ている」といった形で提言がなされているが，だからといってここに示された回数が絶対限界を示しているものではない．また，わが国において「特定不妊治療費助成金」の給付対象が2016年度より43歳未満となったことが，心理的にそれ以上の年齢での治療を自発

的に敬遠する傾向を生み出している印象を受ける．この年齢基準は妊娠率を根拠に策定されたものであるが，これもまた医学的絶対限界までも言い表しているわけではない．

　こうなると，一律にカットオフ値を決めることは困難であり，状況を見極めつつ方針を決定していくという姿勢が求められる．ここで考慮すべきことは，既往治療を振り返ってみて，明らかに改善すべき点や新たに取り入れるべき治療が確認されるかを確認することであろう．例えば，着床に影響を与えうる子宮筋腫や子宮内膜ポリープの存在が認識されていなかった場合には，これらに対する治療を行ってからARTを継続することは意味をもつこととなる．また，最近では着床に影響を与える因子として慢性子宮内膜炎が注目され，あるいは着床至適時期決定のためERA検査も行われているが，これらにおいて異常が指摘された場合には，それぞれ抗菌薬による治療や胚移植のタイミングの調整等を行うことにより，やはりその後でARTを施行することに意義を与えるものとなる．

■ 不妊治療終結のタイミング

　以上のポイントを十分に考慮して行いうる対処をしたうえで，なお妊娠に至らなかった場合には，個別の症例ごとに方針を決定することとなる．例えば可能性が低くても患者が継続を希望するのであれば，その都度かかる負担と期待値とを確認しつつ治療を続けていくことになるであろう．一方で，患者が治療継続を希望しない場合には，もし医学的に追加して行えることがあるようであればそれを提案したうえで，患者が選択した結論が治療中止であればそれを尊重するという形をとることになる．前者の場合，無意味に治療継続を強く勧めることがあってはならないし，後者の場合は患者が後悔の念をもたないよう，ねぎらうことも大切である．

　不妊治療は，生命予後を危うくするような疾患ではないが，精神的に大きく負担を及ぼすものであり，特によい結果が得られない場合には，患者の精神面でのケアも十分に行っていくことが求められる．このためのカウンセリングの体制を整えておくことも重要である．

〈藤原敏博〉

⑥ 不妊治療とサプリメント・代替医療・生活習慣

Q94 ビタミン・サプリメントは不妊に効果がありますか? ... 272

Q95 健康食品は不妊に効果がありますか? ... 275

Q96 ホメオパシーは不妊に効果がありますか? ... 283

Q97 漢方・東洋医学は不妊に効果がありますか? ... 285

Q98 レーザー治療は不妊治療に効果がありますか? ... 286

Q99 ミトコンドリア移植は体外受精の妊娠率や生産率を上げるのでしょうか? ... 288

Q100 ダイエットや運動は不妊治療に効果があるのですか? ... 290

Q101 喫煙(男女)と不妊は関係ありますか? ... 292

Q102 アルコールと不妊・不育には関係がありますか? ... 293

Q103 ストレスと不妊・不育の関係は? ... 295

▶ column

- 不妊治療における酸化ストレスの影響 ... 280

Q94 ビタミン・サプリメントは不妊に効果がありますか？

■ ビタミンについて

1. ビタミンとは

三大栄養素である脂肪，糖質，蛋白質の代謝を助ける働きをしており，全部で13種類ある(表1)．

表1 ビタミンの種類と特徴

脂溶性ビタミンの種類	からだでの主な働き	女性の推奨量	妊娠時推奨量	耐容上限量
ビタミンA	皮膚・粘膜を正常に保つ 明順応や視力を保つ	650〜700 µgRAE/日	+0 末期は+80	2,700 µgRAE/日*
ビタミンD	カルシウムとリンの吸収促進 歯・骨の形成に役立つ	5.5 µg/日	7.0 µg/日	100 µg/日**
ビタミンE	抗酸化作用・血流をよくする ホルモンの分泌を円滑にする	6.0 mg/日	6.5 mg/日	650 g/日**
ビタミンK	血液の凝固性保持 骨・歯の形成に役立つ	150 µg/日	150 µg/日	
水溶性ビタミンの種類	からだでの主な働き	女性の推奨量	妊娠時推奨量	耐容上限量
ビタミンB_1	炭水化物の代謝を助ける	1.1 mg/日	付加量 +0.2	
ビタミンB_2	三大栄養素の代謝を促進	1.2 mg/日	付加量 +0.3	
ビタミンB_6	蛋白質の合成・分解	1.2 mg/日	付加量 +0.2	45 mg/日*
ビタミンB_{12}	貧血を予防する	2.4 mg/日	付加量 +0.4	
ナイアシン	糖質・脂質の代謝を助ける	1〜12 mgNE/日	—	*
パントテン酸	エネルギーの代謝を助ける	4 mg/日	5 mg/日	
葉酸	赤血球・DNAの合成	240 µg/日***	付加量 +240 µg/日***	900〜1,000 µg/日
ビオチン	糖の代謝を助ける	240 µg/日	240 µg/日	
ビタミンC	抗酸化作用 コラーゲンの合成を促進する	100 mg/日	付加量 +10	

*妊婦，授乳婦では耐容上限量の掲載がないが，耐容上限量がないということではない．通常時の耐容上限量を参考に，過剰摂取に注意する．
**妊婦，授乳婦では耐容上限量の掲載がないが，耐容上限量がないということではない．通常時の耐容上限量を参考に，適度な摂取が大切である．
***妊娠を計画している女性，または，妊娠の可能性がある女性は，神経管閉鎖障害のリスクの低減のため，負荷的に400 µg/日の摂取が望まれる．

〔厚生労働省：「日本人の食事摂取基準(2015年版)策定検討会」報告書，2014より作成〕

2. 妊娠のために特に必要なビタミン（図1）

1）葉酸

葉酸は胎児の"神経管閉鎖障害"という先天奇形のリスクを下げるということがわかっている[1]．妊娠を望む女性，または，妊娠の可能性がある女性は，神経管閉鎖障害のリスク低減のために，付加的に400 μg/日の摂取が望まれる．またビタミンB_6，B_{12}は葉酸を活性化させる働きがあり，同時摂取が勧められる[2]．

2）ビタミンD

ビタミンDは女性の生殖にとても重要で，ビタミンDが不足すると体外受精の妊娠率低下・新生児の体重や妊娠期間・妊娠高血圧症候群といった妊娠合併症，新生児の発育障害のリスクが高くなるとの報告もある．ビタミンDが充足している女性のほうが，不足している女性より出生率が高くなる[3,4]．

また，男性側でもビタミンDは精子の運動能力を高め，精子の細胞内へのカルシウムの吸収を促すことで，精子の受精能力の獲得に関与している[4]．

3）ビタミンE

ビタミンEは，抗酸化作用を持ち，血流改善作用がある．ビタミンE投与により，黄体血流が改善され，黄体ホルモン値が増加[5]や子宮血流改善，子宮内膜を厚くする効果の報告がある[6]．

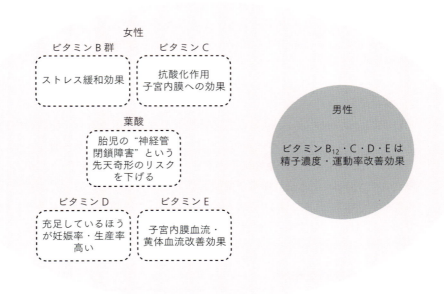

図1　妊娠のために特に重要なビタミン

3. 過剰摂取に注意

　妊娠にむけて，また妊娠中にサプリメントとして過剰摂取は避けるべき成分はビタミンD，A，K，Eといった"脂溶性ビタミン"である．ビタミンAは体内で合成できなく，胎児の発達に必須の因子だが，動物性ビタミンAの過剰摂取は胎児形態異常の危険がある[7,8]．日々の食事で摂取可能であり，ビタミンAはサプリメントで追加摂取する必要はない．また，ビタミンDも，持続的な過剰摂取は，体調不良（悪心嘔吐，食欲不振），内臓へのカルシウム沈着・石灰化の原因となるので注意を要する．大切なのは，適切な摂取量を把握しバランスよく摂取することである．

■ サプリメント

1. 妊娠に向けて有効なサプリメント

1）抗酸化サプリメント

①メラトニン：松果体から分泌されるホルモンで強力な抗酸化作用を有し，卵胞内で酸化ストレスを抑制し，卵子の数の減少や質の低下を防ぐ可能性が示されている．また，体外受精治療での受精率改善，妊娠率向上の報告もある[9]．

②レスベラトロール：赤ワインに豊富に含まれる抗酸化物質で，2006年にヒトと同じ哺乳類であるマウスの寿命延長効果が発表され注目された[10]．生殖医療分野でも，マウスで加齢に伴う原子卵胞数の減少や卵子の質の低下を予防，産仔数の増加の報告[11]や，ヒト，マウスでの卵の成熟促進の報告[12]もあり効果が期待される．

③Lカルニチン：遊離脂肪酸をその燃焼の場であるミトコンドリアに運び，ATPを産生するために必須な栄養素である．このLカルニチンは，卵胞成熟過程に重要な役割を有しているとの報告[13]や精子の成熟を促進し運動率を向上させるとの報告がある[14]．

2）DHEA

　DHEA（dehydroepiandrosterone）は弱い男性ホルモン作用をもち，卵胞の細胞内でテストステロンやエストラジオール（E_2）の元になる．血中抗ミュラー管ホルモン（AMH）量の増加，採卵数，胚の質や妊娠率が有意に増加するという報告[15,16]がある．卵胞刺激ホルモン（FSH）が高く，卵巣予備能が低下している症例が適応である．多嚢胞性卵巣症候群（PCOS）患者ではDHEAの使用がかえって逆効果の場合もあり，注意が必要である．男性では，勃起不全（ED）に対して有効性を示唆した報告もある[17]．

2. エビデンスの不明なもの

　ミトコンドリアやプラセンタ，イソフラボンには現時点では不妊治療に有効という明らかなエビデンスはない．

参考文献

1) De-Regil LM, et al: Effects and safety of periconceptional folate supplementation for preventing birth defects. Cochrane Database Syst Rev, 10: CD007950, 2010
2) 厚生労働省：「日本人の食事摂取基準(2015年版)策定検討会」報告書．2014
3) Chu J, et al: Vitamin D and assisted reproductive treatment outcome: a systematic review and meta-analysis. Hum Reprod, 33: 65-80, 2008
4) Blomberg Jensen M, et al: Vitamin D deficiency and low ionized calcium are linked with semen quality and sex steroid levels in infertile men. Hum Reprod, 31: 1875-1885, 2016
5) Miwa I, et al: Pathophysiologic features of "thin" endometrium. Fertil Steril, 91: 998-1004, 2009
6) Takasaki A, et al: Endometrial growth and uterine blood flow: a pilot study for improving endometrial thickness in the patients with a thin endometrium. Fertil Steril, 93: 1851-1858, 2010
7) Penniston KL, et al: The acute and chronic toxic effects of vitamin A. Am J Clin Nutr, 83: 191-201, 2006
8) Azais-Braesco V, et al: Vitamin A in pregnancy: requirements and safety limits. Am J Clin Nutr, 71: 1325-1333, 2000
9) Tamura H, et al: Oxidative stress impairs oocyte quality and melatonin protects oocytes from free radical damage and improves fertilization rate. J Pineal Res, 44: 280-287, 2008
10) Joseph A, et al: Resveratrol improves health and survival of mice on a high-calorie diet. Nature, 444: 337-342, 2006
11) Liu MJ, et al: Resveratrol protects against age-associated infertility in mice. Hum Reprod, 28: 707-717, 2013
12) Liu MJ, et al: Resveratrol improves in vitro maturation of oocytes in aged mice and humans. Fertil Steril, 109: 900-907, 2018
13) Miyamoto K, et al: Effect of oxidative stress during repeated ovulation on the structure and functions of the ovary, oocytes, and their mitochondria. Free Radic Biol Med, 49: 674-681, 2010
14) Jeulin C, et al: Role of free L-carnitine and acetyl-L-carnitine in post-gonadal maturation of mammalian spermatozoa. Hum Reprod Update, 2: 87-102, 1996
15) Barad D, et al: Update on the use of dehydroepian-drosterone supplementation among women with diminished ovarian function. J Assist Reprod Genet, 24: 629-634, 2007
16) Wiser A, et al: Addition of dehydroepiandrosterone (DHEA) for poor-responder patients before and during IVF treatment improves the pregnancy rate: a randomized prospective study. Hum Reprod, 25: 2496-2500, 2010
17) Reiter WJ: Dehydroepiandrosterone in the treatment of erectile dysfunction: a prospective, double-blind, randomized, placebo-controlled study. Urology, 53: 590-594, 1999

（戸屋真由美）

Q95 健康食品は不妊に効果がありますか？

■ 健康食品とは

1. 健康食品の定義[1]

　健康食品と呼ばれるものについては，法律上の定義はなく，広く健康の保持増進に資する食品として販売・利用されるもの全般を指しているものである．
　そのうち，国の制度としては，国が定めた安全性や有効性に関する基準等を満たした「保健機能食品制度」がある(図1)．

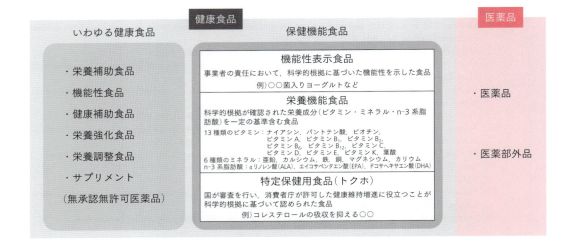

図1 「健康食品」とは
健康食品と呼ばれるものについては，法律上の定義はなく，広く健康の保持増進に資する食品として販売・利用されるもの全般を指しているものである．そのうち，国の制度として，国が定めた安全性や有効性に関する基準等を満たした「保健機能食品」がある．
〔厚生労働省「健康食品」のホームページ（http://www.mhlw.go.jp/stf/seisakunitsuite/bunya/kenkou_iryou/shokuhin/hokenkinou/）より作成〕

2. 不妊に効果のある健康食品は？[2]

不妊に有効とされるビタミン剤やサプリメントを除き，evidence のある特定の健康食品や「トクホ」は今のところない．妊娠に向けては，健康食品に頼るよりバランスのよい食生活が重要である．

栄養療法・妊娠のための栄養はどんなことに気をつけたらよいか？

1. 妊娠に向けて摂取を心がけるといい栄養素[3,4]

糖質，脂質，蛋白質，ビタミン，ミネラルの5大栄養素はどれも体にとって必要だが，特に，妊娠に必要な栄養素は，蛋白質，ビタミン群（葉酸含む），鉄，亜鉛，カルシウムである（図2）．

1）糖質

糖質は，精製度の低い全粒粉を選ぶことが重要である．白米や食パンなど精製された白い糖質より茶色の糖質のほうが血糖の上昇が緩やかで，全粒穀物摂取量が多い女性のほうが生産率が高いとの報告もある[5]．

2）脂質

脂質では，n-3系脂肪酸（オメガ3脂肪酸）摂取で妊娠成績向上の報告[6]もあり，不飽和脂肪酸を多く摂取し，加工食品・マーガリンなどに多く含まれるトランス脂肪酸は

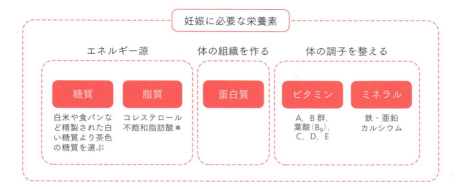

図2 妊娠に必要な栄養素
よい卵子や精子を作るにはバランスのよい，血糖値を急激に上げない食べ方が重要である．血糖の吸収をゆるやかにするには，野菜など食物繊維→蛋白質→糖質の順が推奨される．
＊多価不飽和脂肪酸の中でもn-3系脂肪酸（オメガ3脂肪酸）には，αリノレン酸（ALA），ドコサヘキサエン酸（DHA），エイコサペンタエン酸（EPA）があり，冷たい海で取れる脂身の多い魚，イワシ，ニシン，サバ，サケなどに多く含まれている．DHAは脳の発達や記憶に重要で，EPAは動脈硬化や高脂血症（コレステロール）やアレルギーに効果があり，生殖にも重要な役割を果たす．逆に動物性脂肪の飽和脂肪酸やマーガリン，加工食品に多く含まれるトランス脂肪酸の摂取は，排卵障害等不妊のリスクが高まる．

避けることが重要である．トランス脂肪酸摂取で排卵障害・精子数減少の報告もある[7,8]．

3）蛋白質

動物性蛋白質と植物性蛋白質をバランスよく摂取するのも大切である．

4）ミネラル

適切な量の葉酸摂取は，二分脊椎などの神経管閉鎖障害をもつ子どもが生まれるリスクを低減する[9]．葉酸の摂取が最も必要なのは，妊娠前1か月から妊娠後3か月で，普段の食事から摂取する量に加えて，「モノグルタミン酸型の葉酸」で400 μg相当の量を付加的に摂取することが推奨されている．また，鉄または鉄＋葉酸の服用は，妊娠中の鉄欠乏のリスクおよび低体重児出産のリスクを低下させる[10]．

5）ビタミン・ミネラル

マルチビタミン＋鉄＋葉酸を補充した女性では，死産率のリスク減少[11]やカルシウム補充で妊娠高血圧や早産の予防につながるとの報告[12]もあり，適切に摂取する必要がある．

2. 過剰摂取に注意

表1に示したように過剰摂取が注意な食品もある．例えば，健康によいイメージの大豆製品だが，イソフラボンの一種ゲニステイン摂取で妊娠率低下[13]の報告があり，豆乳を飲みすぎると月経周期が乱れるとの報告[14]もある．

表1 過剰摂取に注意する食品

食品	含有物質	有害事象	許容摂取量
マグロ，メカジキといった魚類	水銀	胎児の発達に影響を与える可能性あり	妊娠中は，80 g/週まで
海藻類（昆布・わかめ）	ヨウ素	甲状腺機能低下での不妊・流産率の上昇 胎児の甲状腺機能低下	妊娠中は，水で戻したわかめ10 g/週まで
ひじき	無機ヒ素	胎児の脳障害の可能性	日本では通常摂取は問題なし，過剰摂取避ける[2]
ウナギ・レバーなど	動物性のビタミンA	胎児の形態異常の可能性[1]	サプリの過剰摂取は妊娠3か月前より注意 最大摂取量 1,500 μgRE/日まで
コーヒー・紅茶緑茶など	カフェイン	流産率の上昇	1日2〜3杯くらいまで[3]
マーガリン・ショートニングなど	トランス脂肪酸	排卵障害 精液・精子量の減少	米食品医療局（FDA）は2018年6月より食品に添加禁止

1) 妊娠時ビタミンA（レチノール換算）の1日の最大摂取量の目安は5,000 IU（1,500 μg）までとされており，10,000 IU（3,000 μg）を超える状態が連日続くと，胎児奇形の危険がある．うなぎ・レバーに多く含まれ，豚レバーは100 g当たり13,000 μg，鳥レバーは100 g当たり14,000 μgで少量でも危険水準の摂取量になる．
2) 2004年に英国食品規格庁（FSA）がヒジキにヒ素含有で注意喚起，日本では含有量低く通常摂取は問題なしとの見解．農林水産省の提言では，水戻し・ゆでこぼしで9割減少，ただし過剰摂取には注意．
3) カフェインの摂取量について，厚生労働省は1日の摂取許容量を設けていないが，世界保健機関（WHO）はコーヒーなら1日300 mgカップ3杯までに抑えるよう推奨．

〔厚生労働省：妊産婦のための食生活指針．2006より作成〕

3. 無理なダイエット・低栄養はよくない

穀類摂取量，摂取エネルギー量が低く，摂取炭水化物量も低い傾向があること，朝食の欠食率が高く，食事時間が不規則であることが不妊症の一因になっている可能性がある[15,16]．また，妊娠しやすいBMIは20〜24 kg/m^{2}で，太りすぎややせすぎも妊娠の妨げとなる．

4. 妊娠したら注意すること

1）リステリア菌

リステリア菌は，加熱殺菌していないチーズ，生ハム，スモークサーモンなどにいることが多い食中毒菌で妊娠中は，感染しやすく，胎盤を通し胎児に垂直感染すると流早産・死産の危険がある．

2）トキソプラズマ

肉には，生きたトキソプラズマが含まれていたり付着している可能性があり，それを食べたりすることで感染，トキソプラズマ症の危険がある．肉類などの生食は避ける必要がある．

3）水銀

　魚は良質な蛋白質やドコサヘキサエン酸(DHA)，エイコサペンタエン酸(EPA)などの良質な脂肪酸，カルシウム等多く含む食材だが，魚には，食物連鎖によって水銀が取り込まれている．魚を摂取しすぎると，この水銀が取り込まれ，胎児に影響を与える危険がある．摂取量を守ることが重要である．

まとめ

　食生活のポイントは，高蛋白かつ低糖質をベースに考えることである．蛋白質の中でも吸収率が高い肉や魚をきちんと食べ，大豆食品に頼りすぎない食事が重要である．コレステロール値が高すぎるのも低すぎるのも望ましくない．不妊に悩む女性は低コレステロールの傾向があるともいわれているので，過剰な制限は避けるべきである．極端な糖質制限や過度なカロリーコントロールは妊娠を遠ざける．大切なのは糖質のとりすぎに注意しながら，蛋白質や質のよい脂質の摂取をこころがけることである．いずれにしても，摂取して妊娠率が高くなるというエビデンスのある特定の健康食品は現時点では存在しない．これまでの研究結果より妊娠にむけて有効とされる栄養成分(蛋白質・脂質・糖質・ミネラル・ビタミン)が不足せず，過剰にならず，適切なバランスで摂取することが，妊娠・出産に際して大切であるといえよう．

参考文献
1) 厚生労働省：「健康食品」のホームページ．
2) 国立健康・栄養研究所：「健康食品」の安全性・有効性情報　基礎知識．
3) 厚生労働省：これからママになるあなたへ「食べ物について知っておいてほしいこと」．
4) 厚生労働省：これからママになるあなたへ「お魚について知っておいてほしいこと」．
5) Gaskins AJ, et al: Maternal whole grain intake and outcomes of in vitro fertilization. Fertil Steril, 105: 1503-1510, 2016
6) Chiu YH, et al: Serum omega-3 fatty acids and treatment outcomes among women undergoing assisted reproduction. Hum Reprod, 33: 156-165, 2018
7) Chavarro JE, et al: Dietary fatty acid intakes and the risk of ovulatory infertility. Am J Clin Nutr, 85: 231-237, 2007
8) Chavarro JE, et al: Trans fatty acid intake is inversely related to total sperm count in young healthy men. Hum Reprod, 29: 429-434, 2014
9) Toth TL, et al: Folic acid supplements before conception and in early pregnancy (up to 12 weeks) for the prevention of birth defects. Cochrane Database Syst Rev, 12: CD007950, 2015
10) Peña-Rosas J, et al: Effects and safety of preventive oral iron or iron＋folic acid supplementation for women during pregnancy. Cochrane Database Syst Rev, 7: CD004736, 2015
11) Balogun OO, et al: Vitamin supplementation for preventing miscarriage. Cochrane Database of Systematic Reviews, 5: CD004073, 2016
12) Buppasiri P, et al: Calcium supplementation (other than for preventing or treating hypertension) for improving pregnancy and infant outcomes. Cochrane Database of Systematic Reviews, 10: CD007079, 2011
13) Patel S, et al: Preconception exposure to dietary levels of genistein affects female reproductive outcomes. Reproductive Toxicology, 74: 174-180, 2017
14) Nagata C, et al: Effect of soymilk consumption on serum estrogen concentrations in premenopausal Japanese women. J Natl Cancer Inst, 90: 1830-1835, 1998
15) Afeiche MC, et al: Dairy intake in relation to in vitro fertilization outcomes among women from a fertility clinic. Hum Reprod, 31: 563-571, 2016
16) 牛込恵子，他：排卵障害を伴った不妊症女性における臨床栄養学的研究―やせ体重女性の検討．New Diet Therapy, 31: 3-13, 2015

〈戸屋真由美〉

column 不妊治療における酸化ストレスの影響

酸化ストレスとは

呼吸により体内に取り込まれた酸素は，大半は水素と結合して水（H_2O）になる．それ以外に，酸素分子が電子1個を余分に取り込んで「スーパーオキシド」という物質になったり，さらに水素を余分に結合して「過酸化水素」（H_2O_2）という物質になったり，さらには，過酸化水素が2つに分解された「ヒドロオキシラジカル」という物質になったりする．これらの体内で変質した酸素は「活性酸素」と呼ばれている．活性酸素になるとその他の物質と結合して酸化する働きが強くなる．活性酸素自体は，免疫機能の一部を担っており，体内に侵入したウイルスや細菌，体内で発生したがん細胞を攻撃・破壊してくれる重要な働きもある．しかし，生体内において活性酸素による酸化作用と，抗酸化物質などの抗酸化作用とのバランスが崩れ，酸化反応が亢進する状況を酸化ストレスが高いといい，酸化ストレスが高まると，細胞は傷ついてしまう．

女性不妊への影響

活性酸素の増加は生殖細胞（精子・卵子）の発育障害，機能的不妊症，流産，出生時異常などの妊娠合併症を導き，様々な産婦人科疾患の原因となる可能性が指摘されている（図1）[1]．活性酸素は環境因子の1つとして老化の促進要因で，卵子の質の低下に，酸化ストレスが関与しているといわれている[2]．そこで，抗酸化剤を服用することで酸化ストレスを軽減させ，卵の質の低下を抑制する試みもされている．排卵時期における過剰な活性酸素は卵の質を低下させ，卵の成熟が障害され，受精障害を引き起こすが，抗酸化物質であるメラトニンがこれを防御するとの報告がある[3]．

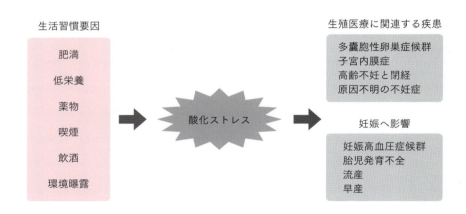

図1 女性不妊と酸化ストレスの関係
肥満や低栄養，薬物，喫煙，飲酒，環境曝露などの生活様式因子が活性酸素や酸化ストレス関連シグナルを生じさせ，胎児発育不全や流産，妊娠高血圧症候群などの妊娠合併症や，不妊，子宮内膜症，PCOSなどの産婦人科疾患の原因の1つとなっている．
〔Agarwal A, et al: The effects of oxidative stress on female reproduction: a review. Reprod Biol Endocrinol, 10: 49, 2012 より作成〕

抗酸化物質服用は不妊女性の妊娠能力を改善させるか？

活性酸素をやっつけてくれるものが抗酸化物質である．例えば，ビタミンA，C，Eは抗酸化ビタミンとしてチームで働く．では，抗酸化剤の有効性はどうだろうか．あわせて50の研究，6,510人を対象に分析した，2017年のCochrane Databaseのメタ解析結果[4]では，抗酸化物質服用は以下のとおりとなった．

- 生産率を6～23％上げることが期待できる．
- 臨床妊娠率を5～11％上げることが期待できる．
- 流産率，多胎妊娠率には変化なし．
- ペントキシフィリンは臨床妊娠率を3～28％上げることが期待できる．

しかし，エビデンスレベルはごく低く，抗酸化剤服用効果の妊娠率向上の有効性はまだ結論がでず，今後の大規模な研究結果を待つ必要があるというものだった．現時点では，ペントキシフィリンのみ妊娠率の上昇が期待できたようである．ペントキシフィリンは，日本では，末梢血管拡張・循環改善薬の医薬品として認可されている．

男性不妊への影響

酸化ストレスは，精子の生成や成熟に影響を及ぼし男性不妊の原因となる（図2）[5]．喫煙，飲酒といった生活習慣も大きく影響する．

抗酸化物質服用の男性不妊への有効性は？

抗酸化作用のあるコエンザイムQ10の効果はRCTでも認められている[6]．また，Cochrane Databaseの解析で，抗酸化剤の男性不妊に関し妊娠成立に及ぼす効果について以下のように報告された[7]．

- 抗酸化剤を内服したグループのほうが，内服しないグループに比べて4.18倍妊娠率が高かった．

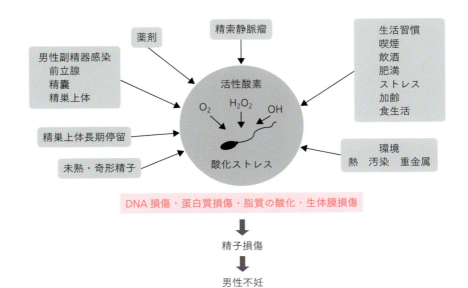

図2　男性不妊と酸化ストレスの関係
〔Tremellen K, et al: Nutrition, Fertility, and Human Reproductive Function. CRC Press, p. 236, 2015 より翻訳〕

・抗酸化剤を内服したほうが，生児獲得率が4.85倍高くなった．

　抗酸化剤（ビタミンC，ビタミンE，亜鉛，L-カルニチン，L-システイン，ペントキシフィリン，マグネシウム，コエンザイムQ10）のうち，特にビタミンE，L-カルニチン，亜鉛の有用性が示された．全体としてしてのエビデンスレベルは低く，今後さらなる大規模調査が必要だが，抗酸化物質の経口補充により酸化ストレスが軽減し，精子の質を高める可能性があると考えられる．

参考文献
1) Agarwal A, et al: The effects of oxidative stress on female reproduction: a review. Reprod Biol Endocrinol, 10: 49, 2012
2) Meldrum DR, et al: Introduction: nongenetic markers of oocyte and embryo competence. Fertil Steril, 103: 301-302, 2015
3) Tamura H, et al: Oxidative stress impairs oocyte quality and melatonin protects oocytes from free radical damage and improves fertilization rate. J Pineal Res, 44: 280-287, 2008
4) Showell MG, et al: Antioxidants for female subfertility. Cochrane Database Syst Rev, 7: CD007807, 2017
5) Tremellen K, et al: Nutrition, Fertility, and Human Reproductive Function. CRC Press, p. 236, 2015
6) Balercia G, et al: Coenzyme Q10 treatment in infertile men with idiopathic asthenozoospermia: a placebo-controlled, double-blind randomized trial. Fertil Steril, 91: 1785-1792, 2009
7) Showell MG, et al: Antioxidants for male subfertility. Cochrane Database Syst Rev, 12: CD007411, 2014

（戸屋真由美）

Q96 ホメオパシーは不妊に効果がありますか？

■ ホメオパシーとは[1,2]

1. ヨーロッパの伝統医療であるホメオパシー

　ホメオパシーはドイツ人医師ハーネマン(1755～1843年)が始めたものである．レメディ(治療薬)と呼ばれる「ある種の水」を含ませた砂糖玉があらゆる病気を治療できると称するもので，代替医療の一種，「同種療法」あるいは「類似療法」と呼ばれている．

　近代的な医薬品や安全な外科手術が開発される以前の，民間医療や伝統医療しかなかった時代に欧米各国において広がった．

　ホメオパスと呼ばれる専門資格療法士が施術する．ホメオパシーの考え方の根底にあるのは，本来ヒトの体がもっている自然治癒力を活性化することである．例えば発熱しているとき，西洋医学では熱を下げるために解熱剤を用いる．一方，ホメオパシーでは，体に起きている発熱症状と似た症状を引き起こす「レメディ」と呼ばれる治療薬を用いることで，低下している自然治癒力を高めるとされている．

2. レメディ(治療薬)とは

　ホメオパシー薬は，一般的にレメディと呼ばれている．現在，3,000種以上のレメディがあり，約65％が植物から，そのほか動物や鉱物などから作られる．これらの原料を100倍希釈して振盪する作業を10数回から30回程度繰り返して作った水を，砂糖玉に浸み込ませたものである．レメディの種類によっては，理論上，原料の分子が1つも残っていないほど薄めているものもあり，なぜ，レメディが効くのか，科学的には解明されていない．

　現在，欧州や米国では，レメディが医薬品として認可されている場合もあるが，日本では医薬品としての認可はされていない．

3. 代替医療としてのホメオパシーに治療効果はあるのか？

　2005年に医学専門誌『Lancet』でホメオパシーに関する臨床検討の論文110報をメタ解析した調査が報告され，ホメオパシーの効果はプラセボと同等であると結論されている[3]．また，ホメオパシーの研究に関するコクランレビューでは，ホメオパシーの薬がプラセボを超える効果を有すると示すことはできないと結論づけてい

る[4]．日本でも，2013年厚生労働省の「総合医療」の在り方に関する検討会資料にて，代替療法としてのホメオパシーが9件コクランレビューにあるが，効果は未確定と報告されている[5]．

4. 不妊に関するホメオパシーの効果は？

不妊治療に有効であったという女性患者の症例報告[6]や，男性での精子数改善報告[7]などの報告はいくつかある．しかし，ホメオパシー専門誌であったり，岩塩や黄体ホルモンなどのレメディが処方され有効であったといった個々の症例報告レベルであり，明らかなエビデンスは認められない．

5. ホメオパシーの危険性

日本では，規制がないためホメオパシーの無資格診療も問題となっている．2009年に助産師が新生児にビタミンKを投与せず，かわりにレメディを投与，ビタミンK欠乏症による出血（新生児メレナ）のため死亡した例が問題となった．これをうけ，2010年内閣府日本学術会議，日本医師会が「ホメオパシーの治療効果は科学的に明確に否定されている．それを『効果がある』と称して治療に使用することは厳に慎むべき行為」という声明を発表した[1]．また，2016年米国食品医薬品局（FDA）はホメオパシー薬を手がけるHyland's社の「Teething tablets」や「Teething gels」といった，乳幼児向けの歯の生え始めの痛みを和らげるとされる薬に関し，過去6年間に10人が死亡し，約400人が健康被害を受けた可能性があるとして調査し，ホメオパシー商品の利用中止，廃棄を勧告した．

国家機関ではオーストラリア政府が初めてホメオパシーに対する大規模調査に乗り出した．オーストラリア国立保健医療研究審議会（National Health and Medical Research Council：NHMRC）が過去に世界中で公開されたホメオパシーに関する論文のべ1,800を調査し，うち科学的かつ学術的な体裁を保っている225について精査した．その結果，レメディの摂取によって治癒効果がみられたとされる報告は，砂糖のみを用いた場合と比較して差異がなかったとし，2014年の4月に「ホメオパシーには病気を治療するのに効果があるとする信頼すべき証拠はなかった」とする答申が発表された[8]．また，WHOもホメオパシー製品を伝統的医療の医薬品の代わりに使用することを推奨していない．

不妊治療において，ホメオパシーが有効との医学的エビデンスはない．しかし，不妊である状態や治療には，強いストレスや経済負担，限られた生殖期間での治療という観点より，一定の代替医療を組み込むことが有効な場合もありうる．今後も効果と安全性に十分な検討が必要である．

参考文献
1) 日本医師会・日本医学会会長談話 「ホメオパシー」への対応について．2010
2) 厚生労働省：「総合医療」に係る情報発信等推進事業「総合医療」情報発信サイト．
   http://www.ejim.ncgg.go.jp/public/index.html
3) Shang A, et al: Are the clinical effects of homoeopathy placebo effects? Comparative study of placebo-controlled trials of homoeopathy and allopathy. Lancet, 366: 726-732, 2005
4) Ernst E: Homeopathy: what does the "best" evidence tell us? Med J Aust, 192: 458-460, 2010
5) 厚生労働省：「総合医療」の在り方に関する検討会資料．2013
6) Kalampokas T, et al: Homeopathy for infertility treatment: a case series. Clin Exp Obstet Gynecol, 41: 158-159, 2014
7) Gerhard I, et al: Individualized homeopathic therapy for male infertility. Homeopathy, 91: 133-144, 2002
8) NHMRC DRAFT INFORMATION PAPER: EVIDENCE ON THE EFFECTIVENESS OF HOMEOPATHY FOR TREATING HEALTH CONDITIONS. 2014

（戸屋真由美）

Q97 漢方・東洋医学は不妊に効果がありますか？

　東洋医学は，不妊症の治療に頻用される統合医療の1つである．特に漢方薬による治療は，その効果をもたらす機序についてもエビデンスが蓄積されつつあり，ラットを中心とした動物実験で，漢方薬投与により黄体形成ホルモン(LH)や卵胞刺激ホ

表1　排卵障害および不妊症患者における漢方薬処方

視床下部-下垂体性排卵障害	無排卵周期症および第一度無月経	虚証	桂枝茯苓丸
		実証	当帰芍薬散
	クロミフェン無効の無排卵周期症および第一度無月経		温経湯
多嚢胞卵巣症候群			温経湯
高プロラクチン血症 高テストステロン血症 （PCOS含）			芍薬甘草湯
黄体機能不全		虚証	当帰芍薬散　温経湯
		実証	桂枝茯苓丸
体重異常	肥満		防風通聖散
	やせ		六君子湯
冷え症		虚証	当帰芍薬散　温経湯 当帰四逆加呉茱萸生姜湯　真武湯
		実証	桂枝茯苓丸
男性不妊（乏精子症）		虚証	補中益気湯　八味地黄丸 六君子湯　牛車腎気丸

〔安井敏之：不妊症治療における漢方の作用機序．漢方と最新治療，21：135-144，2012より改変して転載〕

ルモン(FSH),プロゲステロン(P_4)などのホルモン分泌が促進されるなどの効果が示され,ヒトでも同様な効果が認められている.過去の知見に基づいた,排卵障害その他の不妊原因に対する漢方薬の使い方を表1[1]に示す.一方,東洋医学的な診断に基づいた漢方治療で妊娠に至ったという報告もあり[2],漢方薬を用いた全身状態の改善が妊孕性向上をもたらしたと考えられる.不妊症に漢方薬などの東洋医学を用いるときには,東洋・西洋医学双方の観点を駆使して個々の患者に最適な統合医療を実践していくことが求められる.また漢方薬以外で東洋医学の1つとして考えられているもので,漢方医療と肩を並べる治療法に鍼灸治療がある.海外の文献においても,acupunctureの文字が不妊治療に限らず各診療科領域でもしばしば見受けられる.胚移植(ET)当日に鍼治療を併用することで妊娠率が,有意に改善したとする報告もあり[3],当クリニックでも鍼治療より,より侵襲の少ない低出力レーザー治療を用いて,ET当日に施術を行っている.

　また,当クリニックでは,卵細胞内のミトコンドリア機能が卵子や胚の質に影響すると考え,ミトコンドリアの機能を障害するような環境因子や酸化ストレスに対しても統合医療を積極的に活用している.漢方薬の投与や鍼通電により抗酸化力が上昇するという研究結果もあり[4,5],東洋医学は胚質改善の観点からも不妊治療に有効であると考えられる.

参考文献
1) 安井敏之:不妊症治療における漢方の作用機序.漢方と最新治療,21:135-144,2012
2) Kano T, et al: Effects of traditional herbal-therapy on the infertile patients diagnosed by "zheng" who had not become pregnant following application of contra indicated step up therapy. J Trad Med, 21: 166-169, 2004
3) Westergaard LG, et al: Acupuncture on the day of embryo transfer significantly improves the reproductive outcome in infertile women: a prospective, randomized trial. Fertil Steril, 108: e352, 2017
4) 石川慎太郎,他:ラットにおける血流流動性と活性酸素動態に対する漢方薬の影響.日東医誌,62:337-346,2011
5) 植本泰光,他:鍼通電刺激が酸化ストレス度と抗酸化力に及ぼす影響―自律神経機能と心理的不安との関係性.日温気物医誌,73,2010

（姫野隆雄,杉山伸子,森本義晴）

Q98 レーザー治療は不妊治療に効果がありますか？

　低反応レベルレーザー治療(low-reactive level laser therapy:LLLT)が,妊娠しやすい身体を作り,不妊治療にも効果があることが,明らかになってきている.低反応レベルレーザーとは近赤外線領域の光で,組織への傷害はなく,光生物学的活性化反応[1,2]としてミトコンドリアの活性化,ATP合成の促進[3],血流改善[4],浮腫,うっ血の改善,肥厚性瘢痕の軟化,免疫反応,拒絶反応の抑制,創傷治癒の促進[1],などがあり不妊原因となるホルモン異常や,卵の発育不全,子宮内膜の菲薄化,受精卵の着床不

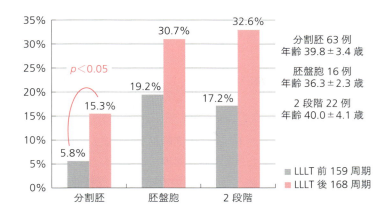

図 1 LLLT 有無での成績（反復不成功例の HRC-FET 妊娠率）

全への改善効果が期待でき，報告もされている[5]．当クリニックでは約 10 年前から LLLT を導入し，不妊補助治療の一環として行ってきた．レーザー照射部位は，首の星状神経節近傍と腹部の大腿動脈周辺部位の局所照射を施行している．星状神経節照射は，過緊張状態の交感神経の活動を抑制し神経節支配領域の血流増加効果だけでなく，脳への血流増加や支配領域以外でも血流増加作用が報告されている[6,7]．当クリニックでの LLLT 施術前後のサーモグラフィによる足末端部測定でも，施術後に足先端部に至る体温の上昇を認め，首と腹部のみの局所照射だが，全身の血流改善効果も高いと考える．また冷え性，肩凝り，便秘の改善，月経痛や月経周期の改善等臨床症状の改善もしばしば経験する．臨床的研究でも，生殖補助医療(ART)単独と LLLT を併用した ART との妊娠率を比較したところ，患者年齢が高いほど LLLT 併用群が妊娠率も高くなるとの報告もある[8]．男性不妊に対しても，LLL 施行後に精子数の増加が報告されている．当クリニックでも，反復不成功例におけるホルモン補充周期凍結融解胚移植において，妊娠率の改善が認められた(図 1)．以上より LLLT は不妊治療に有効な補助治療の 1 つと考えられる．今後もさらなるエビデンスの蓄積を期待したい．

参考文献

1) Conlan MJ, et al: Biostimulation of wound healing by low-energy laser irradiation. a review. J Clin Periodontol, 23: 492-496, 1996
2) Karu T: Primary and secondary mechanisms of action of visible to near-IR radiation on cells. J Photochem Photobiol B, 49: 1-17, 1999
3) Yu W, et al: Photomodulation of oxidative metabolism and electron chain enzymes in rat liver mitochondria. Photochem Photobiol, 66: 866-871, 1977
4) Bibikova A, et al: Promotion of muscle regeneration in the toad (Bufo viridis) gastrocnemius muscle by low energy laser irradiation. Anat Embryol (Berl), 190: 597-602, 1994
5) 藤井俊史, 他：PART3 不妊の地領低反応性卵巣に対する低反応レベルレーザー治療. In 鈴木秋悦編：今日の不妊治療. 医歯薬出版, pp. 263-269, 2004
6) 藤澤重樹：アトピー皮膚炎における低反応レーザー星状神経節近傍照射の臨床応用. 日本レーザー治療学会誌, 7：31-36, 2008
7) 具志堅隆, 他：直線偏光近赤外線の星状神経節近傍における脳血流量の変化 SPECT を用いた評価. 日本レーザー治療学会誌, 5：72-74, 2006
8) Ohshiro T: Personal overview of the application of LLLT severely infertile Japanese females. Laser Ther, 21: 97-103, 2012

（姫野隆雄，森本義晴）

Q99 ミトコンドリア移植は体外受精の妊娠率や生産率を上げるのでしょうか？

近年，晩婚化が進み，不妊患者が高齢化し，胚質が悪いため難治性不妊症となっている者が多い．卵子または胚の質に起因すると思われる機能異常は様々である．例えば，発生の順を追って述べると卵子の成熟障害，受精障害，早期分割障害（8分割まで進まないタイプ），晩期分割障害（胚盤法まで進まないタイプ），孵化障害などが考えられる．これらの障害はいうまでもなく卵子のミトコンドリアの質や数と大きく関係しており，ミトコンドリアの機能改善による改善が期待される．

筆者らは，そういった患者で卵子のミトコンドリア機能を改善することによって妊娠が成立する事例を経験してきた．ミトコンドリアは，約5億年前のカンブリア紀に私たちの細胞に侵入した原核細胞である．ミトコンドリアは，細胞の働きを保つのに重要なエネルギーを産生するばかりでなく，カルシウム代謝やステロイド産生など多機能を担っている．卵子にはおおよそ20万コピーのミトコンドリアDNAをもつミトコンドリアが存在しており，卵子成熟，受精，胚発育そして着床に極めて重要な役目を果たしていると考えられている．

特に卵子成熟には，ミトコンドリアが大きな役割を果たす．電子顕微鏡で観察すると，卵子のミトコンドリアは円形もしくは楕円形でクリステに乏しいが，成熟が進むとやや長形，さらにやや発達したクリステを有するものがみられるようになる．JC-1染色を用いてGV期からMII期までのミトコンドリアのmembrane potentialの変化を観察すると，ミトコンドリアは卵核胞崩壊直後に卵子原形質までMI期において最も活性が高かった．筆者らは，このような卵子のミトコンドリアの分布に関する基礎的研究を行い報告した[1,2]．

■ ミトコンドリア移植法

さて，ミトコンドリアを活性化するための方法として有効と考えられたのが，細胞質の移植である．Cohenらは提供された若年婦人の細胞質を，当該患者の細胞質に移植したところ，有効性を認め30名の妊娠に成功した．しかし，この技術は夫婦以外の遺伝情報が混じるheteroplasmyの問題が解決されておらず，米国FDAの中止勧告もあって現在では行われていない[3]．さらに，Tzengら[4]は，顆粒膜細胞のミトコンドリアの移植を試み胚質の改善があったと報告している．しかしながら，前述の卵子細胞質移植では，細胞質を入れるので，ミトコンドリア成分も入り有効性はあったが，他のゴルジ体や粗面小胞体などの細胞内小器官要素が同時に混入することになり，安全性の問題が担保できない．さらに，顆粒膜細胞からのミトコンドリア注入にも問題がある．まず，顆粒膜細胞は体細胞であり，生殖細胞との差について十分検討

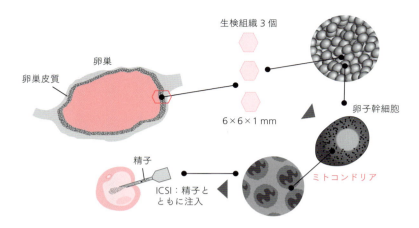

図1　自家ミトコンドリア移植法の手順

すべきだと考える．さらに，顆粒膜細胞のミトコンドリアは大型で卵子のそれとは形状が大きく異なることも懸念すべき問題である．

そこで，筆者らは卵子幹細胞 Oogonia stem cell のミトコンドリアを利用する[5]オーグメント療法の導入を試みた．対象患者としては，前回の2回以上の体外受精周期で胚質が極めて不良な者を選択した．年齢は27〜46歳であった．胚質不良とは，分割胚で胚のフラグメントが多い（Veeck 分類で G4 または G5），または胚発育が途中で停止するものを指す．この技術について簡単に述べる．まず，卵巣皮質から 6×6×1 mm の組織を腹腔鏡により採取し，そこから卵子幹細胞を得，さらにミトコンドリアを抽出し顕微授精時に精子とともに卵細胞質に注入するというものである（図1）．卵子幹細胞数は約1万〜66万個であった．47名の患者から卵巣生検を終え，49回胚移植，そして内14名の妊娠を得た（26.5％）．生産率は12.2％であった．

本研究についてはコントロールを取ることが困難であるので，有効性に関して科学的根拠を示すことは困難である．しかし，対象患者の胚の状態は極めて不良で，体外受精を繰り返している難治性患者が多いことから考えると，本治療を行わない場合の妊娠率は0％であるので，有効性は高いと言える．

参考文献
1) Takahashi Y, Morimoto Y, et al: Dynamic changes in mitochondrial distribution in human oocytes during meiotic maturation. J Assit Reprod Genet, 33: 929-938, 2016
2) Yamochi T, Morimoto Y, et al: Mitochondrial dynamics and their intracellular traffic in porcine oocytes. Zygote, 24: 517-558, 2016
3) Barittt JA, et al: Cytoplasmic transfer in assisted reproduction. Hum Reprod Update, 74: 428-435, 2001
4) Tzeng C, et al: Pregnancy derived from mitochondria transfer (MIT) into oocyte from patient's, -o, Swn cumulus granulosa cells (cGCs). Fertil Steril, S67-S68, 2001
5) White YAR, et al: Oocyte formation by mitotically active germ cells purified from ovaries of reproductive-age women. Nature Medicine, 18: 413-421, 2011

（森本義晴）

Q100 ダイエットや運動は不妊治療に効果があるのですか？

● 肥満・過体重と不妊症

妊娠を希望する男女のどちらかが肥満（BMI 30 kg/m² 以上）もしくは過体重（BMI 25 kg/m² 以上）である場合，正常体重のカップルと比べて妊娠に至るまでに長い期間を要することが知られている[1]．

● 女性不妊症への影響

生殖補助医療（ART）の成績は，Rittenberg らによる 33 の研究をもとにしたメタ解析では，過体重群は正常群に比べて妊娠率（RR 0.90, 95%CI：0.85-0.94）および出生率（RR 0.84, 95%CI：0.77-0.92）が有意に低く，流産率（RR 1.31, 95%CI：1.18-1.45）が有意に高いと報告されている[2]．肥満が妊娠予後に影響する理由は多様であり，視床下部-下垂体-性腺軸においてホルモン分泌や卵子の質，胚発育，そして着床における子宮環境にも影響することが報告されている．6 つのランダム化比較試験におけるメタ解析の結果では，妊娠を希望する過体重の女性への食事制限と運動の介入は，非介入群に比べて高い妊娠率が得られる可能性が報告されている（RR 1.59, 95%CI：1.01-2.50）[3]．また，体重だけでなく食事の質も重要であり，心疾患や糖尿病，肥満予防に有用な地中海ダイエット食の全粒穀物の摂取が ART 患者の妊娠率向上に寄与する可能性が報告されている[4]．このような食生活の改善は，過体重の女性だけでなく痩せの女性にも共通して指導できる点である．

● 男性不妊への影響

男性の肥満が精液量や濃度，運動率の低下と関連するという報告もあるが，エビデンスに乏しく，一致した見解は得られていない．しかしながら，肥満男性における乏精子症の頻度や，腹囲と精液所見の間に関連性を認めるとする報告もある．また，精子 DNA の断片化の増加，ミトコンドリア機能の低下，活性酸素種の増加などについても報告されており，一般的な精液検査ではわからない精子の質に影響している可能性は十分考えられる．実際，肥満男性をパートナーとするカップルは，正常体重の男性をパートナーとするカップルに比べて不妊リスクが 1.66 倍（95%CI：1.53-1.79）であり，さらに ART における妊娠率は 0.68 倍（95%CI：0.40-1.14），出生率は 0.65 倍（95%CI：0.44-0.97）であったことが報告されている[5]．上述のように，精液所見と肥満・過体重の間には明確な関連性が示されていないため，体重を減らすことが精液所見の改

善にどれほどの効果をもたらすかは議論の余地があり，研究デザインを含めて今後の課題であると考える．また，肥満であることよりも高脂肪食の摂取が精液所見の悪化の原因になる可能性や，精液検査が良好であった男性は地中海ダイエット食を摂取している傾向が高いことが報告されている[6]．これらは女性同様に，食生活をしっかりと見直すことも大切であることを示唆している．

運動の効果

Palombaらは，ARTを行っている肥満女性の日常的な運動の有無と妊娠率の関係について調べた結果，日常的に運動している群は運動していない群に比べて妊娠率が3.22倍（95%CI：1.53-6.78）高かったことを報告している[7]．反対に，Wiseらは習慣的な激しい運動は，妊娠率の低下に寄与すると報告している．興味深いことに，習慣的な激しい運動に対する妊娠率の低下は肥満女性では認められず，BMI 25 kg/m^{2}未満の女性で認められている[8]．ウォーキングのような適度な運動が，体型にかかわらず妊娠率の向上に有効であると考えられる．

参考文献
1) Wise LA, et al: An internet-based prospective study of body size and time-to-pregnancy. Hum Reprod, 25：253-264, 2010
2) Rittenberg V, et al: Effect of body mass index on IVF treatment outcome: an updated systematic review and meta-analysis. Reprod Biomed Online, 23：421-439, 2011
3) Best D, et al: How effective are weight-loss interventions for improving fertility in women and men who are overweight or obese? A systematic review and meta-analysis of the evidence. Hum Reprod Update, 23：681-705, 2017
4) Gaskins AJ, et al: Maternal whole grain intake and outcomes of in vitro fertilization. Fertil Steril, 105：1503-1510, 2016
5) Campbell JM, et al: Paternal obesity negatively affects male fertility and assisted reproduction outcomes: a systematic review and meta-analysis. Reprod Biomed Online, 31：593-604, 2015
6) Karayiannis D, et al: Association between adherence to the Mediterranean diet and semen quality parameters in male partners of couples attempting fertility. Hum Reprod, 32：215-222, 2017
7) Palomba S, et al: Physical activity before IVF and ICSI cycles in infertile obese women: an observational cohort study. Reprod Biomed Online, 29：72-79, 2014
8) Wise LA, et al: A prospective cohort study of physical activity and time to pregnancy. Fertil Steril, 97：1136-1142, 2012

（俵史子）

Q101 喫煙（男女）と不妊は関係ありますか？

喫煙と女性不妊症

　喫煙に対する意識改革や国や自治体の取り組みにより，日本人の喫煙率は低下してきていると評価できるが，妊娠を希望する年代の中心にある20～40代女性における喫煙率は未だ7～13.7％（2017年）であり，約10人に1人に喫煙習慣がある．
　Augoodらによる12の研究をもとにしたメタ解析では，喫煙女性は非喫煙女性に比べて不妊症になるリスクが1.6倍に及ぶことを報告している[1]．またHullらは，喫煙女性だけでなくパートナーの男性が喫煙者である受動喫煙状態にある女性においても，不妊症のリスクが増加することを報告している[2]．
　喫煙が卵巣機能の低下を引き起こすことはよく知られている．煙草の主成分であるニコチンは卵巣においてアロマターゼの働きを阻害することで，エストロゲン合成を阻害する．その結果，ポジティブフィードバックにより下垂体からの卵胞刺激ホルモン（FSH）の分泌が増加する．これら喫煙を原因とする一連の作用は月経周期に影響を及ぼし，特に希発月経とよく関連する．また，抗ミュラー管ホルモン（AMH）値や採卵数も喫煙者は非喫煙者に比べて有意に低下する可能性，得られた卵の成熟度と受精後の胚の分割やスピードにも影響を及ぼす可能性が報告されている．
　そしてWaylenらによる21の研究をもとにした胚移植の成績からは，喫煙女性は非喫煙女性に比べて妊娠率と出生率が有意に低く，それぞれ0.56倍と0.54倍，一方で流産率と子宮外妊娠が，それぞれ2.65倍と15.69倍と有意に高いと結論している[3]．
　喫煙女性は非喫煙女性に比べて，子宮内膜におけるカドミウムや鉛のような重金属が1.6～1.7倍も高いことが報告されており[4]，米国での卵子提供をもとにした研究では，ドナーの喫煙状況に関係なくレシピエントが喫煙者である場合，妊娠率の低下が報告されている[5]．これらの結果は，喫煙が卵や胚の質だけでなく子宮内膜受容能にも影響を与えることを意味している．

喫煙と男性不妊症

　一方で，喫煙が精液所見に影響を与えることはよく知られている．Sharmaらによる20の研究のメタ解析では，喫煙男性は非喫煙男性に比べて，精子濃度が$9.72×10^6$/ml，運動率が3.48％，正常形態率が1.37％低いことが報告されている[6]．この精液所見の増悪は喫煙頻度，精液中のコチニン濃度，および活性酸素の濃度と負の相関性を示す．一方で，喫煙による精液所見への影響は精巣上体における精子の成熟過程

にも影響し，さらに精索静脈瘤を保有している場合，喫煙者は非喫煙者に比べて乏精子症を発症する割合が10倍も高くなる可能性が報告されている[7]．

　興味深いことに，Zitzmannらは精子運動率と正常形態率が同等であった場合でも，喫煙男性と非喫煙男性の体外受精（IVF）と顕微授精（ICSI）の妊娠率は，どちらも喫煙男性において有意に低いことを報告している[8]．この結果は，喫煙習慣がある男性が一般的な精液所見において正常と評価された場合でも，自然妊娠あるいは生殖補助医療（ART）による妊娠の可能性が非喫煙男性に比べて低い可能性を示唆している．その理由として，活性酸素などによる精子DNAの断片化やミトコンドリアへの影響など，一般的な精液検査では評価できない精子機能への影響が考えられる．

参考文献
1) Augood C, et al: Smoking and female infertility: a systematic review and meta-analysis. Hum Reprod, 13: 1532-1539, 1998
2) Hull MG, et al: Delayed conception and active and passive smoking. The Avon Longitudinal Study of Pregnancy and Childhood Study Team. Fertil Steril, 74: 725-733, 2000
3) Waylen AL, et al: Effects of cigarette smoking upon clinical outcomes of assisted reproduction: a meta-analysis. Hum Reprod Update, 15: 31-44, 2009
4) Rzymski P, et al: Metal accumulation in the human uterus varies by pathology and smoking status. Fertil Steril, 105: 1511-1518, 2016
5) Soares SR, et al: Cigarette smoking affects uterine receptiveness. Hum Reprod, 22: 543-537, 2007
6) Sharma R, et al: Cigarette Smoking and Semen Quality: A New Meta-analysis Examining the Effect of the 2010 World Health Organization Laboratory Methods for the Examination of Human Semen. Eur Urol, 70: 635-645, 2016
7) Klaiber EL, et al: Interrelationships of cigarette smoking, testicular varicoceles, and seminal fluid indexes. Fertil Steril, 47: 481-486, 1987
8) Zitzmann M, et al: Male smokers have a decreased success rate for in vitro fertilization and intracytoplasmic sperm injection. Fertil Steril, 79: 1550-1554, 2003

（俵史子）

Q102 アルコールと不妊・不育には関係がありますか？

■ アルコール摂取と不妊症

　アルコール摂取と不妊症の関係は完全には明らかにされていないが，最近の19の論文をもとにしたメタ解析では，non drinkerと比較した妊娠率はlight drinker〔エタノール≦12.5 g/日 ※ビール1缶（350 ml）=14 g〕で0.89倍（95%CI 0.82-0.97），moderate-heavy drinker（>12.5 g/day）で0.77倍（95%CI 0.61-0.94）と，アルコール摂取量に依存し低下することが報告されている[1]．しかしながら，アルコール摂取に関する検討はアルコールの種類，アルコール摂取に絡む生活様式など多様な交絡因子が存在するため，その解釈は複雑である．実際デンマークからの報告では，1週間に14 drink（1 drink=14 g）を摂取する女性は妊娠までの期間の長期化を認めたが，喫煙やBMI値などの交絡因

子で調整した場合，この影響は消失している[2]．また興味深いことに，妊娠までにかかった期間は全く飲酒をしていなかった女性よりも，多少の飲酒をしていた女性のほうが短い傾向を認めており，飲酒によるリラックス効果を排除することはできない[2]．しかしながら，アルコール代謝は人種差や個人差が大きく，どの程度のアルコール量が許容範囲かその基準値を設定することは難しい．

アルコール代謝は肝臓のエストロゲン代謝に干渉し，血中エストロゲンレベルの上昇に影響するが，月経周期との関連性は報告されていない[3]．一方で，週2回以上で大量にアルコールを摂取している女性は，飲酒習慣のない女性に比べて抗ミュラー管ホルモン(AMH)値が26%低いことが報告されており，飲酒が卵巣予備機能の低下に寄与する可能性はある[4]．

また，生殖補助医療(ART)患者における調査では，日常的に12 g/day以上のアルコールを摂取する女性は，日常的な飲酒習慣のない女性に比べて採卵数が13%(95% CI -2% to -23%)少なく，当該周期で妊娠に至らない割合が2.86倍(95%CI 0.99-8.24)，流産率が2.21倍(95%CI 1.09-4.49)高いことが報告されている[5]．飲酒による妊娠への影響として，アルコールの着床への有害性に加え，アルコールが引き起こす不十分な脱落膜化や着床窓の短縮などが考えられる．

■ 男性のアルコール摂取の影響

男性のアルコール摂取もまた，流産率の上昇に寄与することが報告されている．日常的に12 g/dayのアルコールを摂取している男性は，飲酒機会の少ない男性に比べて流産率が2.03倍(95% CI 0.84-4.91)高いことが報告されている．その中でも体外受精(IVF)実施前の1週間に12 g/dayのアルコール摂取群は，流産リスクが3.99倍(95%CI 1.06-14.98)に上昇していた[5]．適度なアルコール摂取は精液所見に影響を及ぼさないという報告が多いが，適度であっても卵胞刺激ホルモン(FSH)や黄体形成ホルモン(LH)に非依存的な血中テストステロン値の上昇を認めるという報告から，アルコールが精巣へ直接ダメージを与えている可能性は否定できない[6]．

■ アルコールと不育症

ロシアでの長期モニタリング調査の結果から，生活習慣の中でアルコール摂取が多い女性ほど流産を繰り返す傾向があると報告されている[7]．また1回の飲酒においても，アルコール摂取量が多い女性のほうがその傾向が高い[7]．よく知られていることではあるが，アルコールは胎盤を通して胎児に蓄積され，結果として胎児アルコール性症候群やアルコール関連性の神経発達障害，先天性異常の原因となる．この催奇形性作用のメカニズムとして活性酸素種による細胞傷害，神経細胞の接着や胎児成長に必要な因子の阻害，胎盤血管の収縮などが懸念されている[8]．このようなアルコールによる有害性が，不育症の原因になっている可能性も十分に考えられる．

参考文献
1) Fan D, et al: Female alcohol consumption and fecundability: a systematic review and dose-response meta-analysis. Sci Rep, 7: 13815, 2017
2) Juhl M, et al: Moderate alcohol consumption and waiting time to pregnancy. Hum Reprod, 16: 2705-2709, 2001
3) Schliep KC, et al: Alcohol intake, reproductive hormones, and menstrual cycle function: a prospective cohort study. Am J Clin Nutr, 102: 933-942, 2015
4) Hawkins Bressler L, et al: Alcohol, cigarette smoking, and ovarian reserve in reproductive-age African-American women. Am J Obstet Gynecol, 215: 758. e1-758. e9, 2016
5) Klonoff-Cohen H, et al: Effects of maternal and paternal alcohol consumption on the success rates of in vitro fertilization and gamete intrafallopian transfer. Fertil Steril, 79: 330-339, 2003
6) Jensen TK, et al: Alcohol and male reproductive health: a cross-sectional study of 8344 healthy men from Europe and the USA. Hum Reprod, 29: 1801-1809, 2014
7) Keenan K, et al: Women's risk of repeat abortions is strongly associated with alcohol consumption: a longitudinal analysis of a Russian national panel study, 1994-2009. PLoS One, 9: e90356, 2014
8) Gupta KK, et al: An Update on Fetal Alcohol Syndrome-Pathogenesis, Risks, and Treatment. Alcohol Clin Exp Res, 40: 1594-1602, 2016

（俵史子）

Q103 ストレスと不妊・不育の関係は？

ストレスと不妊症

ストレスは内分泌系と自律神経系の両方に影響する[1]．前者はプロラクチンや糖質コルチコイドなどを介し黄体形成ホルモン（LH）や卵胞刺激ホルモン（FSH）の分泌，およびエストロゲン合成低下の原因となり，月経周期異常や卵胞の成長，卵の質に影響する可能性がある．後者はノルアドレナリン/アドレナリンの活性化状態を引き起こし，自律神経の失調や免疫過剰に起因した不妊症や不育症の原因になる可能性がある（表1）．

生殖機能に影響をもたらすストレスの程度には個人差があるものの，抑うつや不安の程度は尿中アドレナリン濃度と相関することが報告されている[2]．この報告では尿中アドレナリンとノルアドレナリン濃度は，生殖補助医療（ART）において妊娠に至った女性に比べて妊娠に至らなかった女性において高いことを認めており，心的ストレスが妊娠の阻害因子となっている可能性が示唆されている．またSmeenkらによるメタ解析では，不妊治療患者の抑うつや不安の心的ストレスは，ARTにおける妊娠率および出生率の低下に関連すると報告している[3]．

一方で，男性においても心的ストレスはLHやFSHの分泌とテストステロン合成能の低下を引き起こし，精子濃度，運動率，正常形態率などの低下原因になる可能性が報告されている[4]．

表 1　メンタルヘルス評価スケールと不妊治療分野での使用頻度

メンタルヘルス評価スケール	PubMed 件数（＋infertility）
Beck Depression Inventory（BDI）	88
State-Trait anxiety inventory（STAI）	64
Beck Anxiety Inventory（BAI）	53
Fertility Problem Inventory（FPI）	45
Hospital Anxiety and Depression Score（HADS）	33
Fertility Quality of Life（FertiQoL）	29
Zung self-rating depression scale（SDS）	17
Profile of Mood States（POMS）	13
Zung self-rating anxiety scale（SAS）	10
Brief Symptom Inventory（BSI）	9
SCREENIVF	7
Center for Epidemiological Studies-Depression（CES-D）	6
Patient Health Questionnaire-9（PHQ-9）	4

各メンタルヘルス評価スケールにおいて「infertility」と並列した PubMed におけるヒット件数を示す（数値はその信頼性を保証するものではないことに注意していただきたい）．

■ 精神医学的介入

　Hämmerli らのメタ解析では，face to face の対面型の介入は不妊治療患者の妊娠率向上に寄与し，特に ART 患者よりも non-ART 患者で効果が高く，さらに介入期間や回数が多いほど妊娠率の向上に結び付きやすいとしている[5]．また Frederiksen らのメタ解析においても，不妊治療患者への介入が妊娠率向上に寄与し，認知行動療法が最も効果的であったとしている[6]．

　一方で，不育症に関して杉浦らは不育症患者の心的ストレスが次回妊娠時の妊娠結果に影響している可能性を報告しており[7]，中野らにより不育症患者の心的ストレス緩和への認知行動療法の有用性が報告されている[8]．

■ 不妊治療に関連したストレス

　不妊治療で用いられる薬剤の多くは体内のホルモン濃度調整を目的として使用されるため，ホルモンバランスの変化によりメンタルヘルスに影響を及ぼすことがある．一例として，性腺刺激ホルモン放出ホルモン（GnRH）agonist を用いた長期的なエストロゲン合成の抑制は，ノルアドレナリンやセロトニンの分泌低下に関連した抑うつ状態を引き起こすことが知られている．さらに，ART における連日の注射もまた，肉体だけでなく精神的にも大きな負荷となる．このような不妊治療による心的ストレスが，不妊治療そのものからの離脱につながることが知られている．

参考文献

1) Toufexis D, et al: Stress and the reproductive axis. J Neuroendocrinol, 26: 573-586, 2014
2) Smeenk JM, et al: Stress and outcome success in IVF: the role of self-reports and endocrine variables. Hum Reprod, 20: 991-996, 2005
3) Matthiesen SM, et al: Stress, distress and outcome of assisted reproductive technology (ART): a meta-analysis. Hum Reprod, 26: 2763-2776, 2011
4) Hall E, et al: Male fertility: psychiatric considerations. Fertil Steril, 97: 434-439, 2012
5) Hämmerli K, et al: The efficacy of psychological interventions for infertile patients: a meta-analysis examining mental health and pregnancy rate. Hum Reprod Update, 15: 279-295, 2009
6) Frederiksen Y, et al: Efficacy of psychosocial interventions for psychological and pregnancy outcomes in infertile women and men: a systematic review and meta-analysis. BMJ Open, 5: e006592, 2015
7) Sugiura-Ogasawara M, et al: Depression as a potential causal factor in subsequent miscarriage in recurrent spontaneous aborters. Hum Reprod, 17: 2580-2584, 2002
8) Nakano Y, et al: Cognitive behavior therapy for psychological distress in patients with recurrent miscarriage. Psychol Res Behav Manag, 6: 37-43, 2013

〔俵史子〕

７ 配偶子提供・代理懐胎

Q104 AID はどういう治療ですか？　何に気をつけなければなりませんか？……300

Q105 卵子提供はどういう治療ですか？　何に気をつけなければなりませんか？
………302

Q106 代理懐胎はどういう治療ですか？　何に気をつけなければなりませんか？
………304

Q104 AIDはどういう治療ですか？何に気をつけなければなりませんか？

■ AIDとは

　AID（提供精子を用いた人工授精）は，第三者から提供された凍結精液を，人工授精により女性の子宮内に注入して挙児をはかる方法である．

　提供者は，日本産科婦人科学会の会告によって[1]，遺伝性疾患のない健康な男性で，提供によって生まれる子どもの数は10名以内とされている(表1)．AIDは，わが国では匿名で行われている．

■ AIDを受ける場合に気をつけるべき点

　この方法では，医学的安全性と，成功率，それにAIDで子どもが生まれた後に幸せな家庭を築くために，注意すべき点がある．

1. 医学的安全性

　AIDの身体的危険性は，治療を受ける女性と，生まれてくる子どもとにわけて考える必要がある．

　治療を受ける女性に対する医学的危険性は，この治療が人工授精によって妊娠をはかっているために，治療の際の骨盤内感染や，出血などがありうるが，その危険性は夫の精子を用いた人工授精とほぼ同等と考えられる．一方，用いている第三者の精液から起こる感染の危険性は，かつてHIV感染が実際に起こったことでもわかるように，潜在的には存在する．6か月凍結した後に提供者を検査した精液を用いる限り，肝炎・HIVなどの感染症についてはその危険性はほとんどないが，サイトメガロウイルス胎内感染などは（自然妊娠と同様）完全に回避することはできない．

　生まれてくる子どもについては，たとえ凍結精液を用いたとしてもAID手技その

表1　提供精子を用いた人工授精（抜粋）

（提供者）
1. 心身とも健康
2. 感染症がない
3. 自己の知る限り遺伝性疾患を認めない
4. 精液所見が正常
5. 同一提供者からの出生児は10名以内
6. 精子提供者は匿名であるが，実施医師は精子提供者の記録を保存する

ものによる悪影響はないことが，生まれた子どもの健康調査からほぼ示されている．ただ精子側の遺伝子に由来する遺伝性疾患の危険性には（完全に防ぐことはできないにしても）できるだけ注意すべきであり，信頼できる医療機関を受診すること，そのスクリーニング方法を確認することが必要である．

2. 成功率

AIDは，現在体外受精・顕微授精が認められておらず，人工授精しか認められていない．このため，女性側に「体内における受精障害」（Q2, p.4）の原因が存在すると，何回AIDを行っても妊娠に至らない．

AIDの治療周期（授精）当たりの妊娠率は5～10％で，妊娠する症例の多くが5～6回以内である．

3. AIDで幸せな家庭を築くために

1）告知

AIDでは父親と子どもに遺伝的つながりがないため，これをどう取り扱うかによってこの治療は夫婦と子どもにとって福音にもなり，また時には一生続く苦悩の元凶ともなる．

原則として，夫婦は子どもを授かった後，AIDの事実を子どもにきちんと伝える（告知）べきである．もしも伝えないでいて，子どもが思春期を過ぎて偶然AIDで生まれた事実を知った場合には極めて大きな衝撃を受け，子どもの人生と親子関係を破壊する危険性が極めて高い（表2）．

一方，就学前に親からきちんと告知を受けた場合は，（たとえ匿名であっても）親子関係は安定し[2]，また多数例の調査でも告知したことによる悪影響はおおむねみられないことが報告されている[3]．ただ告知をした場合，10～14歳では父親と子どもの暖かな関係はやや少なくなるという報告もみられる[4]．

表2　偶然知ってしまった子どもの受ける衝撃

（親子関係・自己の確立）
1. 秘密により生じる家庭内の違和感・緊張感
2. 事実を突然知ることによる，親への信頼感消失
3. これまでの自分が覆されるため，アイデンティティの崩壊
4. 相談できる人や機関の欠如

（遺伝情報の欠如）
5. 自己の遺伝的背景が不明であるため，
　1）特異体質や遺伝病の可能性
　2）医学的な処置を受ける際の不安
　3）近親婚の可能性

2）出自を知る権利

　子どもにとっては，提供者がだれで，どのような遺伝的特質をもっているかの情報が確保されることが本来は望ましい．しかし現在わが国は匿名でAIDを行っているため，子どもは提供者の情報を得ることができない．

　提供者の情報を子どもが知ることができるようにわが国においても枠組みを変えていくのが理想であるが，これを認める前提として，少なくとも提供者が親ではないということを法的に規定する必要があるなど，様々な問題がある．

引用・参考文献
1) 日本産科婦人科学会：提供精子を用いた人工授精に関する見解．2015
   http://www.jsog.or.jp/ethic/teikyouseishi_20150620.html
2) Donor Conception Network. Zannah's thoughts.
   http://www.dcnetwork.org/story/zannah%E2%80%99s-thoughts
3) Lycett E, et al: Offspring created as a result of donor insemination: a study of family relationships, child adjustment, and disclosure. Fertil Steril, 82: 172-179, 2004
4) Freeman T, et al: Donor insemination: a follow-up study of disclosure decisions, family relationships and child adjustment at adolescence. Reprod Biomed Online, 25: 193-203, 2012

（久慈直昭，伊東宏絵，西洋孝）

Q105 卵子提供はどういう治療ですか？ 何に気をつけなければなりませんか？

■ 卵子提供とは

　卵子提供とは，第三者から提供された卵子を夫の精子と体外で受精させ，できた受精卵を妻の子宮に移植して妊娠をはかる方法である．

　日本産科婦人科学会は現時点で卵子提供治療を認めない立場をとっているため，AIDのような会告による規定はない．国内でこれを実施しているJISART（日本生殖補助医療標準化機関）では，提供者について，遺伝性疾患・感染症検査がないこと，年齢35歳未満の子どものいる女性であること，などを規定している[1]．また，提供は原則匿名の第三者からとしているが，一定の条件の下，適切なカウンセリングを行った後には，家族内構成員からの提供を認めている．

■ 卵子提供を行う際に注意すべき点

1. 医学的側面（表1）

　卵子提供では，妊娠した際に母体の産科的リスクが高くなると考えられているが，その原因は1つは多胎妊娠によるものであるといわれており，単胎妊娠が多くなっ

表1　卵子提供由来妊娠の医学的リスク

（母体）
1. 早産
2. 妊娠高血圧
3. 産後大量出血

（胎児・新生児）
4. small for gestational age

た最近では，卵子提供の産科リスクは低下していると言われている[2]．また一般に母胎年齢が高いためもあって，いくつかの産科リスク上昇が報告されている．

妊娠高血圧については，母胎年齢・体外受精であることを調整しても生殖補助医療（ART）妊娠に比較して2.57倍，自然妊娠に比較して6.6倍であると報告されている[3]．これに関連して子宮内胎児発育遅延（intrauterine growth restriction：IUGR）も多い[4]．

出産時の出血量も多くなる傾向がある．Abdallaらは，卵子提供による151例の分娩例のうち，16例に産後異常出血が認められ，9例が輸血を必用としたと報告している[5]．このうち3例は癒着胎盤と考えられ，また異常出血を起こした16例は特に高齢女性ばかりではなく，出血を起こさなかった群と年齢差を認めなかったとしている．卵子提供による妊娠例では，子宮筋腫の術後，高齢，多胎など産科出血・癒着胎盤を起こしやすい病態が併存していることが多く，産科出血に対する十分な準備が必要である．

卵子提供に関連する妊娠高血圧症候群について，母児相関が免疫学的に自然妊娠と異なることがその病因の1つかもしれないことは，末梢血での免疫担当細胞の解析や[6]，胎盤への補体沈着の解析[7]からも推測されている．また卵子提供妊娠では，絨毛膜板に自然妊娠では見られないような病理学的な異常が頻繁にみられ，最近ではこれらの異常は全く合併症がなかった卵子提供由来妊娠分娩例でも頻繁にみられることが報告されている[8]．また，胎盤の血流が自然妊娠と異なるという報告もある[9]．

さらに，Turner症候群女性が卵子提供により妊娠した場合，妊娠高血圧がより重篤・早期に発症するという意見がある．BodriらはTurner症候群で卵子提供により妊娠に至った9例のうち，臨床妊娠中妊娠高血圧症候群が5例，1例のHELLP（hemolysis, elevated liver enzymes and low platelets）を含む子癇前症3例があり，HELLP症候群の1例は33週で死産となっている．

一方，卵子提供で生まれた子どもについては，新生児死亡や大奇形の発生は特に増加しないといわれており，提供卵子が通常30歳以下の女性に由来していることを考えれば理解できる．ただし前述のAbdallaらは，232例の卵子提供による妊娠例の解析から，閉経後の妊婦で子宮内胎児発育遅延の合併が多いことを報告している．

2. 卵子提供で幸せな家庭を築くために

卵子提供においても，告知が親子関係に悪影響を及ぼすという報告はなく，卵子提供で親になった女性の手記からも，おそらく告知はしておいたほうが親子関係は強固

なものになると想像される[10].

ただ，卵子提供における子どもへの告知については，告知を行わない，あるいは遅くなってから告知を行うことによって子どもの受ける衝撃が大きくなるという証拠（衝撃を受けた子どもの手記など）は，筆者の知る限り AID ほどは多くないように思われる．これは1つには卵子提供の歴史が体外受精以降であるために，精子提供より歴史が浅く，症例数が少ないこと，さらに AID と違って卵子提供では血のつながっていない母親は子どもを自分の子宮の中で育て，生まれてからも誰よりも近くでその成長を支え，見守っていることによるのかもしれない．

なお，前述した JISART ガイドラインでは卵子提供は匿名であるが，親が子どもに卵子提供で生まれた事実を話すこと（告知）をすすめ，提供者を特定できる情報を子どもが医療機関から得る権利（出自を知る権利）を認めているとされている．

引用・参考文献
1) 精子・卵子の提供による非配偶者間体外受精に関する JISART ガイドライン，2008 https://jisart.jp/jisart/wp-content/uploads/2017/06/c6ccdcc5033b81d2ec54cd899d552c66.pdf
2) Kawwass JF, et al: National ART Surveillance System (NASS) Group. Trends and outcomes for donor oocyte cycles in the United States, 2000-2010. JAMA, 310: 2426-2434, 2013
3) Pecks U, et al: Oocyte donation: a risk factor for pregnancy-induced hypertension: a meta-analysis and case series. Dtsch Arztebl Int, 108: 23-31, 2011
4) Levron Y, et al: The 'immunologic theory' of preeclampsia revisited: a lesson from donor oocyte gestations. Am J Obstet Gynecol, 211: 383. e1-e5, 2014
5) Abdalla HI, et al: Obstetric outcome in 232 ovum donation pregnancies. Br J Obstet Gynaecol, 105: 332-337, 1998
6) van der Hoorn ML, et al: Differential immunoregulation in successful oocyte donation pregnancies compared with naturally conceived pregnancies. J Reprod Immunol, 101-102: 96-103, 2014
7) Lashley LE, et al: Preeclampsia in autologous and oocyte donation pregnancy: is there a different pathophysiology? J Reprod Immunol, 109: 17-23, 2015
8) Schonkeren D, et al: Pregnancy close to the edge: an immunosuppressive infiltrate in the chorionic plate of placentas from uncomplicated egg cell donation. PLoS One, 7: e32347, 2012
9) Sellers López F, et al: Analysis of placental vascularization by means of 3D Power Doppler in women pregnant following oocyte donation. Reprod Sci, 17: 754-759, 2010
10) Donor Conception Network: Is egg donation relevant to teenagers? http://www.dcnetwork.org/story/life-teenagers

（久慈直昭，伊東宏絵，西洋孝）

Q106 代理懐胎はどういう治療ですか？何に気をつけなければなりませんか？

■ 代理懐胎とは

自分の子として養育する子を，他の女性が妊娠して出産するよう依頼する行為を代理懐胎（サロガシー：surrogacy）という．体外受精（IVF）が可能になったことにより，精子，卵子，子宮のそれぞれの由来によって，表1のような様々な組み合わせの生殖医

療が考えられる．このうち，子を養育する女性，すなわち依頼女性と，妊娠する子宮を有する女性が異なるものはすべて代理懐胎である．IVFにより行われる代理懐胎はIVF surrogacyと呼ばれ，中でも，依頼カップルと遺伝的つながりのある子をもつために，依頼カップルの配偶子を用いて行われるIVF surrogacyが多い．依頼女性または他の提供者の卵子に由来する胚を，懐胎を請け負う女性に移植する代理懐胎をfull surrogacyと呼び，懐胎女性をホストマザーと呼ぶのに対し，懐胎を請け負う女性が自身の卵子由来の胚を懐胎する代理懐胎はpartial surrogacyであり，懐胎女性はサロゲートマザーと呼ばれる(表1a，b)．表1bは，IVF surrogacyであるが，partial surrogacyでもある．

■ 代理懐胎の医学的リスク

代理懐胎の医学的リスクについて検討した論文は少ない．95例の代理懐胎例を既報論文の通常体外受精と比較して代理懐胎のほうが安全であるとした1999年の報告[1]があるが，異なる条件下の既報と比較している点でエビデンスレベルは低い．一方，9例の代理懐胎のうち2例で癒着胎盤や子宮破裂が原因での産後子宮摘出を要したとの報告[2]もある．代理懐胎では女性が他の女性の卵子に由来する胚を妊娠するという点が，生物学的に卵子提供妊娠と同様である．すなわち，卵子提供妊娠の場合と同じように，懐胎する児が半自己ではなく完全に非自己であるために，妊娠中の免疫学的寛容が起こりにくいことに起因するリスクの上昇が推測される．卵子提供妊娠でみられるリスクとは，妊娠性高血圧，妊娠中の異常出血，胎盤構築の異常であり，このリスクは多くのレビュー論文で報告されている[3-6]．しかし，代理懐胎で懐胎を請け負う女性は概して若く，生殖機能に異常をきたしていることは少ないので，早発卵巣不全などが対象となる卵子提供妊娠の場合と比較して，リスクは小さいとも考えら

表1 依頼者である夫と妻の間で行われる様々な生殖補助医療

精子	卵子	子宮	人工授精		体外受精		養親と子の遺伝的相同性	
			名称	日本での許容	名称	日本での許容	夫と	妻と
夫	妻		AIH	○	IVF・ICSI	○	○	○
提供者	妻		AID	○	IVF・ICSI	×(規定なし)	×	○
夫	提供者	妻	—		卵子提供	×(規定なし)	○	×
提供者	提供者	妻	—		胚提供	×	×	×
夫	妻	第三者	—		代理懐胎	×	○	○
提供者	妻	第三者	—		代理懐胎	×	×	○
夫	提供者	第三者	—		代理懐胎	×	○	×
提供者	提供者	第三者	—		代理懐胎	×	×	×
夫	同一の第三者		代理懐胎[a]	×	代理懐胎[b]	×	○	×
提供者	同一の第三者		代理懐胎[a]	×	—		×	×

れる．

代理懐胎の対象者

　代理懐胎の適応となる女性は，一般に，先天的および手術での摘出などの後天的な理由により子宮を欠如するもの（絶対的適応）と子宮を有しているが妊娠不可能なもの（相対的適応）がある．相対的適応には，IVF 不成功例，合併症による妊娠困難例，習慣流産例が含まれる．ESHRE Task Force の報告では，代理懐胎を行う場合に相対的適応を対象者とすることには慎重を要する，と述べられている[7]．相対的適応を対象とする場合に，適応と判断する基準の妥当性が問題となるからである．代理懐胎が容認される社会では，性同一性障害（性別違和）の男性や，同性愛の男性の間での代理懐胎，またパートナーのいない単独の男性による代理懐胎の依頼，さらには女性でも自身での妊娠を避ける目的の代理懐胎の希望者の出現が予想される．

海外での代理懐胎

　現在の日本では，代理懐胎を含めた生殖補助医療への法規制は存在しない．代理懐胎は，日本産科婦人科学会による自主規制で禁止されている．ヨーロッパでは，イギリス，オランダ，ベルギーで容認されているが他の多くの国では禁止されている[8]．ロシアとカナダ，ニュージーランドは容認されている．アメリカ合衆国とオーストラリアは州により規定が異なり，容認する州がある一方，禁止の州もある．インドや東南アジア諸国は容認の国が多いが，中国は禁止，韓国と台湾は規定のない状況である．イスラム諸国では一様に禁止されている．このような中，日本では，アメリカやインド，タイ，ネパールなどに渡航して代理懐胎を受ける女性があり，問題視されているが，代理懐胎を禁止している欧米の国や地域も同様の悩みを抱えている．

代理懐胎で生まれた子の母子関係

　日本では，「妻が婚姻中に懐胎した子は，夫の子と推定する」という嫡出推定を定めた民法第 772 条をはじめ，嫡出否認，認知など，父子関係は民法によって明確に規定されている反面，母子関係を定めるための条文は，民法には見出せない．女性が産んだ子はその女性の子であり，法によって規定するまでもない，自然科学上の必然の真実だからである．母子関係について争われた裁判で，最高裁判所が 1962 年に，母子関係は分娩の事実により当然に発生する，と判示したことから，この判決が判例となった．

　しかしながら，IVF の出現により，「母」は「卵子の母」と「分娩の母」に分裂した．自分の卵子を用いた米国での代理懐胎で子をもうけた日本人女性が，自身の子としての出生届けの受理を求めた裁判が起こされ，世間の耳目を集めたが，1962 年の判例を追認する形の最高裁判決が 2007 年に確定した．この判決では，出生子の母を

分娩した女性としたうえで，依頼者夫婦と子との間に特別養子縁組を成立させることが可能で，子の福祉にもかなう，との補足意見も付された．

このように現在の日本で，代理懐胎で子が生まれたことが明白となった事案に対しては，分娩した女性を子の母としたうえで，特別養子縁組によって依頼女性との間に母子関係を結ぶことになる[9]．海外では，米国ネバダ州のように，代理懐胎の場合には妊娠中に依頼女性の卵子による妊娠であることを裁判所が認定することにより，依頼女性を母とみなす対応をとる場合もある．

代理懐胎の倫理的課題

そもそも妊娠・分娩は様々なリスクを伴うものであるが，その妊娠・分娩を他者に依頼し，10 か月間その子宮を"借りる"ことの是非こそが倫理的に問題となる．この 10 か月間，懐胎女性は胎児をただ預かっているだけではなく，胎児との間には胎盤を介して物質の移動が起こり，それは胎児に出生後長期にわたる影響を与えるかもしれない．また，この 10 か月間に懐胎女性には母性が芽生え，母乳哺育の準備など身体的にも育児に向けた準備が整い，生まれてくる児を慈しむ感情が湧くであろう．しかしながら，懐胎前の契約により，出産後に懐胎女性は児から引き離される．この局面で児の引き渡し拒否などの事例が海外では少なからず起こっている[10]．児に何らかの異常がみられた場合に，出生後に依頼者側が児の引き取りを拒否する例も見られる．早産により生まれた超低出生体重児に対する治療を，発育後に出現する可能性のある後遺障害を理由に，依頼者側が拒否する事例も発生している．懐胎している女性は医療者との間の診療の契約によって診療を受けているが，それとは別に，懐胎女性は依頼者との間に代理懐胎の契約を結んでいる．この契約に基づいてとられる処置は臨床医の通常の判断と同じとは限らず，救命されるはずの命が見捨てられるなど，児の生命や予後が顧みられないことがある[11]．

代理懐胎は，10 か月間子宮を"貸す"行為という性質上，そこに対価が発生しやすいこと，またその対価を期待する商行為（ビジネスに誘引すること）に発展する可能性を秘めている．一方で，代理懐胎を依頼する，または引き受けることは自己決定による行為であり，その権利を侵害されるべきではない，との見方もあり，代理懐胎契約を相互扶助による生殖医療とする主張も存在する[12]．このような見方に立つと，代理母になることは労務とみなされ対価が支払われるか，または奉仕として報酬が支払われることになる．代理懐胎が容認されている地域においては，代理母を女性の収入源の 1 つとみなし，その契約を仲介する業者も含めてビジネスとして大きな市場を形成している[11]．しかしながら，社会的・倫理的にみると，商行為の有無にかかわらず，代理懐胎においては，自身の体を他人の生殖行動の道具として利用される懐胎女性が搾取されているとする考え方が強い[13]．

欧米では代理懐胎について許容または禁止を法により明確に定めている国や地域がある．個人の自己決定権を代理懐胎においてどの程度尊重しうるか，国民的議論を重ねた末に決定されたものであるが，その過程で宗教的な価値観や倫理観が与えた影響

は少なくないと推定される．わが日本において多数を占める仏教では，煩悩や欲望など精神世界への介入が主であり，人の存在，特にいのちの始まりについての示唆は少ない．また，日本では思考の拠り所として宗教をあまり重視しない傾向があり，代理懐胎を含む生殖医療の問題で宗教界をはじめとした倫理学的な意見が出にくい状況と考えられる[14]．

　代理懐胎の倫理を考えるうえでは，依頼者の願望，懐胎者の安全，生まれてくる子の福祉，三者とも等しく尊重されなければいけない．特に結果として誕生する子については特段の配慮が必要である．依頼者，懐胎者は自己決定に基づいて代理懐胎を行うのであるが，生まれてくる子は，当然ながら自己決定はできない．子が親の付属物ではなく，親と対等な一個の人格であることを改めて認識することが重要である．

引用・参考文献

1) Parkinson J, et al: Perinatal outcome after in-vitro fertilization-surrogacy. Hum Reprod, 14: 671-676, 1999
2) Duffy DA, et al: Obstetrical complications in gestational carrier pregnancies. Fertil Steril, 83: 749-754, 2005
3) Söderström-Anttila V: Pregnancy and child outcome after oocyte donation. Hum Reprod Update, 7: 28-32, 2001
4) van der Hoorn MLP, et al: Clinical and immunologic aspects of egg donation pregnancies: a systematic review. Hum Reprod Update, 16: 704-712, 2010
5) Masoudian P, et al: Oocyte donation pregnancies and the risk of preeclampsia or gestational hypertension: a systematic review and metaanalysis. Am J Obstet Gynecol, 214: 328-339, 2016
6) Blázquez A, et al: Is oocyte donation a risk factor for preeclampsia? A systematic review and meta-analysis. J Assist Reprod Genet, 33: 855-863, 2016
7) ESHRE Task Force on Ethics and Law including Shenfield F, et al: ESHRE Task Force on Ethics and Law 10: Surrogacy. Hum Reprod, 20: 2705-2707, 2005
8) 林かおり：海外における生殖補助医療法の現状—死後生殖，代理懐胎，子どもの出自を知る権利をめぐって．外国の立法，243：99-136, 2010
9) 久具宏司：【生殖医療にかかわる法的問題】代理懐胎．（今月の臨床/あなたと患者を守る！産婦人科診療に必要な法律・訴訟の知識）．臨床婦人科産科，71：1165-1173, 2017
10) 大野和基：代理出産—生殖ビジネスと命の尊厳．集英社新書0492B, 2009
11) NHK：BS1スペシャル「いのち爆買い～米中・加熱する不妊ビジネス～」．2017年12月24日放送
12) 根津八紘：第三者の関与する生殖医療はなぜ必要か—生殖障害者と扶助生殖医療（前編・後編）．医学のあゆみ，262：1135-1137, 1201-1203, 2017
13) 柘植あづみ：生殖技術—不妊治療と再生医療は社会に何をもたらすか．みすず書房，2012
14) 金子昭：日本人の宗教観と生殖医療．医学のあゆみ，263：977-980, 2017

（久具宏司）

⑧ 妊孕性温存法

Q107 様々な化学療法で，どの程度精子や卵子はなくなるのでしょうか？ なくなった場合は治療法があるのですか？ ……………………………… 310
Q108 精子はどのようにして凍結するのですか？ …………………………… 312
Q109 卵子はどのようにして凍結するのですか？ …………………………… 314
Q110 卵巣はどのようにして凍結するのですか？ …………………………… 317
Q111 精子や卵子・胚はいつまで凍結できるのですか？ …………………… 319
Q112 若いときに卵子を凍結するほうがいいのでしょうか？ ……………… 321

Q107 様々な化学療法で,どの程度精子や卵子はなくなるのでしょうか? なくなった場合は治療法があるのですか?

種々の化学療法(抗癌剤)により精子や卵子がなくなるのは,精巣毒性・卵巣毒性が問題である[1].現状ではiPS細胞やES細胞から精子や卵子を形成する方法は研究段階であり,化学療法前に精子や卵子を採取し,体外で凍結保存することが行われている.

■ 化学療法の毒性

1. 化学療法による精巣毒性

化学療法は精原細胞(精子幹細胞)自体に影響を与え,その後の生殖機能に影響を及ぼす.

精巣内には精子形成のもととなる精原細胞と,精細管内に支持組織であるSertoli細胞,間質にはホルモン分泌を担うLeydig細胞が存在しており,精子形成に重要な役割を果たしている.精原細胞は分裂が活発であるため,Leydig細胞より抗癌剤による影響を受けやすい.したがって,化学療法後に男性ホルモン産生は認められても無精子症となっている場合がある.精原細胞から精子形成までに約2か月を要し,化学療法を治療開始してからその間の1〜2か月は,精子数は正常かやや減少するにとどまるが,その後は顕著に減少する.精子幹細胞自体が死滅した場合には永続的な無精子症となるが,残存した精子幹細胞数とその分化能により,化学療法が終了し数年した後に精子形成が再開されることもある.

2. 化学療法による卵巣毒性

化学療法による卵巣毒性は,発育卵胞のアポトーシスによる減少と卵巣皮質の線維化と栄養血管の減少により虚血に陥ることで原始卵胞が減少するためと考えられていた.一方で発育卵胞の顆粒膜細胞が減少すると,顆粒膜細胞から分泌されていた原始卵胞の活性化抑制因子である抗ミュラー管ホルモン(AMH)も減少するため,休眠状態にあった原始卵胞の活性化が惹起され,消費された原始卵胞の枯渇をきたし,卵巣機能不全に至ると考えられる[2].

将来,iPS細胞やES細胞から精子や卵子が形成される可能性はあるものの,現状では,なくなった場合の治療法は困難で,化学療法前に事前にその毒性を回避し体外で凍結保存する手段が講じられている.

日本癌治療学会によるガイドライン

日本癌治療学会『小児，思春期・若年がん患者の妊孕性温存に関する診療ガイドライン 2017 版』を紹介する．

1. 精巣毒性

まず男性の精巣毒性に関して述べる．化学療法による性腺毒性のリスク分類（男性）では高リスク（治療後，一般的に無精子症が遷延，永続する：アルキル化薬，シクロホスファミド総量 $7.5\,g/m^2$，プロカルバジンを含むレジメン，テモゾロミドあるいはカルムスチンを含むレジメン），中間リスク（治療後，無精子症が遷延，永続することがある：重金属を含むレジメン，BEP 療法，シスプラチン $>400\,mg/m^2$，カルボプラチン $>2\,g/m^2$），低リスク（一時的な造精機能低下：アルキル化薬以外の薬剤を含むレジメン；ABVD，CHOP，COP，白血病に対する多剤療法，アントラサイクリン系＋シタラビン），超低リスクまたはリスクなし（影響なし：ビンクリスチンを用いた多剤療法），不明（モノクローナル抗体，チロシンキナーゼ阻害薬）に分けている．

化学療法は単剤で精子幹細胞への毒性の強い長期の無精子症をきたし，その他の抗癌剤を組み合わせることで増強する．ブスルファン，シクロホスファミド，フルダラビン，プロカルバジン，メルファラン，イホスファミド $20\,g/m^2$ 以上の投与によって，精子形成障害のリスクを増加させる可能性がある．アルキル化薬は最も毒性が強く，$20\,g/m^2$ 単独投与で男性の 50％が永続的な無精子症となる．CYVADIC（シクロホスファミド，ビンクリスチン，ドキソルビシン，ダカルバジン）療法におけるシクロホスファミド $7.5\,g/m^2$ 以上で無精子症が遷延，永続する．一方，$7.5\,g/m^2$ 以下であれば，造精機能は 70％で回復する．

精巣機能がなくなった場合，iPS 細胞による精子作成の進歩を待たねばならない．ブスルファンは最も強い精巣毒性をもち，単独であっても造精幹細胞を死滅させうる．

2. 卵巣毒性

化学療法による卵巣毒性に関しては高リスク〔＞70％の女性が治療後に無月経となる：アルキル化薬；シクロホスファミド総量 $5\,g/m^2$（＞40 歳），$7.5\,g/m^2$（＜20 歳），プロカルバジンを含むレジメン；MOPP＞3 サイクル，BEACOPP＞6 サイクル，テモゾロミドまたはカルムスチンを含むレジメン〕，中間リスク（30〜70％の女性が治療後に無月経となる：シクロホスファミド総量 $5\,g/m^2$（30〜40 歳，乳がんに対する AC 療法，モノクローナル抗体，FOLFOX4，シスプラチンを含むレジメン），低リスク（＜30％の女性が治療後に無月経となる：アルキル化薬以外や低レベルのアルキル化薬を含むレジメン，シクロホスファミドを含む乳がんに対するレジメン，アントラサイクリン系＋シタラビン），超低リスク，またはリスクなし（月経に影響しない：ビンクリスチンを用いた多剤療法），不明（モノクローナル抗体，チロシンキナーゼ阻害薬）に分けている．抗癌剤には，卵子および卵巣機能に大きく影響するものと，ほとんど影響しないものがあ

る．影響する場合にも作用点となる細胞が異なり，卵巣内の卵子に直接影響を与えるものや顆粒膜細胞などの卵子の支持細胞に影響を与えるものがある．細胞分裂が活発な顆粒膜細胞は多くの抗癌剤により影響を受けるため，女性ホルモンの産生を担う成熟した卵胞の発育は障害される．このため，女性ホルモンの産生が一時的に減少することにより無月経となる．これらの無月経は，化学療法による影響が主に成熟した卵胞である場合には，化学療法終了後に回復することが多い．一方，治療期間中に卵子数を減少させ，その後，生涯にわたり卵巣機能に影響を及ぼす可能性のある治療薬もある．この化学療法誘導性の無月経は，30〜76％の確率で起こるとの報告もある．シクロホスファミド，ブスルファンなどのアルキル化薬やシスプラチンなどの白金製剤は卵子数を減少させる代表的なものである．これらの抗癌剤は，総使用量が増加するほど原始卵胞数は減少する．治療薬の量により，治療後早期の永続的な卵巣機能不全を生じる．また，これらの薬物による影響は，治療を受けた年齢によって異なり，年齢が高いほど早発卵巣不全となる確率が高くなる．

　一方，治療開始前の精子凍結保存が実施されていない場合には，治療終了後，一定の避妊が推奨される．一般に，催奇形性を有する薬剤の治験の場合，薬剤の半減期の5倍に女性の場合は30日，男性の場合は90日を加算した避妊期間が推奨されることが多い．

引用・参考文献
1) 日本癌治療学会：小児，思春期・若年がん患者の妊孕性温存に関する診療ガイドライン2017版．金原出版，2017
2) 小川誠司，他：化学療法・放射線療法の妊孕性への影響．臨婦産，72：410-416, 2018

（京野廣一）

Q108 精子はどのようにして凍結するのですか？

精液所見正常あるいは軽度〜中等度異常の場合（図1）

1. 精子凍結

1) 精液を培養液(Universal IVF: Origio, Denmark)に入れて攪拌後に遠心分離(500 G×10分間)をして洗浄する．
2) 上清を廃棄後に，培養液でFill Up（上清を廃棄後に，必要に応じて適量まで培養液を充填する）する．
3) 培養液1に対して凍結保護剤(Sperm Freeze: Ferti Pro, Belgium)0.7の割合で攪拌しながら滴下し静置する．

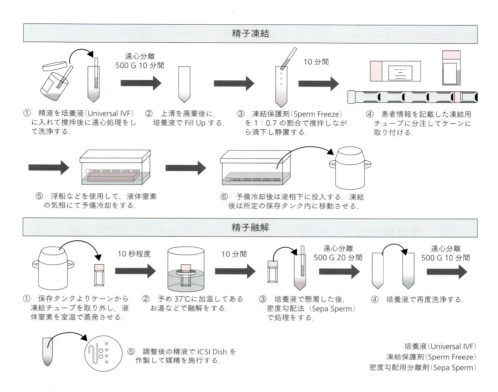

図1 精子凍結・融解

4) 患者情報を記載した凍結用チューブに静置した精子懸濁液を分注して, ケーンに取り付ける.
5) 発泡スチロールを使用して, 液体窒素の気相にて予備冷却(15分)をする.
6) 予備冷却後は液相下に投入する. 凍結後は所定の保存タンク内に移動させる.

2. 精子融解

1) 取り外したチューブをダブルチェックで確認をする. 保存タンクよりケーンから凍結チューブを取り外し, 液体窒素を室温で蒸発させる(10秒程度).
2) あらかじめ37℃に加温してあるお湯やウォーターバスなどで10分間融解をする. 発泡スチロールに取り付けて融解することで簡便化が可能である.
3) 融解後に培養液で懸濁をして, 密度勾配法(Sepa Sperm: KITAZATO, Japan)で遠心分離処理(500 G×20分間)をする(所見不良の場合はこの工程を省略する).
4) 培養液で再度洗浄(遠心分離 500 G×10分間)する.
5) 調整後の精子懸濁液でICSI Dish(Falcon)を作製して媒精を施行する.

高度乏精子症や精巣精子の場合

精子の損失を極力減らすことを目的として，凍結時における①の洗浄処理，融解時には③の分離剤を用いた処理は実施せずに操作している（図1参照）．

新鮮射出精子と凍結精子を比較した臨床成績（2013年6月～2018年6月）

凍結精子を用いる場合は原則，顕微授精（ICSI）とする．凍結精子を用いて人工授精（AIH）する場合，運動率が低下し，妊娠率も3％前後に低下する．

受精率は71.5％（5,562/7,783）vs. 71.2％（1,008/1,415），新鮮胚移植の周期当たりの妊娠率では17.3％（103/594）vs. 11.7％（12/103），単一凍結融解胚盤胞移植では37.7％（303/803）vs. 35.8％（58/162）と統計学的に有意な差は認められずに，凍結融解した精子でも同様の成績を得ることができる．

当院ではクラインフェルター症候群や無精子症患者の精巣精子凍結も積極的に取り組んでおり，健児を得ている[1-4]．

参考文献
1) Kyono K, et al: Pregnancy achieved following ICSI from a man with Kinefelter's syndrome and spinal cord injury. Hum Reprod, 16: 2347-2349, 2001
2) Kyono K, et al: Seven pregnancies and deliveries from non-mosaic Klinefelter Syndrome patients using fresh and frozen testicular sperm. J Assist Reprod Genet, 24: 47-51, 2007
3) Kyono K: Fertility Preservation. J Mamm Ova Res, 30: 101-108, 2013
4) Okuyama Y, et al: Long-term clinical outcomes of testicular sperm extraction and intracytoplasmic sperm injection for infertile men. Reprod Med Biol, 17: 82-88, 2018

（京野廣一，奥山紀之）

卵子はどのようにして凍結するのですか？

卵子凍結の適応[1,2]は，医学的適応と社会的適応に分かれる．医学的適応は悪性腫瘍などに罹患し，化学療法や放射線療法を行うことによって卵巣機能不全になる前に事前に採卵し，体外で凍結保存することである．2017年に日本癌治療学会よりガイドライン[3]が報告され，悪性腫瘍の妊孕性温存がより詳細に明文化された．社会的適応は加齢による卵巣機能の低下・卵子の質の低下による妊孕性の低下を考慮し，自身の将来の妊娠・出産のために，若いときに卵子を凍結保存することである．現状ではMII成熟卵子を凍結保存するが，融解したときの生存率は90％程度であり，90％以上の確率で児を得るためには，30歳未満では20個以上の卵子凍結が望ましく，加齢とともにその数は増加する．

卵子凍結

卵子凍結には緩慢凍結法[4]またはガラス化法[5]があるが，筆者らの施設では現在は，北里コーポレーション社のCryotop® safety kitにて凍結を行っている．胚凍結の手順と違う点は平衡化処理の際に浸透圧変化に対する影響を抑えるために徐々に平衡液を注入する．それ以外の手順は胚の凍結・融解操作と同様である．

卵子凍結・融解の手順

1. 凍結手順（図1）

1) 20 μlの基礎培地(BS)に卵子を入れ，そこに平衡液(ES: 7.5%EG, 7.5%DMSO) 20 μlをウェルの端に沿って液面からゆっくりと注入し，3分静置する．
2) ES 20 μlを同様にウェルに沿って再度注入し，3分静置する．
3) ES 240 μlを同様にウェルに沿って再度注入し，9分静置し，卵子の体積が完全に回復するのを待つ．
4) ここからは通常の胚凍結と同様に，ガラス化液(VS: 15%EG, 15%DMSO, 0.5M Sucrose) 1液に卵子を投入し，軽く周りの液をかき混ぜながら3か所ほど場所を変えてVS1液に置換する(1分以内)．
5) VS2液にVS1液の持ち込みを最小限にして投入し，軽く周りの液をかき混ぜながら2か所ほど場所を変えて，VS2液に置換する(0.5分)．
6) ピペットの先端に卵子を吸い，Cryotopのシート上に胚をのせる．
7) 胚がシート上にのったのを確認後，ただちに液体窒素(LN_2)中にCryotopを投入する．

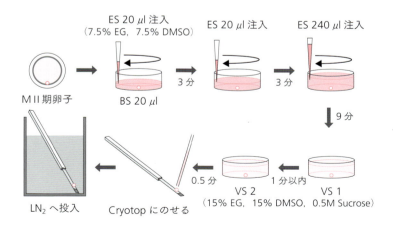

図1　凍結手順

2. 融解手順（図2）

1) LN_2 から Cryotop を取り出し，ただちに37℃に温めた融解液（TS：1.0M Sucrose）に Cryotop 先端を投入し，1分後に少量の TS とともに卵子をピペットで吸い上げる．
2) 希釈液（DS：0.5M Sucrose）の底面に TS を少し吐き出し，そこに卵子を置いて徐々に DS に馴染むようにする．3分後に少量の DS とともに卵子をピペットで吸い上げる．
3) 洗浄液（WS1）の底面に DS を少し吐き出し，そこに卵子を置いて徐々に WS1 に馴染むようにする．5分後に卵子をピペットで吸い上げる．
4) 最小限の WS1 とともに卵子を WS2 液面にのせて，沈んだ卵子を再び液面に移動することで緩慢に洗浄する．1分後に培養培地に移動する．

● 妊娠成績

筆者らの施設では，融解後に受精用培地である Fert（Origio社）にて2～3時間の回復培養を行い顕微授精（ICSI）を施行している．その後は新鮮卵子を用いた時と同様に培養し，新鮮胚移植もしくは凍結保存後に凍結胚移植を行う．当院での凍結卵子の融解後の生存率は90％（180/200），受精率（TESE-ICSI含む）は64.4％（116/180），移植当たりの妊娠率（新鮮胚移植，凍結胚移植含む）は34.9％（15/43）である（2018年5月現在）．2001年には成熟卵子の1.5M. PROH を用いた緩慢凍結法[4]により，2004年には15％EG＋15％DMSO を用いたガラス化法[5]で健児を得ている．2012年には急性リンパ性白血病患者が20歳時に卵子凍結し，25歳で結婚・卵子を融解し，夫精子を ICSI して健児を出産している[6]．現在では社会的適応の卵子凍結も行い，2例の健児を得ている．

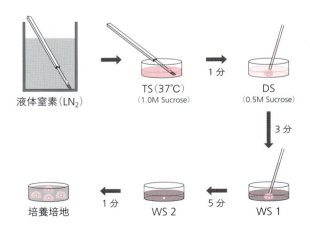

図2　融解手順

引用・参考文献
1) 日本生殖医学会：倫理委員会報告「未受精卵子および卵巣組織の凍結・保存に関するガイドライン」．2013
2) 日本産科婦人科学会：医学的適応による未受精卵子，胚(受精卵)および卵巣組織の凍結・保存に関する見解．2016
3) 日本癌治療学会編：小児，思春期・若年がん患者の妊孕性温存に関する診療ガイドライン2017年版．金原出版，228，2017
4) Kyono K, et al: Successful pregnancy and delivery after transfer of a single blastocyst derived from a vitrified mature human oocyte. Fertil Steril, 84: 1017 e5-e6, 2005
5) Nakajo Y, et al: Vitrified-warmed and fresh oocytes yield comparable outcomes when fresh testicular sperm is utilized. J Clin Embryo, 16: 138-144, 2013
6) Doshida M, et al: A live birth from vitrified-warmed oocytes in a Philadelphia chromosome-positive acute lymphoid leukemia patient 5 years following allogenic bone marrow transplantation and after a magnitude 9.0 earthquake in Japan. Reprod Med Biol, 2013
7) 京野廣一，他：ヒト凍結未受精卵子を用い顕微授精により妊娠に成功した1例．日不妊会誌，46：33-49，2001

（京野廣一，青野展也）

Q110 卵巣はどのようにして凍結するのですか？

2004年にDonnez Jらがホジキンリンパ腫患者の凍結融解卵巣組織を腹腔内に移植して世界で初めて妊娠・出産に成功して以来，130名以上の児が誕生している[1]．2016年11月悪性腫瘍患者の卵巣組織を用いた妊孕性温存を推進すべく，日本ヒト卵巣保存センター(Human Ovariantissue Preservation Enterprise：HOPE)が東京に設立された．日本全国の婦人科で摘出した卵巣組織を4℃，22時間以内にHOPEに移送することにより，最も安全で妊娠・出産の実績のある緩慢凍結法を用いて保存可能となった[2-5]．悪性腫瘍の患者ならびにその家族，悪性腫瘍専門医師・看護師，卵巣摘出する婦人科医師，カウンセラーと遠隔診療により密に連携をとり，実施している(図1)[6]．

■ 卵巣組織凍結（緩慢凍結法）

1. 凍結

1) 摘出された卵巣を2つに切り，表面の皮質を残し中心部分の髄質を取り除く．
2) 皮質を8mm×4mm×1mmの短冊状の切片に切り分ける．
3) 卵巣切片を凍結溶液(凍結保護剤濃度はDMSO 1.5 M)に振とうしながら25分間浸漬する．
4) 凍結溶液を入れた凍結用チューブに卵巣切片を入れる．
5) プログラムフリーザーにて凍結を行う．
6) 凍結完了後液体窒素内に入れ保存用の凍結タンクへ移す．

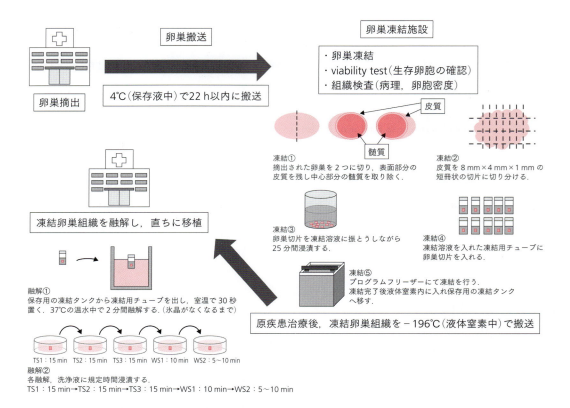

図1 卵巣摘出から卵巣組織凍結・保存・融解から移植まで

2. 融解

1) 保存用の凍結タンクから凍結用チューブを出し，室温で30秒置く．
2) 37℃の温水中で2分間融解する．（氷晶がなくなるまで）
3) 融解1液（TS1）に15分間浸漬する．
4) 融解2液（TS2）に15分間浸漬する．
5) 融解3液（TS3）に15分間浸漬する．
6) 洗浄1液（WS1）に10分間浸漬する．
7) 洗浄2液（WS2）に5〜10分間浸漬する．

TS1：DPBS＋10％HSA＋0.75M sucrose
TS2：DPBS＋10％HSA＋0.375M sucrose
TS3：DPBS＋10％HSA＋0.125M sucrose
WS1, WS2：DPBS＋10％HSA

■ 凍結融解卵巣組織の移植

　HOPEでは現在，内視鏡手術の熟練医師が所属する病院と連携している．悪性腫

瘍疾患が治癒し，患者が挙児を希望し，悪性腫瘍専門医の許可が下りた時点で，連携病院と連絡をとりあい，患者の同意を得て，移植する予定である．

卵巣移植後の成績

卵巣移植後，95％以上の症例で卵巣機能が回復し，平均4～5年持続する．2017年6月現在までに生産数は130を超える．いくつかの報告での卵巣移植後の妊娠率は29～41％，生産率は23～36％であった[1]．

筆者らの施設では世界的に実績を挙げている緩慢凍結法を用いた卵巣凍結を実施している．原疾患治療を最優先に行いながらも，卵巣凍結を実現できるようドイツで行われているトランスポートシステムを採用している．トランスポートシステムとは，患者の最も近隣の卵巣摘出可能病院で卵巣を摘出し，卵巣を凍結施設へ搬送することで患者自身の移動を極力少なくすることのできるシステムである．それに合わせて遠隔診療(情報提供や心のケア)を導入することで，さらに患者負担は軽減できるものと考えられる．

引用・参考文献
1) Donnez J, et al: Fertility Preservation in Women. N Engl J Med, 377: 1657-1665, 2017
2) Hashimoto T, et al: Effects of fertility preservation in patients with breast cancer: A retrospective two-centers study. Reprod Med Biol, 16: 374-379, 2017
3) Nakamura Y: Short communication: Residual ethylene glycol and dimethyl sulphoxide concentration in human ovarian tissue during warming/thawing steps following cryopreservation. RBMOnline, 35: 311-313, 2017
4) Obata R, et al: Comparison of residual dimethyl sulfoxide (DMSO) and ethylene glycol (EG) concentration in bovine ovarian tissue during warming steps between slow freezing and vitrification. Cryo Letters, 39(4): 251-254, 2018
5) Kyono K, et al: A transportation network for human ovarian tissue is indispensable to success for fertility preservation. J Assist Reprod Genet, 34: 1469-1474, 2017
6) 菅谷典恵，他：遠隔診療により事前に心理的・生殖医学的サポートを行い搬送・卵巣凍結を実施できたがん患者の1症例．日受精着床会誌，2018

（京野廣一，小幡隆一郎）

Q111 精子や卵子・胚はいつまで凍結できるのですか？

凍結できる年齢（精子・卵子・胚）

原則だが，精子は50歳まで，卵子は40歳まで，胚は45歳まで凍結できると考える．

男性の場合，精子は12歳頃から形成され，その後は毎日精子が作られる．男性の平均寿命は現在80歳であるが，加齢とともに性腺機能は低下し，精子数，運動率は

低下し，DNA損傷率は上昇する．一方女性は，母の胎内にいる妊娠20週頃，卵子数がピークで600万個あるといわれ，徐々に低下し，出生時には100万程度，思春期には30万，35歳で2〜3万個，45歳で1,000個，50歳でほぼ0個になるといわれている．日本生殖医学会[1]では精子の凍結保存期間は精子の由来する本人が生存している期間としている．日本産科婦人科学会[2]では凍結精子は本人からの廃棄の意思が表明されるか，あるいは本人が死亡した場合，廃棄されるとある．また胚の凍結保存期間は，被実施者が夫婦として継続している期間であってかつ卵子を採取した女性の生殖年齢を超えないこととする．卵子の凍結保存期間も卵子を採取した女性の生殖年齢を超えないものとする．日本生殖医学会では社会的適応による凍結保存の対象者は成人した女性で，未受精卵子等の採取時の年齢は40歳以上は推奨できない．凍結保存した未受精卵子等の使用時の年齢は45歳以上は推奨できない．本人の生殖年齢を過ぎた場合は，通知のうえで破棄することができる[1]．なお，上記にある生殖年齢に関してWHO(世界保健機関)では15〜49歳としている．ESHRE(ヨーロッパ生殖医学会)では妊孕性温存は35歳未満が望ましく，38歳以上は推奨されない．また50歳前に凍結物は使用されるのが望ましい[3]．

■ 卵子凍結に関する考え

米国の生殖医学会では2013年，卵子凍結はもはや研究段階ではなく，治療の一環として認めるガイドラインを出している[4]．一方，日本産科婦人科学会は，2014年4月に，医学的適応による卵子凍結については肯定的な見解を示したが，社会的適応については，卵子のみの凍結は技術がまだ確立しておらず，出産の確率も低く，また，社会適応での卵子凍結が浸透すると妊娠の機会を先送りし，高齢出産のリスクが増える可能性などから，2015年6月に推奨しないとしている[2]．

日本産科婦人科学会によると①卵巣出血，腹腔内感染症，卵巣過剰刺激症候群などの健康被害を発生させる可能性がある，②胎児の発育に及ぼす影響は未だ不明な点が多い，③妊娠できる可能性は未だ低く，出産が保証できない，④高齢出産につながるため，母子ともに医学的リスクが上昇する，などの問題がある．そのため同学会では，卵子凍結を基本的に「推奨しない」としている．高齢出産でリスクが高くなる産科合併症には，妊娠高血圧症候群，妊娠糖尿病，胎盤異常(前置胎盤や常位胎盤早期剥離)などがある．出産年齢別の割合(頻度)を示す(表1)[5]．高齢になってからは体力的に育

表1 産婦年齢と妊娠合併症

産婦年齢(歳)	妊娠高血圧症候群(%)[1]	妊娠糖尿病(%)[2]	前置胎盤(%)[1]
25〜29	3.8	7.6	1
30〜34	3.7	13.1	1.3
35〜39	5.5	17.3	2.1
40以上	7.6	21.2	2.4

児も大変になり，両親の介護も重なる可能性が高くなる．

　日本生殖医学会では，2013年8月，社会適応での未受精卵凍結のガイドラインを発表した．40歳以上での凍結や45歳以上での凍結卵子の使用は推奨しないとしながらも，「加齢等の要因により性腺機能の低下をきたす可能性を懸念する場合には，未受精卵子あるいは卵巣組織（以下「未受精卵子等」という）を凍結保存することができる．」としている．

　日本産科婦人科学会2015年のデータによると，体外受精の出産率は，35歳で18.4％，40歳になると9.1％，45歳では0.9％まで下がる．

引用・参考文献
1) 日本生殖医学会：倫理委員会報告「未受精卵子および卵巣組織の凍結・保存に関するガイドライン」．2013
2) 日本産科婦人科学会：医学的適応による未受精卵子，胚（受精卵）および卵巣組織の凍結・保存に関する見解．2016
3) ESHRE Task Force on Ethics and Law, et al: Oocyte cryopreservation for age-related fertility loss. Hum Reprod, 27: 1231-1237, 2012
4) Practice Committees of American Society for Reproductive Medicine; Society for Assisted Reproductive Technology: Mature oocyte cryopreservation: a guideline. Fertil Steril, 99: 37-43, 2013
5) Matsuda Y, et al: Impact of maternal age on the incidence of obstetrical complications in Japan. J Obstet Gynaecol Res, 37: 1409-1414, 2011

（京野廣一）

Q112　若いときに卵子を凍結するほうがいいのでしょうか？

　21〜34歳で自然妊娠して健康な児を得ることが最も望ましい．しかし，現代は女性の社会進出により，晩婚化が進んでいる．自身の人生設計の中で40歳（できれば35歳）までに妊娠・出産の可能性がないと判断した場合，20〜39（できれば34歳）歳までに卵子を凍結する[1]選択肢があることは有意義と考えられる．

■ 早めに人生設計を立てる

　女性には20歳代前半に人生設計することをおすすめする．その人生設計の際に，後で後悔することのないように「30歳を超えると妊娠率が低下し，流産率が高くなり，生産率が低下する．45歳以上での妊娠は限りなく0％に近くなる（図1）」[2]という事実を念頭に置くことが望ましい．

　これは加齢による卵巣機能の低下，つまり卵子の数と質の低下（染色体異常の増加と妊娠する能力の低下）によるものである．高齢になってからの妊娠・出産は妊娠高血圧，妊娠糖尿病，弛緩出血，前置胎盤，癒着胎盤，胎盤早期剥離などの合併症のリスクが高くなる．高齢になってからは体力的に育児も大変になり，両親の介護も重なる可能

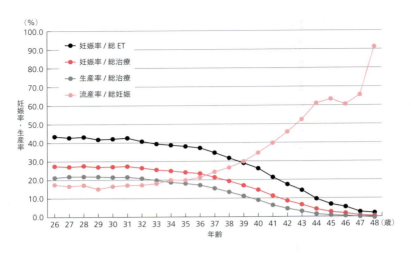

図1　生殖補助医療（ART）妊娠率・生産率・流産率（2015年）

表1　90％の確率で希望の子ども数を実現するためには

	IVFあり	IVFなし
子どもを1人	35歳以下	32歳以下
子どもを2人	31歳以下	27歳以下
子どもを3人	28歳以下	23歳以下

性が高くなる．このことをしっかり理解したうえで，人生設計をしていただきたい．

　例えば，人生設計するうえで参考となるデータを表1[3)]に示す．このように将来，子どもを3名，自然妊娠でほしい場合，1人目の出産を23歳までに，2人目を27歳までに，3人目を32歳までに出産すれば，子育て，介護に余裕をもって対応可能となる．IVFを活用する場合は，1人目を28歳までに，2人目を31歳までに，3人目を35歳までに出産するのであれば，90％以上の確率で実現することが可能となる．

■ 少しでも若い卵子を保存する

　35歳以降に妊娠・出産・子育てを考える場合には，できるだけ20歳代に妊娠する能力の高い卵子を凍結するのが望ましいと考える．2015年の日本産科婦人科学会の報告では，体外受精の出産率は，35歳で18.4％，40歳になると9.1％，45歳では0.9％まで下がる．少しでも若い頃の卵子を保存しておきたい．その願いをかなえるのが卵子凍結である．40歳代の女性であれば，1人子どもをもつためには40～50個ほど卵子が必要なので，そうすると，場合によっては採卵をもう10回近くやらなければいけないということになってしまう．また，現状は卵子を凍結した女性の10％程度が卵子を使用して治療しているが，多くの方々が卵子を凍結したままである．また凍結した卵子を融解したとき，生存するのは90％程度であり，約10％をlossする

ことも念頭に置いておく必要がある．

引用・参考文献
1) 日本生殖医学会：倫理委員会報告「未受精卵子および卵巣組織の凍結・保存に関するガイドライン」．2013
2) 日本産科婦人科学会：平成28年度倫理委員会　登録・調査小委員会報告(2015年分の体外受精・胚移植等の臨床実施成績および2017年7月における登録施設名)．2017
3) Habbema JD, et al: Realizing a desired family size: when should couples start? Hum Reprod, 30: 2215-2221, 2015

（京野廣一）

⑨ その他，不妊治療にかかわる規制・法律など

Q113 不妊治療に関係する法律はありますか? ……… 326
Q114 不妊治療はどのようにして自主規制されているのですか? ……… 328
Q115 不妊治療をした後の妊娠で気をつける点は? ……… 330
Q116 出生前検査とは何ですか? ……… 332
Q117 妊娠する前・後で必要なサプリメントは? ……… 335
Q118 精子や卵子をつくる治療はどこまで進んでいるのでしょうか? ……… 338
Q119 ゲノム編集とはどういう技術ですか? どんな課題点があるのですか? ……… 341
Q120 なくなってしまった子宮を移植することはできないのでしょうか? ……… 345

Q113 不妊治療に関係する法律はありますか？

わが国において不妊治療に対する法整備は進んでおらず，代理懐胎などの生殖補助医療技術により生まれてきた子の親子関係について規定した法律もない．一方，研究を行う際は国が定めた法律や指針を遵守する必要があり，ヒト受精胚を作成・使用する研究では注意が必要である．本項では，不妊治療にかかわる法律・指針について，重要な項目を中心に概説する．

■ わが国における親子関係の規定

わが国における親子関係を規定した法律は民法である．しかし，嫡出推定制度をとる民法では，親子関係と血縁関係が一致することは必ずしも求められていない．婚姻関係にある父母から生まれた子は，夫が嫡出否認を起こさない限り，血縁関係の有無にかかわらず分娩した母と母子関係が成立し，同様に婚姻関係にある父と父子関係が成立する．しかし，代理懐胎で生まれた子の母親は，民法上分娩した母であり，分娩者に夫がいる場合はその夫婦の子となる．現在日本で代理出産は認められていないが，実際に親族間で行われた例や，海外で受けた例では，養子縁組が必要となる．こうした例における親子関係を規定する法整備が急務である．

■ 研究に際し留意しなければならない法律および指針

1. ヒト受精胚の作成を行う生殖補助医療研究に関する倫理指針

ヒト受精胚の尊重やその他の倫理的観点から，研究目的でヒト受精胚の作成を行う際に，配偶子の入手方法，ヒト受精胚の取り扱い，研究体制や手続きなどについて具体的な手順を定めている．ヒト受精胚の作成や凍結・保存の研究を行う場合，研究機関と配偶子の提供機関双方の倫理委員会で研究計画の審査を受けるだけでなく，研究計画の適合性について文部科学大臣および厚生労働大臣の確認を受ける必要がある．作成するヒト受精胚の取り扱いは，原始線条が現れるまでの期間または受精胚作成後14日以内（凍結保存期間を除く）に限定され，ヒトまたは動物の胎内への移植を禁止している．

2. ヒトに関するクローン技術等の規制に関する法律

いわゆる「クローン規制法」といわゆる「特定胚指針」は，ヒトのクローン個体を作成することを禁止している．法律ではヒトの亜種の胚，または一部にヒトの要素を

含む胚などを九種に分けて特定胚とし，作成可能な特定胚を動物性集合胚およびヒトクローン胚に限定している．ヒトクローン胚の作成目的は，難病などに関する再生医療または臓器の作成に関する研究に限定されており，これらの特定胚を作成，譲受，譲渡，廃棄する際や，研究計画と異なる特定胚を偶然作成した場合には，文部科学省に届出が必要である（違反した場合，1年以下の懲役または100万円以下の罰金）．特定胚をヒトまたは動物に移植することは禁止されており，違反した場合は10年以下の懲役もしくは1,000万円以下の罰金または併科とされていたが，2018年の指針改定で，動物性集合胚の作成目的を拡大したうえで，動物の胎内への移植や個体産生が条件つきで認められるようになった．

3. ヒトES細胞，iPS細胞およびヒト組織幹細胞を用いた研究に関する指針

ヒトES細胞，iPS細胞およびヒト組織幹細胞は，様々な細胞に分化する能力を有し，医学への応用が期待される．一方，ES細胞が「ヒトの生命の萌芽」である受精胚を滅して作成される点や，これらの細胞から生殖細胞を作成することに対し，倫理的な問題も指摘されてきた．そのため，①ヒトES細胞の樹立，②ヒトES細胞の分配および使用，③iPS細胞およびヒト組織幹細胞から生殖細胞の作成，それぞれに対し指針が作成されている．ヒトES細胞を樹立・分配および使用する際は，施設内の倫理委員会だけでなく，文部科学大臣への届出が必要である．2014年の改定で，臨床利用を前提としたヒトES細胞の樹立が認められ，その際には厚生労働大臣の確認も受けることが定められた．同様にヒトES細胞，iPS細胞およびヒト組織幹細胞から生殖細胞を作成する際にも文部科学大臣への届出が必要であり，作成した生殖細胞を用いてヒト胚を作成することや，人や動物の胎内への移植を禁止している．

4. その他指針について

その他研究を行う際に重要となる指針に，「人を対象とする医学系研究に関する倫理指針」や「個人情報保護法」が挙げられる．紙面の都合で詳しく取り上げることはできないが，これらの指針は文部科学省ホームページで詳しく解説されているため，研究を行う際は参考にされたい[1]．

不妊治療にかかわる法律や指針について概説した．再生医療の分野は近年の発展がめざましく，それに伴い指針改定も随時行われている．そのため，特に研究を行う際は最新の情報を把握することが求められる．

引用・参考文献
1) 文部科学省：ライフサイエンスの広場.
   http://www.lifescience.mext.go.jp/bioethics/index.html

（左勝則，石原理）

Q114 不妊治療はどのようにして自主規制されているのですか？

不妊治療は，法令による規制がなく，現在まで日本産科婦人科学会（以下，日産婦）の会告により自主規制されてきた．しかし，提供精子を用いた人工授精や，第三者の提供配偶子を用いた生殖補助医療（ART）など，法的，倫理的な問題も少なからず存在する．本項では，これらの会告の中から，不妊治療を行ううえで重要なものについて概説する．

■ 提供精子を用いた人工授精

提供精子を用いた人工授精は，日本では1949年に1例目が報告されて以降，50年近く実態が把握されないまま行われてきた．1997年に会告が出され，施設と実施数を登録制としたことで，わが国における実態がはじめて把握されるようになった．日産婦の報告では，2015年には3,213周期の提供精子を用いた人工授精が行われ，86件の生産分娩があったとされている[1]．対象者は法的に婚姻している夫婦に限定し，かつ無精子症などの理由により本方法以外では妊娠が不可能な場合に限っている．精子提供者の要件は，感染症検査が陰性で，近親者に遺伝性疾患の患者がいないことなどが挙げられる．近年，生まれてくる子どもの出自を知る権利が注目されているが，現状では精子提供者の情報は匿名である．

■ ARTにおける多胎妊娠の防止

多胎妊娠は単胎妊娠に比べ，早産や低出生体重児などのリスクが高く，周産期予後が不良である．ARTによる多胎妊娠の増加を抑制するため，2008年に移植する胚の個数を原則単一とする会告が出された．会告では，35歳以上または2回以上連続して妊娠しなかった女性に限り2個移植を認めており，3個移植は認めていない．この会告以降，単一胚移植の割合が増加し，2015年には約80％の胚移植が単一胚移植であり，多胎妊娠率は約3％と大幅に減少した[2]．

■ 第三者からの提供配偶子および胚を用いたART

1998年に厚生科学審議会の専門部会で議論され，2000年に「精子・卵子・胚の提供等による生殖補助医療のあり方についての報告書」が提出された．内容は，第三者を介したARTを一定の条件および制度下で認めるものであった．この報告を受け，2003年には同審議会において幅広い分野の専門家により議論が交わされ，「精子・卵

子・胚の提供等による生殖補助医療の整備に関する報告書」が出されている．報告書では，実施にむけた具体的な制度や必要な法整備について言及している．日産婦は，第三者を介して行うARTについて，必要な制度の整備がなされるまでは実施すべきでないという立場をとっている．しかしその後現在に至るまで，具体的な法整備には至っていない．

医学的適応による未受精卵子，胚および卵巣組織の凍結・保存

悪性腫瘍などの治療で卵巣機能が低下し，妊孕性が失われると予測される場合，未受精卵子や卵巣組織の採取・凍結・保存が可能である．対象は，原疾患の治療に妊孕性温存が著しい不利益にならない症例に限定し，患者本人への十分なインフォームド・コンセントを定めている．本人が未成年者の場合は，本人および代諾者に実施する．実施施設は日産婦の倫理委員会で審査を受ける必要があり，治療情報を登録・報告することを義務づけている．現在，悪性腫瘍患者に対する妊孕性温存のためのガイドラインが整備されつつあり，今後こうした症例は増加してくることが予想される．

着床前診断および着床前スクリーニング

着床前診断は，①重篤な遺伝性患児を出産する可能性のある遺伝子異常の保因者に対するPGT-M，②均衡型染色体構造異常に起因すると考えられる習慣流産（反復流産）に対するPGT-SRが認められている．従来着床前スクリーニングといわれた移植胚の染色体異数性を評価するPGT-Aは，現在認められていない（PGTの分類についてはQ90を参照）．着床前診断実施に際して，症例ごとに日産婦への申請・認可を受け，実施状況と結果を報告する必要がある．

今までの会告の中から，特に重要と思われるものについて解説した．第三者の提供配偶子を用いたARTのように，国による法整備が早急に必要な事項もあり，これらの会告は今後改定される可能性もある．近年人々が国と国の往来を簡単にできるようになり，一国の規制が意味をなさない事態も生じてきている．何が倫理的に正しいのかも含め，国際的な議論が必須であり，日産婦の会告も時流に沿ったものである必要があると考えられる．

引用文献
1) 齊藤英和，他：平成28年度倫理委員会登録・調査小委員会報告．日産婦誌，69：1841-1915, 2017
2) Saito H, et al: Assisted reproductive technology in Japan: a summary report for 2015 by The Ethics Committee of The Japan Society of Obstetrics and Gynecology. Reprod Med Biol, 17: 20-28, 2017

（左勝則，石原理）

Q115 不妊治療をした後の妊娠で気をつける点は？

　わが国では生殖補助医療（ART）による妊娠の割合が年々上昇しており，日本産科婦人科学会の登録，調査小委員会の発表によると，ARTによる2015年の出生児は51,001人であり，日本の年間出生数の約5.1％である．本項では，妊娠・分娩時に気をつける点について述べる．

■ 妊娠初期に気をつけること

1. 単胎か多胎か

1）多胎の場合は膜性診断
　膜性診断は妊娠10週までに行う．次項で述べる点に注意する．

2）一絨毛膜性双胎の問題点
　ART妊娠では一絨毛膜性双胎率が上昇する[1]．その原因として胚盤胞移植の割合の増加と培養期間延長に伴うこと[2]，透明体の貫通を伴う卵細胞内精子注入（ICSI）や透明体を開窓するアシストハッチング（assisted hatching：AH）の影響が挙げられる[3]．一絨毛膜性双胎は二絨毛膜性双胎に比べて周産期リスクが高いため，ハイリスクとしての妊娠管理を要する．

3）キメラ胚による二卵性一絨毛膜性双胎
　キメラ胚は複数の胚の融合によって発生した異なる遺伝子を有する細胞が混在した個体である．ART妊娠において，一絨毛膜性双胎で性別不一致が存在しDNA遺伝子多型診断を行うことで，その存在が明らかになった[4]．一絨毛膜性双胎は一卵性という認識であったが，二卵性の一絨毛膜性双胎が報告されている[5]．2つの受精卵の内部細胞塊は分離したまま，2つの栄養外胚葉のみが融合しキメラ胚となったと考えられる[6]．キメラ胚の問題点は血液キメラである．一絨毛膜性双胎は胎盤の血管吻合により胎児間で造血幹細胞が行き来することとなり，二卵性の場合は，双胎間の遺伝子型は異なるため，血液細胞に限局した血液キメラとなる．二卵性は違う遺伝子型をもった血液細胞が混在することとなり，性別が異なる双胎の場合，血液による遺伝子型判定でchi46,XX/46,XY〔chi；キメラ（chimera）〕となる．

2. 出生前診断について

検査法など詳しくは別項を参照されたい．

妊娠中期に気をつけること

1. 早産

年齢因子を除外し検討したところ，早産率が高い報告があり（妊娠37週未満の早産率相対危険度1.26)[7]，体外受精における早産率は10%前後という報告もある[8]．

2. 前置胎盤

ART後妊娠では自然妊娠に対してリスクが6倍高いという報告がある[9]．胚移植時における機械的刺激でのプロスタグランジン産生による子宮収縮が起こり，胚が子宮下方に着床することとその機序を説明した報告[10]や，子宮体底部よりは子宮下部に胚を移植するほうが妊娠率が高いとの報告もあり[11]，それらが前置胎盤が高率に発生する原因と考えられる．

3. 妊娠糖尿病

ART妊娠では，自然妊娠の単胎妊娠と比較して妊娠糖尿病が高率に発症すると報告されている[12]．

4. 妊娠高血圧症候群

ART妊娠では，自然妊娠の単胎妊娠と比較して妊娠高血圧症候群が高率に発症すると報告されている[12]．

出産時気をつけること

1. 帝王切開

ART妊娠が帝王切開となる相対危険度は1.57，帝王切開分娩率は42.1%と報告されている[7]．

2. 低出生体重児分娩

ART妊娠は単胎であっても低出生体重児が多く，それは夫婦の不妊という形質と強

く相関があると考えられている[13].

3. 常位胎盤早期剝離

単胎妊娠におけるART妊娠での常位胎盤早期剝離の相対危険度は1.04という報告がある[7].

■ おわりに

不妊治療をした後の妊娠で気をつける点について列挙した．不妊治療開始時やARTでの妊娠後に，妊娠・分娩時に気をつける点につき夫婦への説明の一助にしていただきたい．

参考文献
1) Hayashi M, et al: The effect of single single embryo transfer on perinatal outcomes in Japan. Int J med Sci, 12: 57-62, 2015
2) Kawachiya S, et al: Blastocyst culture is associated with an elevated incidence of monozygotic twinning after single embryo transfer. Fertil Steril, 95: 2140-2142, 2011
3) Aston KL, et al: Monnozyotic twinning associated with assisted reproductive technologies: a review. Reproduction, 136: 377-386, 2008
4) Souter VL, et al: A report of dizygous monochorionic twins. N Engl J Med, 349: 154-158, 2003
5) Lee HJ, et al: Monochorionic dizygotic twins with discordant sex and confined blood chimerism. Eur J Pediatr, 173: 1249-1252, 2014
6) 久須美真紀，他：生殖医療による多胎．産婦人科の実際，65：485-489，2016
7) 藤森敬也，他：診療：不妊治療症例の周産期予後調査―日産婦周産期登録のデータベースを用いて．産婦人科の実際，60：1603-1609，2011
8) 吉村泰典：“高齢妊娠とは"．高齢妊娠，出産とどう向き合うか．ぱーそん書房，pp. 1-6，2014
9) Romundstad LB, et al: Increased risk of placenta previa in pregnancies following IVF/ICSI; a comparison of ART and non-ART pregnancies in the same mother. Hum Reprod, 21: 2353-2358, 2006
10) Fraser IS, et al: Prostaglandins, prostaglandin inhibitors and their roles in gynaecological disorders. Baillieres Clin Obstet Gynaecol, 6: 829-857, 1992
11) Waterstone J, et al: Embryo transfer to low uterine cavity. Lancet, 337: 1413, 1991
12) Talaulikar VS, et al: Maternal, perinatal and long-term outcomes after assisted reproductive techniques (ART): implications for clinical practice. Eur Obstet Gynecol Reprod Biol, 170: 13-19, 2013
13) 久慈直昭，他：不妊治療後の妊娠とその予後．産婦人科治療，103：375-382，2011

（坂本美和，関沢明彦）

Q116 出生前検査とは何ですか？

■ 出生前に行われる検査および診断の概念

基本的な出生前検査・診断の概念は，妊娠中に胎児が何らかの疾患に罹患していると思われる場合や，胎児異常は明確ではないが胎児が疾患を有する可能性が高い場合

に，その病態を知る目的で検査を行うことである．主に胎児やその付属物の形態学的所見を診断する超音波検査と，染色体を対象とした出生前遺伝学的検査がある．

先天性疾患とは？

一般に，何らかの先天異常をもつ児が生まれてくる可能性は，新生児の3〜5％といわれているが，出生前検査によってそのすべての結果が得られるわけではない．先天異常の原因は様々で，内的要因(染色体の変化，単一遺伝子の変化)，環境(外的)要因(母体感染，母体疾患，薬剤，化学物質など)，原因不明の多因子遺伝などが関与している．そのうち，染色体異常が占める割合は25％程度であり，その他の多くは明確に原因を説明できない疾患である(図1)．

日本産婦人科医会外表奇形等統計調査結果(2013年11月)によると(表1)，先天奇形の中で最も頻度が高いのは心疾患であり，約1％である．これらの外表奇形については，超音波検査や染色体を対象とした出生前遺伝学的検査によって出生前に診断が可能なこともあれば，出生後に診断されることもある．

また，近年の高年妊娠の増加や出生前検査の普及に伴い，児の染色体異常の可能性の上昇を不安に思い，出生前検査を希望する妊婦が増加している．出生前に行う遺伝学的検査の目的と手段は様々であるが，いずれの場合も適切な遺伝カウンセリングによる妊婦の自律性に基づくインフォームド・チョイスが重要である．

出生前遺伝学的検査の種類

染色体を対象とした出生前遺伝学的検査には，確定診断を目的とする検査と非確定的検査があり，その手法は様々である．それぞれの対象疾患や精度，検査時期等の比

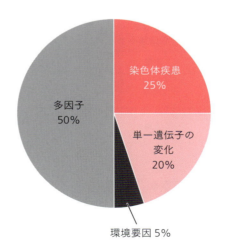

図1　先天性疾患の原因の内訳
〔Nussbaum RL, et al: Thompson & Thompson Generic in Medicine 7th. 2017 より作成〕

表1 先天性の外表奇形

	先天性の外表奇形（頻度の高い上位10位のみ抜粋）
1	心室中隔欠損
2	21トリソミー*
3	動脈管開存
4	口唇口蓋裂
5	心房中隔欠損
6	耳介低位
7	口唇裂
8	ファロー四徴
9	大動脈縮窄
10	十二指腸・小腸閉鎖

〔日本産婦人科医会　外表奇形等統計調査結果（平成25年11月）より作成〕
*ダウン症候群（確定診断された場合は，診断名で登録される仕組みになっているため）

表2 非確定検査について（昭和大学病院の場合）

	クアトロ検査	コンバインド検査	NIPT
実施時期	15～18週	11～13週（初期精密超音波検査時）	10～15週
所要日数	15日	15日	8日
検査の材料	母体血（生化学的測定）	母体血（生化学的測定）超音波検査	母体血（DNA断片の解析）
侵襲性	非侵襲的	非侵襲的	非侵襲的
検出する疾患	ダウン症候群 18トリソミー 神経管閉鎖不全	ダウン症候群 18トリソミー	ダウン症候群 18トリソミー 13トリソミー
結果の表示	確率	確率	陽性／陰性
感度（検出率）（ダウン症候群に対して）	80%	83%	99.1%
対象者	任意	任意	臨床研究のため一定の参加条件あり

較は表2, 3のとおりである．

　遺伝カウンセリングでは検査施行前に，当該疾患の概要・胎児が罹患している可能性・検査の限界などを情報提供する．診断ができた場合にはそれがどのような意義をもつか，また児が罹患している場合の胎児の健康状態，出生後に要する医療，ケアなどについてあわせて説明する．なお，遺伝カウンセリングにおいては，小児科医や患者支援組織（者）からの情報等も必要に応じて提供できるような配慮が求められる．

表3 確定検査について（昭和大学病院の場合）

	絨毛検査	羊水検査
実施時期	11〜14週	15週以降
所要日数	15日	15日
検査の材料	絨毛	羊水
侵襲性	侵襲的 流産率約1%	侵襲的 流産率約0.3%
検出する疾患	染色体疾患全般	染色体疾患全般
精度	確定検査	確定検査
限界	胎盤生モザイクの検出	

■ 最後に

　妊婦の管理の目標は，母体が安全に妊娠・出産を経験できることであるが，同時に児の健康の向上，あるいは児の適切な養育環境を提供することでもある．出生前検査についての考えは様々であり，妊婦の置かれている状況や価値観も様々である．出生前に行われる検査および診断は，基本的な理念としてこれらのことを念頭に置き，実施されるべきである．

参考文献
1) 日本産科婦人科学会：出生前に行われる遺伝学的検査および診断に関する見解．2013
2) 日本医学会：医療における遺伝学的検査・診断に関するガイドライン．2011
3) 四元淳子：出生前診断の遺伝カウンセリング．産婦人科の実際，66：377-381，2017

（宮上景子，関沢明彦）

Q117 妊娠する前・後で必要なサプリメントは？

　妊娠する前後の栄養管理は，普段の食事からバランスのとれた栄養素を摂取することが理想的である．近年，不足した栄養素を補うことを目的にサプリメントを利用する女性が増えているが，医薬品とは異なり成分量や添加物など製造業者によって様々である．商品について適正な情報がないものもたくさんあるため，使用する際には医師や薬剤師に相談するように説明する必要がある．
　サプリメントの中で葉酸は科学的に有益性が証明されており，妊娠可能年齢の女性では1日0.4 mg，神経管閉鎖障害児の妊娠既往のある女性では1日4〜5 mgの摂取で神経管閉鎖障害の発症リスクの低減が期待できる．

■ サプリメントについて

健康食品やサプリメントという用語には，行政的な定義がない．一般に，健康食品とは「健康の保持増進に資する食品全般」であり，サプリメントとは「特定成分が濃縮された錠剤やカプセル形態の製品」が該当すると考えられる．しかし，明確な定義がないため，一般の消費者が認識している健康食品やサプリメントは，通常の食材から，菓子や飲料，医薬品と類似した錠剤・カプセルまで極めて多岐にわたる(図1)[1]．

サプリメントはドラッグストア，インターネット，コンビニエンスストアなどで手軽に購入することができるが，以下のような問題点があるため使用する際には注意が必要である．

以下の「1. 品質」「2. 相互作用」「3. 過剰摂取」は，文献2)から一部改変した文章である．

1. 品質[2]

医薬品と違い，品質や規格が一定しない．

2. 相互作用[2]

1つだけの成分でなく，多種の成分が添加されている製品が多いため，成分同士に相互作用のある可能性があるが，そのほとんどが未解決のままである．

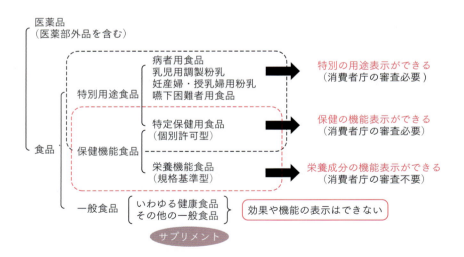

図1　食品と医薬品の大まかな分類
〔厚生労働省：健康食品による健康被害の未然防止と拡大防止に向けて　1. 多様な健康食品．http://www.mhlw.go.jp/topics/bukyoku/iyaku/syoku-anzen/dl/pamph_healthfood_d.pdf より一部改変して転載〕

3. 過剰摂取[2]

食品の形態であれば，容積・香り・味などがあるため「満足感」や「飽き」を感じ，食べすぎ(過剰摂取)ることはない．しかしサプリメントは精製・濃縮した成分を，体積・香り・味を感じないまま摂ってしまい，気付かないうちに過剰摂取になる可能性がある．

● 各論

妊婦がサプリメントを摂取した場合，胎児に与える影響について明らかになっていない点が多い．現時点で有益性が証明されているのは，葉酸のみである[3]．それ以外はまだ研究段階であるが，近年DHEA(dehydroepiandrosterone)やビタミンDが生殖医療の分野において注目されており，その効果が期待されている．

1. 葉酸

『産婦人科診療ガイドライン―産科編2017』では，CQ105「神経管閉鎖障害と葉酸の関係について説明を求められたら？」の中で，「とくにリスク因子のない女性については，市販のサプリメント類によって1日0.4 mgの葉酸を妊娠前から摂取すると，児の神経管閉鎖障害発症リスクの低減が期待できる」と書かれている．神経管閉鎖障害(neural tube defects：NTDs)とは，先天性に頭蓋や脊椎に癒合不全が起こり，脳や脊髄が脱出する疾患で，無脳症，脳瘤，二分脊椎等が含まれる．妊娠を希望する女性7,540人を対象としたランダム化比較試験(RCT)において，葉酸を含まないサプリメントを摂取した群ではNTDsが6例だったのに対して，葉酸を含むサプリメントを摂取した群にはNTDsは1例も認めず，葉酸の有効性が示された[4]．

2. DHEA

副腎および卵胞で産生されるホルモンで，分泌量が思春期に増加しピークに達し，以降加齢とともに減少する．不妊治療において，卵巣機能の低下した卵巣刺激低反応の生殖補助医療(ART)症例の改善策として，応用が注目されている．具体的な機序は明確になっていないが，DHEA投与後に卵巣刺激に対する反応の改善を認めたという報告がある[5-7]．また，Wiserらは卵巣機能の低下した女性33人を対象としたRCTを行っている．DHEA群に排卵誘発開始6週間前からDHEA 75 mg/日を内服させ，体外受精(IVF)2周期で比較したところ，DHEA群はコントロール群と比較して有意に出生率が高いと報告している[8]．

3. ビタミンD

生殖機能において重要な役割を担うことが知られており，多嚢胞性卵巣症候群（PCOS）患者にビタミンDを投与することで，インスリン抵抗性，糖代謝，月経周期を改善させたとの報告があるが[9-11]，不妊治療に対する効果を評価するRCTは今のところない．IVFにおいても，血中と卵胞液中のビタミンD濃度が高いと有意に妊娠しやすい[12]とする報告がある．一方，ビタミンD濃度が十分な女性は胚の質が低くビタミンD濃度が低い女性と比較して妊娠率が低い[13]との報告もあり，IVFとビタミンDの関連について一定した見解に至っていない．

引用・参考文献
1) 厚生労働省：健康食品による健康被害の未然防止と拡大防止に向けて　1. 多様な健康食品．http://www.mhlw.go.jp/topics/bukyoku/.../pamph_healthfood_d.pdf
2) 国立健康・栄養研究所：妊娠中の食事とサプリメントについて．https://hfnet.nibiohn.go.jp/usr/kiso/pamhlet/pregnant.pdf
3) de Boer A, et al: Dietary supplement intake during pregnancy; better safe than sorry? Regul Toxicol Pharmacol, 95: 442-447, 2018
4) Czeizel AE, et al: Prevention of the first occurrence of neural-tube defects by periconceptional vitamin supplementation. N Engl J Med, 327: 1832-1835, 1992
5) Baead DH, et al: Increased oocyte production after treatment with dehydroepiandrosterone. Fertil Steril, 84: 756-759, 2005
6) Casson PR, et al: Dehydroepiandrosterone supplementation augments ovarian stimulation in poor responders: a case series. Hum Reprod, 15: 2129-2132, 2000
7) 大塩達弥，他：FSH高値であり，排卵誘発に抵抗性である高年齢婦人に対するDHEA-S併用療法の有用性の検討．産婦人科治療，93：339-342，2006
8) Wiser A, et al: Addition of dehydroepiandrosterone (DHEA) for poor-responder patients before and during IVF treatment improves the pregnancy rate: A randomized prospective study. Hum Reprod, 25: 2496-2500, 2010
9) Selimoglu H, et al: The effect of vitamin d replacement therapy on insulin resistance and androgen levels in women with polycystic ovary syndrome. J Endocrinol Invest, 33: 234-238, 2010
10) Kotsa K, et al: Role of vitamin d treatment in glucose metabolism in polycystic ovary syndrome. Fertil Steril, 92: 1053-1058, 2009
11) Wehr E, et al: Effect of vitamin d3 treatment on glucose metabolism and menstrual frequency in pcos women-a pilot study. J Endocrinol Invest, 34: 757-763, 2011
12) Ozkan S, et al: Replete vitamin d stores predict reproductive success following in vitro fertilization. Fertil Steril, 94: 1314-1319, 2010
13) Anifandis GM, et al: Prognostic value of follicular fluid 25-OH vitamin D and glucose levels in the IVF outcome. Reprod Biol Endocrinol, 8: 91, 2010

（岡田裕美子，関沢明彦）

Q118 精子や卵子をつくる治療はどこまで進んでいるのでしょうか？

■ はじめに

胚性幹細胞（ES細胞）や人工多能性幹細胞（iPS細胞）は体を構成するすべての細胞にな

れる能力をもったまま，増殖し続けることができる．この能力は，発生学研究から疾患研究まで幅広く利用され，再生医学や創薬開発等の様々な分野への応用を支えている．生殖医療の分野に関しては，その取り扱いにおいて，より厳しい倫理的・社会的考察が必須であるが，ES/iPS細胞を用いた配偶子の作製や配偶子分化のメカニズムの解明には大きな期待が寄せられている．

体内での配偶子分化(図1)

体内(*in vivo*)での配偶子分化のメカニズムに関しては，マウスを用いた実験により，比較的詳しく解明されてきた[1]．マウスの *in vivo* では，始原生殖細胞(PGCs)が胚盤胞の内部細胞塊に由来するエピブラストからBMP4の刺激により分化する．その後，将来の卵巣や精巣に移動し，周囲の体細胞との相互作用により精子または卵子となる．

体外での配偶子分化

体外(*in vitro*)での配偶子分化過程の再現においても，*in vivo* の知見を踏襲しており，これまでに，マウスの内部細胞塊に相当するES/iPS細胞からエピブラスト様細胞(EpiLCs)への分化をへて，PGC様細胞(PGCLCs)を誘導する手法が確立された[2]．それに続くオス，メスにおける配偶子分化には周囲の体細胞との相互作用やゴナドトロピンの供給が必要となり，体外培養系で再構築するための要素が格段に複雑になる．生殖細胞の分化を助ける体細胞は，オスではセルトリ細胞やライディッヒ細胞，メスで

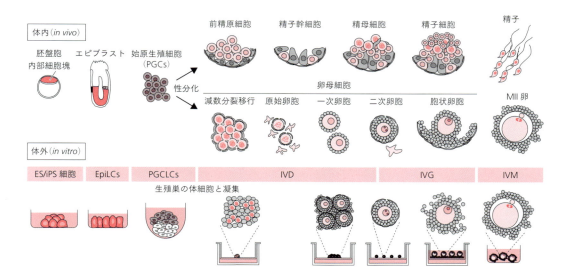

図1　体内での配偶子分化とその培養法
体内の配偶子分化は始原生殖細胞から始まり，性分化後に精巣または卵巣で精子または卵子になる．体外ではES/iPS細胞から卵子(マウス)を分化させることができる．

は顆粒膜細胞や莢膜細胞がそれにあたる．現時点で，これらの体細胞は胎仔の生殖巣（精巣や卵巣のもと）から採取しており，オスとメスの体細胞をES/iPS細胞由来のPGCLCsと再凝集することで，オスでは精原細胞をへて精子幹細胞まで，メスでは卵原細胞をへて未成熟卵母細胞までの分化誘導が可能となった(in vitro differentiation：IVD)[1,3,4]．また，ES/iPS細胞由来の精子幹細胞は成体の精巣内に移植することで精子に分化し，未成熟卵母細胞はIVG(in vitro growth)，IVM(in vitro maturation)技術へ供することで成長卵核胞期(GV)卵，第2減数分裂中期(MⅡ)卵までの分化が可能となった．さらに，得られたMⅡ卵は体外受精により2細胞期まで発生し，これを胚移植したところ，個体の産生を確認した．しかし，PGCLCs由来の2細胞期胚が個体になる確率は3.9%であり，体内の卵母細胞をIVMとIVFに供して得られた2細胞期胚の12.7%に比べて有意に低い．これには様々な原因が考えられ，減数分裂，エピジェネティック修飾，卵母細胞質の成熟などの異常は考慮すべきである．

ヒトへの応用の可能性

マウスの配偶子分化過程の再現の成功を受けて，ヒトでもES/iPS細胞からの分化誘導が試みられ，PGCLCsの分化が報告されている[5,6]．ヒトのES/iPS細胞はマウスのそれより発生の進んだ着床後胚のエピブラストに近いといわれるが，BMP4に反応する初期中胚葉への分化誘導を行うことで，マウスと同様の刺激によりPGCLCsを誘導することが可能である．得られたPGCLCsの遺伝子発現やDNAメチル化パターンはヒト胚のPGCsとよく似ている．それに続く配偶子分化は，胎児の生殖巣の取得の難しさや，マウスより長期間の体外培養の必要性とそれに伴う異常の出現頻度の上昇が考えられ，現時点では成功に至っていない．

おわりに

これまで述べたように，配偶子の分化過程の再現はマウスにおいて可能となったが，得られた配偶子は質的に体内のものと同等とは言いがたい．また近年，ヒトとマウスの始原生殖細胞の分化に必要な遺伝子発現やエピジェネティック修飾の違いが明らかになりつつあり[7]，マウスの体外分化培養系の知見をそのままヒトに応用することは難しいことが予想される．マウスとヒトの橋渡しとして，霊長類を用いた研究も行われており，ヒトの生殖細胞分化過程のメカニズム解明と生殖補助医療への応用に際して，さらなる検討が必要である．

引用文献
1) Saitou M, et al: Gametogenesis from Pluripotent Stem Cells. Cell Stem Cell, 18: 721-735, 2016
2) Hayashi K, et al: Reconstitution of the mouse germ cell specification pathway in culture by pluripotent stem cells. Cell, 146: 519-532, 2011
3) Hikabe O, et al: Reconstitution in vitro of the entire cycle of the mouse female germ line. Nature, 539: 299-303, 2016
4) Kurimoto K, et al: Epigenome regulation during germ cell specification and development from pluripotent

stem cells. Curr Opin Genete Dev, 52: 57-64, 2018
5) Sasaki K, et al: Robust in vitro induction of human germ cell fate from pluripotent stem cells. Cell Stem Cell, 17: 178-194, 2015
6) Irie N, et al: SOX17 is a critical specifier of human primordial germ cell fate. Cell, 160: 253-268, 2015
7) Tang WW, et al: Specification and epigenetic programming of the human germ line. Nat Rev Genet, 17: 585-600, 2016

（庄野真由美，林克彦）

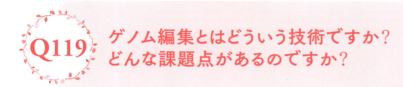

Q119 ゲノム編集とはどういう技術ですか？どんな課題点があるのですか？

■ 新しいゲノム改変技術

　遺伝子を含めた遺伝情報の総体をゲノムと呼び，ヒトは約31億塩基対のゲノムDNAからなり約2万個の蛋白質をコードする遺伝子が存在している．これまで，このような長大なDNA上の特定の遺伝子だけを正確に改変することは困難であったが，近年ゲノム編集と呼ばれる技術が開発され，遺伝子を極めて効率的に改変することが可能となってきた．ゲノム編集されたDNAは，外来のDNAが混ざらずに，もともとあったDNA配列がまるで切り貼りされただけにもみえるので，この技術が編集（editing）と呼ばれる一因にもなった．従来の遺伝子組換え法に比べて，格段に精度・効率が高いために，今日の生命科学においてなくてはならない技術となり，医学・医療領域においても，ゲノム編集を用いた様々な疾患に対する治療法も開発されつつあり，一部がすでに臨床応用段階に入ってきた．

1. ゲノム編集技術の概要

　ゲノム編集の主要な技術は，特定のゲノムDNA配列を認識し特異的に切断する人工のヌクレアーゼ（核酸切断酵素）を使用することにある．この人工ヌクレアーゼは，2つの機能的要素で構成され，1つは特異的に特定のゲノム配列を認識する機能であり，2つ目はDNA鎖を切断する機能である．この2つの機能により膨大なゲノムDNAの中の特定の配列を切断し変異を導入することが可能となった．主に使用されているゲノム編集技術は人工ヌクレアーゼの違いから下記の3つになる（図1）．

1）ZFN

　ZFN（zinc finger nuclease）は，人工的に合成するZFドメインと一本鎖DNA切断活性を有するFokIヌクレアーゼを活用する[1]．ZFドメインはDNAの塩基配列を3塩基配列セットで特異的に認識する．さらに，ZFドメインをつなぎ合わせることにより精度が高く特定のゲノム配列を認識しFokIヌクレアーゼにより一本鎖のDNAを切

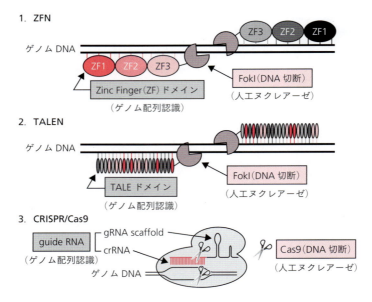

図1 ゲノム編集の種類
ゲノム編集技術は人工ヌクレアーゼの違いから3つ,開発年代順に分けられる.ZFNは1996年,TALENは2010年に報告された.いずれもDNAの塩基配列を特異的に認識し結合するDNA結合ドメインと,DNAヌクレアーゼ活性を持つFokIドメインとの融合蛋白となっている.各ZFドメインは3塩基配列をセットで認識し,TALEドメイン(34個のアミノ酸からなる)は1塩基を認識する.片側(センス鎖)とその対側(アンチセンス鎖)に対するもう一対のZFNを併用すると二重鎖切断も可能となる.
CRISPR/Cas9は,ゲノム配列認識に関して,蛋白質(ZFドメインやTALEドメイン)が主体となり認識するZFNやTALENと異なり核酸であるguide RNAが認識機構となる.DNAとRNAの相補性による標的認識である.guide RNAはcrRNA(CRISPR RNA)とgRNA scaffold(guide RNA scaffold)からなり,ヌクレアーゼ活性をもつCas9蛋白質とともにRNA-蛋白質複合体であるCRISPR/Cas9を形成する.CRISPR/Cas9システムでは,Cas9のヌクレアーゼ活性を不活化(deadCas9)し他に様々な蛋白質(蛍光色素,DNA脱メチル化酵素や転写活性化因子など)を合体させることで,ゲノムに変異を与えず遺伝子発現可視化や発現動態を操作することも可能となっている.

断することができる.

2) TALEN

TALEN(transcription activator-like effector nuclease)は,DNA塩基配列を特異的に認識するDNA結合蛋白質として植物の病原菌で発見されたTALE(transcription activator-like effector)を活用する[2].TALEのDNA結合部位は34個のアミノ酸リピートで構成され標的DNAの1塩基を認識し,このリピートを並びかえることで特定のゲノム配列を認識させる.このTALEにFokIヌクレアーゼを融合させたTALENを作用させることにより一本鎖のDNAを切断させる.

3) CRISPR/Cas9

CRISPR(clustered regularly interspaced short palindromic repeat)は,もともとは,細菌が侵入ウイルス(バクテリオファージ)を攻撃するための獲得性免疫システムの構成要素となるゲノム配列である.CRISPR/Cas9(CRISPR-associated nuclease)は,標的のDNA配列

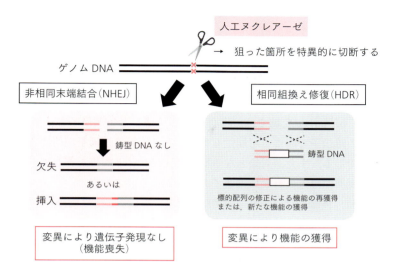

図2 ゲノム編集の作用機序
ゲノム編集は，人工ヌクレアーゼを用いて，自分の狙った箇所を特異的に切断するという技術である．これによって二本鎖DNAは元通りに修復しようとするが，非相同末端結合では，その際に修復のエラーが起きて配列に欠失あるいは数塩基の挿入がランダムに生じることでフレームシフトを誘導し遺伝子の機能が喪失する．また，ドナーとなる鋳型DNA（テンプレート）を一緒に使用すると，相同組換えを誘導し別の配列をノックインすることも可能となる（相同組換え修復）．ゲノム編集の技術開発では，目的外へ変異を引き起こしてしまうoff-target効果を低下させる技術や，まだ効率が低い相同組換え修復効率を上げる開発などが行われている．

（約20塩基）を認識するRNA(guide RNA)と二重鎖DNAを切断する人工ヌクレアーゼCas9蛋白質より構成される[3]．ゲノム配列認識に関して，蛋白質が主体となり認識するZFNやTALENと異なりCRISPR/Cas9は，核酸であるguide RNAが認識機構となる．核酸は改良しやすく，任意のゲノム配列に効率よく変異を導入することが可能となった．CRISPR/Cas9によるゲノム編集は，他の2つの方法と比較して技術的に簡便であることからも基礎研究から臨床応用まで爆発的に普及している．

2．ゲノム編集の特徴

　ゲノム編集では，人工ヌクレアーゼを細胞に導入し，特定のゲノムDNAに変異を導入することができる．その変異の形態は，非相同末端結合(non-homologous end joining：NHEJ)と相同組換え修復(homology-directed repair：HDR)の主に2つある[4]．特異的に切断されたDNAは元通りに修復しようとするDNA修復機構が働くが，その過程である程度の頻度でエラーがおきて塩基の欠損や挿入(indel)が生じ，遺伝子機能が不活化されることが多い(NHEJ)．ゲノム編集を用いることにより，同時に複数の遺伝子機能を不活化することも可能である．また頻度は低いものの，HDRでゲノムDNAの修復が行われた場合は，標的配列と相同領域を有するDNA(鋳型DNA)を細胞に同時に供給することにより，相同組換えを誘導し特定のゲノムDNAに任意の配列を挿入することができる（図2）．

3. ゲノム編集の課題と可能性

　ゲノム編集技術は，標的配列特異的で変異導入効率のよい技術が日進月歩で開発されているが，現在，いくつかの課題が存在する．まずゲノム編集では，標的のゲノムDNA部位以外に目的としないゲノムDNA部位に変異が入る(off-target変異)可能性がある．off-target変異では，場合により予期しない遺伝子の不活化あるいは活性化が複数の遺伝子で起こる可能性もあり，ゲノム編集技術を使用するうえで最も配慮すべき点である．また，対象となる細胞集団にゲノム編集を施しても，すべての細胞で目的の変異が導入されないモザイク形成がある．この点は，ゲノム編集効果の判定を難しくし，体細胞による遺伝子治療を検討する際に治療効果の点で課題である．最後に，相同組換えの効率が現時点ではまだ低く，遺伝子変異の修復を目指す際に重要な課題である．

　ゲノム編集が内在する上記課題克服や新たな機能性獲得のため，CRISPR/Cas9ではその基本構造での開発も進んでいる．例えば，ゲノムDNAの切断活性がない人工ヌクレアーゼを用いる技術が開発されている．この場合，ゲノムDNAを切断せずに，特定のゲノムDNAを標識(可視化)したり，特定の遺伝子発現の増強あるいは抑制することが可能となっている[5]．

4. 臨床応用と受精卵でのゲノム編集

　難治性疾患や悪性腫瘍に対する体細胞ゲノム編集治療の開発が進んでいる．2つのアプローチがあり，ゲノム編集を施した細胞を移植する生体外(*ex vivo*)ゲノム編集治療と，ウイルスベクターなどで人工ヌクレアーゼを体内へ投与する生体内(*in vivo*)ゲノム編集治療とである．*ex vivo*ゲノム編集治療ではHIV，非小細胞肺がんや白血病など，*in vivo*ゲノム編集治療では血友病Bやムコ多糖症などが米国や中国などいずれも海外で実施されている[6]．一方，現在のところ，日本ではゲノム編集治療が臨床研究で承認されたものはない．

　遺伝性疾患の中にはゲノム編集治療の対象として受精卵が想定されうるが，受精卵での変異は個体全細胞となり当該世代のみならず生殖細胞を通して世代を超えた影響が出ることや，遺伝子の改変が優生学的な用途に利用される懸念など，国内だけでなく国際的な議論，枠組作りの検討など社会的にも課題が多い[7]．わが国では，受精胚に対してゲノム編集技術を応用した基礎研究の枠組作りが進められている[8]．

　体細胞を対象とするゲノム編集を応用した遺伝子治療は活発に研究開発が進み，臨床応用も進んで行くと思われる．一方，ゲノム編集技術によるヒト受精卵へ適応はようやく基礎研究が始まった段階であり，受精卵の生命を発動させる分子メカニズムを解明していくことが可能となってきたが，ヒト受精卵に対するゲノム編集の応用は社会を巻き込んだ様々な議論を必要とし，イギリスやスウェーデンなどでは該当する法律のもとで基礎研究が施行されている．

参考文献

1) Kim YG, et al: Hybrid restriction enzymes: zinc finger fusions to FokI cleavage domain. Proc Natl Acad Sci USA, 93: 1156-1160, 1996
2) Christian M, et al: Targeting DNA double-strand breaks with TAL effector nucleases. Genetics, 186: 757-761, 2010
3) Jinek M, et al: A programmable dual-RNA-guided DNA endonuclease in adaptive bacterial immunity. Science, 337: 816-821, 2012
4) Doudna JA, et al: Genome editing. The new frontier of genome engineering with CRISPR-Cas9. Science, 346: 1258096, 2014
5) Wang H, et al: CRISPR/Cas9 in Genome Editing and Beyond. Annu Rev Biochem, 85: 227-264, 2016
6) Yin H, et al: Delivery technologies for genome editing. Nat Rev Drug Discov, 16: 387-399, 2017
7) National Academies of Sciences, Engineering, and Medicine: Committee on Human Gene Editing: Scientific, Medical, and Ethical Considerations. Human Genome Editing: Science, Ethics, and Governance. National Academies Press (US), 2017
8) ヒト受精胚へのゲノム編集技術等を用いる研究に関する合同会議（文部科学省・厚生労働省）: ヒト受精胚へのゲノム編集技術等を用いる研究に関する指針の検討について（案）
https://www.mhlw.go.jp/content/11908000/2.pdf

（阿久津英憲）

Q120 なくなってしまった子宮を移植することはできないのでしょうか？

■ はじめに

近年，生まれつき子宮を欠損したMayer-Rokitansky-Küster-Hauser症候群や子宮腫瘍，産後大量出血などで子宮を摘出した子宮性不妊女性が妊娠出産をするために，「子宮移植」という新たな生殖補助医療技術が考えられるようになってきている．海外ではすでに臨床研究がなされ，2014年9月にはスウェーデンにおいて，世界で初めての生体間子宮移植後の出産が報告された[1]．この報告を機に国際的に子宮移植が新たな医療技術として急速に展開されつつあり，子宮性不妊女性に子宮を移植することで妊娠出産することが可能な時代となってきている．

■ 子宮移植とは

子宮移植は，ドナーからの子宮の提供により子宮の移植を受けたレシピエントが妊娠出産し児を得ることが目的である．従来の臓器移植と大きく違う点は，他の生命維持臓器の移植と異なり，生命にかかわらない臓器移植，いわばQOL向上のための臓器移植ともいえる．

子宮移植の流れは，まず夫婦の受精卵を事前に凍結保存しておき，レシピエントにドナーの子宮を移植する（卵巣の移植は行わない）．次に移植された子宮がレシピエントに生着したのを確認し，夫婦の受精卵を子宮に戻す（胚移植）．その後，妊娠した場合は厳重な妊娠管理のもと，児を帝王切開で出産する．出産後は移植された子宮を摘出

することも考慮される．出産後に子宮を摘出した場合は，レシピエントは免疫抑制剤の服用を中止することができ，一時的な移植ともなりうる．

海外の臨床応用の現状

筆者が知る限りでは，2018年5月の時点で計42例の子宮移植が行われている（表1）．そのうち，子宮移植後の出産数は12例である．症例数が最も多いのは，基礎実験を10年以上行い続けてきたスウェーデンであり，これまでに計13例施行している．そのうち，同グループは現在までに6人のレシピエントから計8例の児の出産を報告している．同グループにおける妊娠転帰および出生児に関して表2に示す．出

表1　臨床応用の実施国および妊娠出産数

国名	症例数	生体ドナー	死体ドナー	妊娠数	出産数	生体ドナー術式
サウジアラビア	1	1	0	0	0	開腹
トルコ	1	0	1	5	0	―
スウェーデン	13	13	0	14	8	開腹9例，ロボット支援4例
中国（西安）	1	1	0	0	0	ロボット支援
中国（広州）	1	1	0	0	0	腹腔鏡
アメリカ（クリーブランド）	1	0	1	0	0	―
アメリカ（ダラス）	8	6	2	2	2	開腹
チェコ	7	3	4	0	0	開腹
ブラジル	2	0	2	1	1	―
ドイツ	3	3	0	0	0	開腹
セルビア	1	1	0	1	1	開腹
インド	3	3	0	0	0	腹腔鏡

表2　スウェーデンチームにおける妊娠転帰および出生児

レシピエント	出産週数	出生体重（g）	Apgar score	妊娠合併症	特記事項
MRKH	31週6日	1,775	9/10	妊娠高血圧症候群	単腎
子宮頸癌	35週0日	2,335	9/10		同患者
子宮頸癌	37週0日	2,600	9/10		
MRKH	34週4日	2,700	8/8	妊娠性肝内胆汁鬱滞症	
MRKH	34週4日	3,074	3/10	妊娠高血圧症候群　妊娠性肝内胆汁鬱滞症	単腎
MRKH	35週3日	2,552	9/10	妊娠高血圧症候群	単腎，同患者
MRKH	35週6日	2,749	9/9		
MRKH	37週1日	2,676	9/10		

MRKH：Mayer-Rokitansky-Küster-Hauser.

産週数は平均 35 週であり，やや早産であるものの，児の発育は週数相当である．また，妊娠合併症に関しては妊娠高血圧症候群を認める症例が多い傾向にある．いずれの症例もレシピエントが単腎であることが起因していると思われるが，免疫抑制剤の副作用の影響も考えられる．また，児の免疫抑制剤による奇形性が懸念されるが，一般妊婦における出産児の奇形率と有意差がないと現在は考えられており，これらの児においても奇形は認めず，発育も順調であると報告されている．同グループはさらなる臨床研究として，現在はドナーに対するロボット支援下手術を開始している．また，2017 年 12 月にアメリカの Baylor 大学からも生体ドナーによる子宮移植後の出産が報告され[2]，アジアでは中国において実施されている[3]．また，ブラジルにおいては，世界で初めて脳死ドナーからの子宮移植後の出産が報告されている．

おわりに

　子宮性不妊女性に子宮を移植することは，可能と考えられてきている．しかしながら，子宮移植には，解決すべき多くの課題がまだ残されており，医学的，倫理的，社会的課題を慎重に検討しなければならない．通常の移植医療は，主にドナー・レシピエントにかかわる問題が内包されるが，子宮移植では，ドナー・レシピエントに加えて，生まれてくる子の立場を考えなればならない．特に生殖医療においては，生まれてくる子の福祉が尊重されているかは最も重要な配慮すべき事項である．その他にもドナー・レシピエント・児のリスク，生命にかかわらない臓器移植の是非，臓器売買やその斡旋の問題などが主に挙げられる．また，子宮性不妊患者が児を得るための手段として，子宮移植が真に社会のニーズとして求められているのかという社会的価値を考えなければならない．しかしながら，この新たな技術によって子宮性不妊女性に大きな福音をもたらし，今後新たな生殖医療および臓器移植医療として臨床展開されていくことが多いに期待される．

参考文献
1) Brännström M, et al：Livebirth after uterus transplantation. Lancet, 385：607-610, 2015
2) Exclusive：First U. S. Baby Born After a Uterus Transplant.
http://time.com/5044565/exclusive-first-u-s-baby-born-after-a-uterus-taransplant/（2017 年 12 月 1 日アクセス）
3) Wei L, et al：Modified human uterus transplantation using ovarian veins for venous drainage：the first report of surgically successful robotic-assisted uterus procurement and follow-up for 12 months. Fertil Steril, 108：346-356, 2017

（木須伊織，阪埜浩司，青木大輔）

⑩ 不育症の原因と治療

Q121 流産を繰り返す染色体異常は? ……………………………………… 350
Q122 流産を繰り返す血液異常は? ……………………………………… 354
Q123 流産を繰り返す子宮奇形は? ……………………………………… 357
Q124 流産を繰り返す内分泌異常は? …………………………………… 359
Q125 頸管無力症とは何ですか? ………………………………………… 361

Q121 流産を繰り返す染色体異常は？

　流産を繰り返す要因となる染色体異常には，均衡型転座（相互転座・ロバートソン転座）や逆位があり，家系的に受け継がれている場合と，偶発的に発生する新生（*de novo*）の場合がある．均衡型転座や逆位は形態的変化であり，遺伝子の量的な過不足がなく異常ではない．そのため，夫婦の染色体検査からこのような変化が見つかった場合，「異常」という表現は避け，「形の変化」や「個性的な形」など受け入れられやすい言葉で表現することが望ましい．ここでは相互転座とロバートソン転座について述べる．

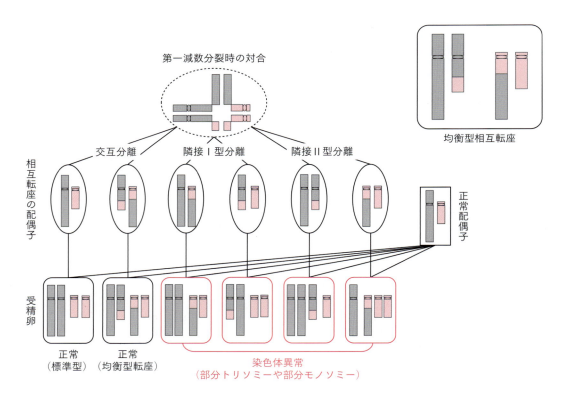

図1　相互転座の分離様式

相互転座がみつかった場合

1. 相互転座の意味と流産の関係(図1)

　相互転座は異なる染色体間の一部で切断が起こり，お互いに切断部位を交換し再結合している．相互転座保因者の配偶子形成における第一減数分裂では，相同染色体の対合は十字形の四価染色体となるため，分離が複雑になる．2：2分離の中でも，対角線状に二分する交互分離からは，標準型と均衡型の配偶子が形成されるため，これらの受精により健常児を持つことは可能である．しかし，上下に二分する隣接Ⅰ型や，左右に二分する隣接Ⅱ型では，遺伝子量に過不足のある不均衡な配偶子が形成されるため，受精した場合に着床不全や流産，ときには不均衡型染色体異常を伴い出生することもある．

　相互転座保因者から派生する配偶子は，作図からみて均衡型が1/3，不均衡型が2/3と誤解されがちである．実際の分離比は，転座に関与する染色体番号や切断点，保因者の性別などによる差異があり，個々の転座について考えなければならない．

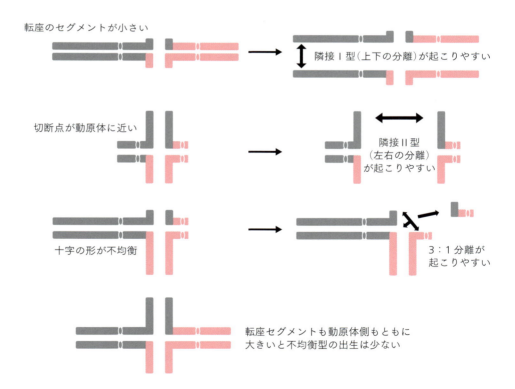

図2　四価染色体の十字形と起こりやすい分離
〔Gardner RJ et al: Chromosome abnormalities and genetic counseling (5th ed.). Oxford University Press, p. 148, 2018 より改変して転載〕

1）SSI（Single Segment Imbalance） 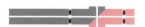　　2）DSI（Double Segment Imbalance）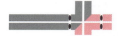

例1-1）t（2；11）(p25；q23) SSIのリスク
　　　　不均衡転座で出生するリスク：7.0%

例1-2）t（2；11）(p13.1；q14.1) DSIのリスク
　　　　不均衡転座で出生するリスク：0.6%

例2-1）t（3；18）(p26；q22) SSIのリスク
　　　　母親保因者：15.1%　　父親保因者：15.2%

例2-2）t（3；18）(p14.2；q22) DSIのリスク
　　　　母親保因者：0.1%　　父親保因者：0.2%

図3　Stengel-Rutkowskiらのリスク推定法

2. 均衡型と不均衡型分離比の判定（図2）

　相互転座の分離比は四価染色体の十字の形により異なる．切断点が末端に近く転座セグメントが小さい十字は隣接Ⅰ型が起こりやすく，不均衡型転座の出生するリスクが高くなる．切断点が動原体に近い十字は隣接Ⅱ型が起こりやすく，遺伝子量の不均衡が大きくなる．不均衡な形の十字では3：1分離が起こりやすい．転座セグメントと動原体側が共に大きい十字では，不均衡型の出生する可能性は少ない．

3. 不均衡型転座の子どもが生まれるリスクの推定（図3）

　働きのある遺伝子が含まれる量は，染色体番号により異なるため，不均衡型転座で出生するリスクを一律に考えることはできない．例えば，Stengel-Rutkowskiらの方法でリスク計算すると，転座に関与する染色体は同じでも，切断点の位置，保因者の性別によっても差異がある．

　相互転座がみつかった場合，複雑な転座以外は子供を持つことが可能であり，流産リスクは算出できないが，不均衡型を伴い出生するリスクについては，個々の転座により算出する必要があることを説明する．

ロバートソン転座が見つかった場合

1. ロバートソン転座の意味と流産の関係（図4）

　ロバートソン転座は13，14，15，21，22の長腕同士が結合し1本となる．染色体の総数は45本であるが遺伝子量に変化はない．第一減数分裂では，三本の染色体が対合し，2：1分離から6種類の配偶子が形成されるが，実際の配偶子にみる分離比は保因者の性別により異なる．男性保因者の精子中では81〜92%の範囲で均衡型が認められ，不均衡型は少ない．一方，女性保因者の卵子では均衡型が40〜68%，不均衡型が32〜68%と同程度に認められる[1]．このことが，男性保因者では不均衡型は精子まで発育できず，結果として乏精子症につながり，女性保因者では不均衡型が受精することで流産につながりやすいと考えられる．

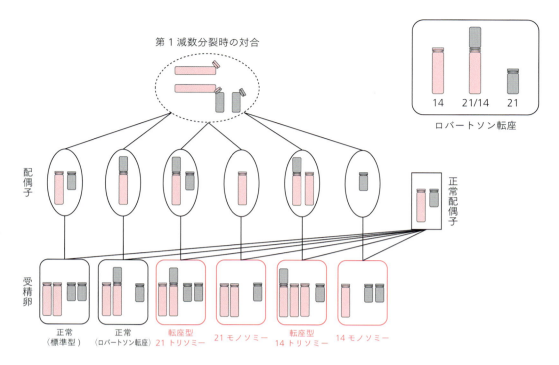

図4　ロバートソン転座の分離様式

　ロバートソン転座に21が関与する場合，転座型21トリソミー（ダウン症候群）として出生することもある．その頻度は，女性保因者では10～15％，男性保因者では1％以下と，保因者の性別による差が大きい．夫婦のいずれが保因者か特定されていない場合，保因者の性別により不均衡型転座で出生する頻度には差異があることを説明する．また，14，15が関与する場合，片親性ダイソミー（UPD）を考慮することも必要である[2]．

2. 相同染色体間のロバートソン転座が見つかった場合（図5）

　ロバートソン転座にはder(13;13)，der(14;14)，der(15;15)，der(21;21)，der(22;22)と同じ染色体間で起こることがあり，親からの遺伝ではなく偶発的に発生する．この転座保因者の配偶子からは，すでに2つもつダイソミーか，1つももたないヌリソミーしか形成されず，受精卵はすべて転座型トリソミーかモノソミーとなる．der(21;21)から派生する転座型21トリソミーでは，受胎児の20～25％がダウン症候群として出生する．しかし，der(13;13)から派生する転座型13トリソミーは，受胎児の1％程度出生するが，それ以外の組み合わせはすべて着床不全や流産にいたる．

　相同染色体間のロバートソン転座がみつかった場合，この転座は異常ではなく，親からの遺伝でもなく，偶発的に起きた現象であることを説明する．さらに，自身の配偶子では健常児が望めない事実を受け入れられるよう，時間をかけて丁寧に説明し，その後の方針など夫婦で話し合えるよう，心理士も含めた継続的なサポートも必要に

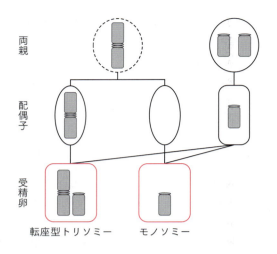

図5　相同染色体間のロバートソン転座における分離様式

なると思われる．

　最近の動向として，均衡型転座が原因の反復流産に対し，日本産科婦人科学会による着床前検査(PGT-SR)実施の認定施設が拡大されてきている．PGT-SRを実施しても，生児獲得率が上昇するという確証はないが，流産を繰り返すことによる身体的，精神的負担を抱えるカップルに対し，流産率を低減できる選択肢の1つとして情報提供することも必要になると考える．さらに，流産を繰り返す染色体異常の中には，不妊治療を根本から考え直す必要が出てくるような複雑な転座や，相同染色体間の転座がみつかることもあり，染色体検査を実施する意義は大きいと思われる．

参考文献
1) Gardner RJ et al: Chromosome abnormalities and genetic counseling (5th ed.). Oxford University Press, p. 148, 2018
2) Gardner RJ et al: Chromosome abnormalities and genetic counseling (5th ed.). Oxford University Press, p. 147, 2018

（笠島道子）

Q122 流産を繰り返す血液異常は？

■ 抗リン脂質抗体症候群

　抗リン脂質抗体と不育症，血栓症との関係は広く知られるようになり，抗リン脂質抗体症候群として注目を浴びている．表1に示したものは，2006年に改訂された抗

リン脂質抗体症候群の診断基準である[1]．これによると，いくら抗リン脂質抗体が陽性でも，初期流産2回の既往しかなければ診断基準を満たさない．また，抗リン脂質抗体が陽性でも，40 GPL(lgG phospholipid units)または MPL(lgM phospholipid units)以上，または99パーセンタイル以上の抗体価がなければいけない．さらに，不育症外来で高頻度に見つかる抗ホスファチジルエタノールアミン(PE)抗体はこの診断基準には入っていない．したがって，実際不育症外来でこの診断基準を満たす患者はほとんどいなかった．しかしながら最近，日本血栓止血学会の調査により，日本人の抗カルジオリピン(CL)抗体の99パーセンタイル値が報告された．それによると，女性の場合，抗CL抗体 IgG は 18.1 GPL，IgM は 16.5 MPL であり，各々40よりはかなり低値であり，診断基準を満たす症例がかなり増えたといえる．

　実際，診療を行っていて，抗リン脂質抗体の存在を疑うべき状況を表2に列挙した．習慣流産は当然としても，妊娠10週〔頭殿長(crouwn rump leugth：CRL) 30 mm〕以降の原因不明子宮内胎児死亡は，1回でもあったら検査を行うべきである．また，妊娠34週未満に分娩に追い込まれた早期発症，重篤な妊娠高血圧症候群や，常位胎盤早期剝離などの胎盤血管障害も抗リン脂質抗体などの血栓性素因を疑うべきである．血栓症に関しては，静脈血栓は下肢の深部静脈血栓が最も多く，そのほか網膜，腎，肝静脈などがある．動脈血栓は静脈血栓より頻度が低い．脳血栓，末梢動脈血栓，狭心症および心筋梗塞が報告されている．

表1　抗リン脂質抗体症候群診断基準(2006年改訂)

```
臨床所見
  血栓症：1回またはそれ以上の
            ・動脈血栓
            ・静脈血栓
            ・小血管の血栓症(組織，臓器を問わない)
  妊娠の異常：
            ・3回以上の連続した原因不明の妊娠10週未満の流産(本人の解剖学的，内分泌学的
              原因，夫婦の染色体異常を除く)
            ・1回以上の胎児形態異常のない妊娠10週以上の原因不明子宮内胎児死亡
            ・1回以上の新生児形態異常のない妊娠34週未満の重症妊娠高血圧腎症，子癇または
              胎盤機能不全に関連した早産
検査所見
  抗カルジオリピン抗体
            ・IgG または IgM
            ・中，高抗体価(＞40 GPL または MPL，または＞99 percentile)
            ・12週間以上の間隔をあけて，2回以上陽性
            ・標準化された ELISA で測定
  ループスアンチコアグラント
            ・12週間以上の間隔をあけて，2回以上陽性
            ・International Society on Thrombosis and Hemostasis のガイドラインに従って検出
  抗 β₂glycoprotein I 抗体
            ・IgG または IgM
            ・抗体価＞99 percentile
            ・12週間以上の間隔をあけて，2回以上陽性
            ・標準化された ELISA で測定
```

臨床所見が1つ以上，検査所見が1つ以上存在した場合，抗リン脂質抗体症候群と診断する．

表2 抗リン脂質抗体の存在を疑うべき状況

- 反復流産，習慣流産
- 妊娠10週以降の原因不明子宮内胎児死亡
- 早期発症，重篤な妊娠高血圧症候群
- 妊娠に関連した血栓症
- 常位胎盤早期剝離
- 子宮内胎児発育遅延
- 自己免疫疾患合併妊娠（SLE，ITP，橋本病，バセドウ病など）
- 梅毒血清反応の生物学偽陽性
- aPTTの延長

抗PE抗体（抗キニノーゲン抗体），第XII因子欠乏症とプロテインS欠乏症

　妊娠初期流産を繰り返すタイプの不育症患者は，抗リン脂質抗体症候群の診断基準にある抗CL抗体やループスアンチコアグラントが陽性のことは少なく，むしろ抗PE抗体や第XII因子欠乏症が高頻度にみられる．したがって，これらの測定も重要である．また，最近では抗PE抗体は流産だけでなく，血栓症，妊娠高血圧症候群[2]との関係も報告されている．

　杉らは，抗PE抗体がキニノーゲン，ドメイン3のLeu331-Met357（LDC 27）を認識すること，第XII因子欠乏不育症患者において第XII因子に対する自己抗体（抗第XII因子抗体）が存在し，第XII因子heavy chainのN末端のアミノ酸1-30を認識することを報告した[3-5]．これらの報告では，抗体による血小板を介した病原性が示唆されている[3-5]．

　プロテインS欠乏症は，白人では0.03～0.13％，日本人では，約2％にみられると報告されており，日本人に多いのが特徴である．プロテインS欠乏症は，反復流産，妊娠後期のpregnancy loss，静脈血栓症との関係が報告されている[6-8]．筆者らは，プロテインS欠乏不育症患者においてもプロテインSに対する自己抗体が存在することを報告した[9]．不育症患者において抗プロテインS抗体の有無と，プロテインS欠乏の有無の間に，統計学的に有意な相関が観察され，抗プロテインS抗体がプロテインS欠乏を引き起こしていることが強く示唆された．

引用・参考文献
1) Miyakis S, et al: International consensus statement on an update of the classification criteria for definite antiphospholipid syndrome (APS). J Thromb Haemost, 4: 295-306, 2006
2) Yamada H, et al: Antiphospholipid antibodies increase the risk of pregnancy-induced hypertension and adverse pregnancy outcomes. J Reprod Immunol, 79: 188-195, 2009
3) Sugi T, et al: Autoantibodies to phosphatidylethanolamine (PE) recognize a kininogen-PE complex. Blood, 86: 3083-3089, 1995
4) Katsunuma J, et al: Kininogen domain 3 contains regions recognized by antiphoshpatidylethanolamine antibodies. J Thromb Haemost, 1: 132-138, 2003
5) Inomo A, et al: The antigenic binding sites of autoantibodies to factor XII in patients with recurrent pregnancy losses. J Thromb Haemost, 99: 316-323, 2008
6) Brenner B: Clinical management of thrombophilia-related placental vascular complications. Blood, 103: 4003-

7) Rey E, et al: Thrombophilic disorders and fetal loss: a meta-analysis. Lancet, 361: 901-908, 2003
8) Robertson L, et al: TREATS study: Thrombophilia in pregnancy: systematic review. Br J Haematol, 132: 171-196, 2005
9) Sato Y, et al: Antigenic binding sites of anti-protein S autoantibodies in patients with recurrent pregnancy loss. Research and Practice in Thrombosis and Haemostasis, 2: 357-365, 2018

（佐藤善啓，杉俊隆）

Q123 流産を繰り返す子宮奇形は？

子宮奇形の分類

最も汎用されてきたのは米国生殖医学会〔AFS（現ASRM）分類〕による分類（1988年）であるが[1]，最近，欧州生殖医学会（ESHRE）と欧州婦人科内視鏡学会（ESGE）が新しい分類を提案した[2]．それぞれ利点と欠点があるが，実臨床では中隔子宮と双角子宮の分類基準を加味したASRM分類が使いやすい（図1）[3]．

子宮奇形と妊娠予後

Salavelosらのメタ解析によると，一般女性における子宮奇形の頻度が6.7%（95%CI：6.0-7.4）であるのに対し，不妊群における子宮奇形の頻度は7.3%（95%CI：6.7-7.9），不育症群では16.7%（95%CI：14.8-18.6）であった[4]．Venetisらが行った不妊リス

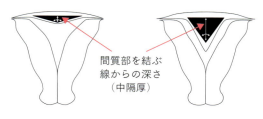
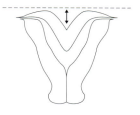

図1 ASRMによる中隔子宮，双角子宮の分類基準
〔Practice Committee of the American Society for Reproductive Medicine: Uterine septum: a guideline. Fertil Steril, 106: 530-540, 2016 より改変して転載〕

表 1　子宮奇形タイプ別の初期流産リスク

子宮奇形タイプ	相対リスク	95%CI	p
弓状子宮	1.22	0.87-1.72	
重複子宮	1.13	0.45-2.86	$p=0.02$
単角子宮	1.38	0.83-2.28	
中隔子宮	2.65	1.39-5.06	$p<0.00001$
双角子宮	2.32	1.05-5.13	$p<0.00001$

〔Venetis CA, et al: Clinical implications of congenital uterine anomalies: a meta-analysis of comparative studies. Reprod Biomed Online, 29: 665-683, 2014 より作成〕

ク，不育リスクの観点からみたメタ解析でも，子宮奇形は流早産に関して高いリスク因子となることが示されている[5]．特に，中隔子宮の流早産リスク比が高くなっている(表1)．また，Chan のメタ解析でも，中隔子宮は初期流産，早産との関連が深く，完全中隔子宮では第2三半期の流死産も多いとの結果であった[6]．

■ 流産を繰り返す子宮奇形

　以上より，流産を繰り返す子宮奇形は中隔子宮と双角子宮ということになる．メタ解析に使われた引用文献の中には，2D 超音波検査(US)と子宮卵管造影(HSG)のみで診断がなされた論文も含まれており，中隔子宮と双角子宮が厳密に鑑別されていない可能性がある．Chan のメタ解析では，一般集団に対して 3D US，MRI などの精度の高い検査(optimal test)で診断した中隔子宮，双角子宮の頻度はそれぞれ 2.3%，0.4%であったのに対し，精度の低い検査(suboptimal test)では 0.2%，0.2%であった．同じ解析で流産群の頻度をみると，中隔子宮は optimal test：5.3%，suboptimal test：4.3%，双角子宮は optimal test：2.1%，suboptimal test：2.8%となっている[6]．このことから，流産を繰り返す子宮奇形は，主に中隔子宮と考えてよいと思われる．

引用・参考文献
1) The American Fertility Society: classifications of adnexal adhesions, distal tubal occlusion, tubal occlusion secondary to tubal ligation, tubal pregnancies, mullerian anomalies and intrauterine adhesions. Fertil Steril, 49: 944-955, 1988
2) Grimbizis GF, et al: The ESHRE/ESGE consensus on the classification of female genital tract congenital anomalies. Hum Reprod, 28: 2032-2044, 2013
3) Practice Committee of the American Society for Reproductive Medicine: Uterine septum: a guideline. Fertil Steril, 106: 530-540, 2016
4) Saravelos SH, et al: Prevalence and diagnosis of congenital uterine anomalies in women with reproductive failure: a critical appraisal. Hum Reprod Update, 14: 415-429, 2008
5) Venetis CA, et al: Clinical implications of congenital uterine anomalies: a meta-analysis of comparative studies. Reprod Biomed Online, 29: 665-683, 2014
6) Chan YY, et al: Reproductive outcomes in women with congenital uterine anomalies: a systematic review. Ultrasound Obstet Gynecol, 38: 371-382, 2011

（竹下俊行）

Q124 流産を繰り返す内分泌異常は？

■ 糖尿病

　妊娠初期の血糖値が高値の糖尿病患者の流産のリスクは高いが，糖尿病患者であってもコントロール良好症例では流産率は高くない．そのため，すでに糖尿病とわかっている患者の場合，妊娠前からの血糖値の管理が重要であり，妊娠してから血糖値をコントロールするのではなく，計画的に妊娠することが望ましい．

■ 甲状腺機能異常

1．バセドウ病（甲状腺機能亢進症）

　甲状腺機能亢進症のコントロール不良例では流産，妊娠高血圧症候群，子宮内胎児発育遅延，早産などの様々な妊娠合併症の発生率が上昇することが報告されている[1]．そのため妊娠前から適切なコントロールが必要である．

2．橋本病（甲状腺機能低下症）

　甲状腺機能低下症だけでなく，潜在性甲状腺機能低下症も流産との関連が示唆されている[2]．最近，不妊クリニックにおいて，甲状腺機能検査で甲状腺刺激ホルモン（TSH）が 2.5 mU/l 以上の場合は，積極的に甲状腺専門医を紹介し，レボチロキシンの服用を勧めている．その根拠は，最近海外において，TSH が 2.5 mU/l 以上あり，なおかつ甲状腺自己抗体が陽性の場合は，レボチロキシンの介入で妊娠転帰を改善させることがランダム化比較試験（RCT）で示され[3]，この結果をもとに，妊娠希望する場合は TSH を 2.5 mU/l 以下にするよう，積極的な治療をするべきであると多くの海外のガイドラインが推奨しているからである．しかしこの RCT では TSH の測定を全て妊娠初期に行っている．図1 に示すように妊娠初期に遊離サイロキシン（FT₄）は増加し，TSH は妊娠初期に最も低下することが知られており，0.4〜0.5 mU/l 低下すると考えられている[4,5]．ガイドラインにも妊娠前ではなく妊娠中の TSH を 2.5 mU/l 以下にするよう記載されている．つまり，妊娠前の TSH を 2.5 mU/l 以下にするためにレボチロキシンを投与すると，妊娠初期に TSH が低下するため，実際には過剰な治療となる可能性がある．また妊娠中の TSH は地域，国により異なる[5]．日本人は海藻をよく食べることもあり，ヨウ素摂取量が多い国民である．以前，オーストラリアにおいて，昆布だしの食品で健康被害が出たことがある．オーストラリアは，ヨウ

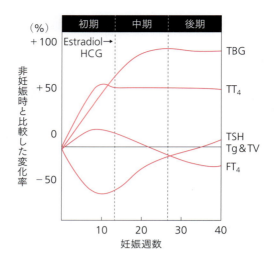

図1 妊娠中の甲状腺ホルモンの変動
HCG：ヒト絨毛性ゴナドトロピン，TBG：サイロキシン結合蛋白，TT_4：総サイロキシン，TSH：甲状腺刺激ホルモン，Tg：サイログロブリン，TV：甲状腺容積，FT_4：遊離サイロキシン．
〔LaFranchi S: Thyroid hormone in hypopituitarism, Graves' disease, congenital hypothyroidism, and maternal thyroid disease during pregnancy. Growth Horm IGF Res, 16: S20-S24, 2006 より改変して転載〕

素摂取が不足している地域で，日本人には全く問題ない量のヨウ素を摂取しても，甲状腺に異常が出てしまったようである．以上のことから，そもそも妊娠中のTSHが2.5 mU/l以下が望ましいという海外の研究を，そのまま日本人に当てはめてよいのか疑問である．現在，国立研究開発法人日本医療研究開発機構(AMED)不育症研究班で，日本人のTSHの扱いについて研究中であり，日本人向けの管理指針が出ることが期待される．

これまで甲状腺機能低下症について論じてきたが，甲状腺機能が正常で甲状腺自己抗体陽性である場合も流産と関係すると報告されている．この機序は未だ不明であり，この場合にレボチロキシンの投与により流産を減らすことができるのかも今の時点ではエビデンスが十分でない．橋本病のような自己免疫性甲状腺疾患など，甲状腺自己抗体が陽性の患者は，他の抗リン脂質抗体などの流産の原因になりうる自己抗体を併せもつことがある[6]．甲状腺の検査だけで，それが過去の流産の原因であると決めつけると他の原因を見逃し，レボサイロキシンを服用したのに流産が止まらないという状況が生まれるかもしれない．そのため他の自己抗体の検査も必ずするべきである．

引用・参考文献
1) Millar LK, et al: Low birth weight and preeclampsia in pregnancies complicated by hyperthyroidism. Obstet Gynecol, 84: 946-949, 1994
2) Negro R, et al: Increased pregnancy loss rate in thyroid antibody negative women with TSH levels between 2.5 and 5.0 in the first trimester of pregnancy. J Clin Endocrinol Metab, 95: E44-E48, 2010

3) Negro R, et al: Universal screening versus case finding for detection and treatment of thyroid hormonal dysfunction during pregnancy. J Clin Endocrinol Metab, 95: 1699-1707, 2010
4) LaFranchi S: Thyroid hormone in hypopituitarism, Graves' disease, congenital hypothyroidism, and maternal thyroid disease during pregnancy. Growth Horm IGF Res, 16: S20-S24, 2006
5) Alexander EK, et al: 2017 Guidelines of the American Thyroid Association for the Diagnosis and Management of Thyroid Disease During Pregnancy and the Postpartum. Thyroid, 27: 315-389, 2017
6) Kim NY, et al: Thyroid autoimmunity and its association with cellular and humoral immunity in women with reproductive failures. Am J Reprod Immunol, 65: 78-87, 2011

（佐藤善啓，杉俊隆）

Q125 頸管無力症とは何ですか？

■ 頸管無力症とは？

頸管無力症は早産の原因の1つであり「妊娠中期以降に切迫流早産徴候を自覚しないにもかかわらず，子宮口が開大し胎胞が形成されてくる状態」と定義される．発症頻度は高くないものの，高率に早産につながり，無症候性であり，また早産の予防という観点からは，頸管開大がみられてからでは治療の機を逸してしまうという難しさがある．それ故，その管理のために妊娠中に頸管の状態を評価することの意義は大きい．

■ 頸管無力症の分類

1. 妊娠中期の流産または早産の既往を有し，頸管無力症と診断された症例

従来，妊娠中期の流産または早産の既往を有し頸管無力症と診断される症例や，円錐切除後の妊娠および妊娠中に円錐切除を行った症例，あるいは妊娠中期に3回以上の流産または早産の既往がある妊婦は，予防的頸管縫縮術の適応とされてきた．その他には妊娠中期の流・早産既往やハイリスク因子に対する予防的頸管縫縮術に関する報告はあるものの，適応の基準等に関しての一定の見解は得られていない．

2. 頸管の構造的な欠如を呈する症例

円錐切除後妊娠，陳旧性頸管裂傷のように，頸管の構造的な機能不全を有する可能性から頸管無力症に準じて管理されることが多い．多くのretrospective studyでは予防的縫縮術の有用性は認めておらず，現時点では予防的頸管縫縮術の必要性は低いと考えられる[1,2]．一方，妊娠中に円錐切除を行った場合，円錐切除の切除範囲が大きい症例の場合，Shirodkar(シロッカー)手術が早産予防に有効であったという報告も存

表1 妊娠中期の頸管長短縮症例に対する対する頸管縫縮術の適応と効果

著者（発表年）	症例数	計測時期	適応（頸管長）	方法	効果	実施国
To（2004）	47,123	22〜24週	1.5 cm	Sh	無効（33週以前の早産率，新生児有病率を減少させない）	U.K.
Althuisius（2003，他）	36	27週未満	2.5 cm	Mc	有効（34週以前の早産率，新生児有病率を減少）	Australia
Rust（2001，他）	113	16〜24週	2.5 cm	Mc	無効（早産率，新生児有病率を減少させない）	U.S.A.
Heath（1998）	43	23週	1.5 cm	Sh	有効（32週未満の早産を著明に減少）	U.K.
MRC/RCOG（1993）	1,292	不詳	high risk	不詳	無効（妊娠中期に3回以上流早産既往のある群は33週以前の早産を減少）	12か国
Otsuki（2016）	106	16〜26	2.5 cm	Sch, Mc, 安静	無効（早産率，新生児有病率を減少させない，切迫早産管理はShirodkarで減少）	日本

Mc：McDonald，Sh：Shirodkar.

在する[2,3]．高いレベルのエビデンスは存在していないものの，上記のように頸管を大きく切除した例や，他にリスク要因を有する症例については，予防的頸管縫縮術が有効である可能性が示唆される．

3. 頸管長短縮症例

経腟超音波による子宮頸管長測定は内診と比較して客観性に優れ，なおかつ早期診断につながることが証明されている（表1）．

管理方法

いずれの場合にも，まず安静を指示し，病態に応じた治療を施す．以下に代表的な管理方法を示す．

1. 頸管縫縮術

頸管無力症と診断されたときの管理方針の一つとして頸管縫縮術の施行がある．予防的な頸管縫縮術については先述の通りである．

最近ではACOG（The American College of Obstetricians and Gynecologists）から2014年に同様のrecommendationが出されている[4]．Otsukiらは子宮頸管および腟の炎症を認めていない妊娠16週0日〜26週6日の妊婦で子宮頸管長25.0 mm以下の妊婦に対してShirodkar手術を実施した場合，切迫早産管理を減少させるという限定的な結果を示した[5]．さらにそれを裏付けるシステマティックレビューによると，早産歴のない単胎妊婦で頸管長が25 mm以下の患者に対する頸管縫縮術では，早産や新生児予後

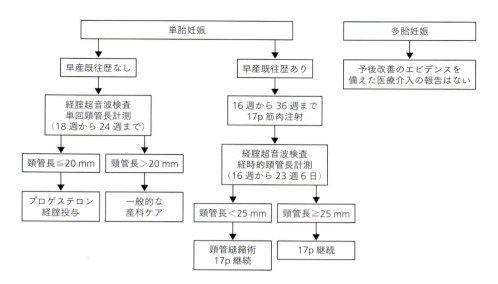

図1 妊娠中期に頸管長短縮を認める症例の治療アルゴリズム
〔Committee on Practice Bulletins-Obstetrics, The American College of Obstetricians and Gynecologists: Practice bulletin no. 130: prediction and prevention of preterm birth. Obstet Gynecol, 120: 964-973, 2012 より一部改変して転載〕

の改善は認められなかったものの，頸管長 10 mm 以下の症例に対しては頸管縫縮術の有効性が示唆されている[6]（図1）．なお，頸管が広範囲に切除され通常の予防的頸管縫縮術が実施できない症例や過去の妊娠で頸管縫縮術を実施したもののその効果を得られなかった症例などに対しては，腹膜開放式頸管縫縮術などが試験的に実施されている[7]．

2. プロゲステロン製剤

　従来からプロゲステロン製剤は切迫早産への治療薬として保険適用となっていたが，その機序は未だ明らかではない．最近では早産予防の有効性を示す論文が出ている[8]．切迫早産に対して有効な薬量を投与するためには，わが国では局注（筋肉注射）しかなく，欧米で市販されているように腟内へのゲル製剤投与にするなど，投与方法の改善・拡大が望まれる（図1）．

まとめ

　早産の原因は多岐にわたっているのと同様に，頸管無力症（頸管長短縮）を認める症例ではその背景も様々である．したがって，現時点では画一化した管理は不可能であり，個別の病態を把握し，それに基づいた管理により早産予防に努める必要がある．

引用文献
1) Kuoppala T, et al: Pregnancy and delivery after cone biopsy of the cervix. Arch Gynecol, 237: 149-154, 1986
2) Larsson G, et al: Outcome of pregnancy after conization. Acta Obstet Gynecol Scand, 61: 461-466, 1982
3) Leiman G, et al: Pregnancy following conization of the cervix: complications related to cone size. Am J Obstet

Gynecol, 136: 14-18, 1980
4) American College of Obstetricans and Gynecologists: ACOG Practice Bulletin No.142: Cerclage for the management of cervical insufficiency. Obstet Gynecol, 123: 372-379, 2014
5) Otsuki K, et al: Randomized trial of ultrasound-indicated cerclage in singleton women without lower genital tract inflammation. J Obstet Gynaecol Res, 42: 148-157, 2016
6) Berghella V, et al: Cerclage for sonographic short cervix in singleton gestations without prior spontaneous preterm birth: systematic review and meta-analysis of randomized controlled trials using individual patient-level data. Ultrasound Obstet Gynecol, 50: 569-577, 2017
7) Otsuki K, et al: Transvaginal cervicoisthmic cerclage for patients with extremely high-risk history of preterm delivery. J Obstet Gynaecol Res., 2018 [Epub ahead of print]
8) Conde-Agudelo A, et al: Vaginal progesterone vs. cervical cerclage for the prevention of preterm birth in women with a sonographic short cervix, previous preterm birth, and singleton gestation: a systematic review and indirect comparison metaanalysis. Am J Obstet Gynecol, 208: 42 e1-42 e18, 2013

（大槻克文，安藤智）

索 引

和文

あ
アモキサピン　90, 103
アルコール摂取と不妊症　293
アレルギー　11
アロマターゼ　58

い
イソホルモン　61
インスリン抵抗性　53
インヒビン　36
インプリント異常　20
医療費控除　16
異所性妊娠　13, 245
異常受精　194
遺伝子異常　20
遺伝子組換え型FSH　62
一絨毛膜性双胎　330
一般不妊治療からARTへのステップアップ　24
一般不妊治療の成功率　23

う
運動　290
　──の効果　291

え
エストラジオール（E_2）　41
エストロゲン・ゲスターゲンテスト　46

お
オーグメント療法の導入　289
黄体化未破裂卵胞（LUF）　39
黄体機能不全　228
黄体形成ホルモン（LH）　41, 56
黄体ホルモン製剤　230
黄体補充　162, 230

か
カウフマン療法　46, 49, 54
カベルゴリン　70
カルシウムイオノフォア　199
カルマン症候群　113
ガードネレラ　142
ガラス化法　233
下垂体性PRL分泌亢進症　70
化学療法の毒性　310
加齢　120
過剰摂取に注意する食品　278
顆粒膜細胞のアポトーシス　180
海外での代理懐胎　306
核成熟　38
漢方　285
緩慢凍結法　233
簡易洗浄法　185

き
基礎体温の測定　38
機能性高PRL血症　70
喫煙と女性不妊症　292
喫煙と男性不妊症　292
逆行性射精　90, 95, 103, 107
凝固因子異常　141
禁欲期間　95

く
クアトロ検査　334
クエン酸クロミフェン（CC）　10, 46, 57, 162, 176
クエン酸クロミフェン法　165
クラインフェルター症候群　106, 112
クラミジア検査　78
クリニカルタッチ　219
クローン規制法　326
クロミッド　57
クロミフェン単独法　172
クロミフェン療法　57
空胞　180

け
ゲスターゲン・テスト　45
ゲノム編集　341
経済的負担　16
経腟超音波下採卵の合併症　11
経腟超音波下胚移植　219
経腟超音波検査（TVUS）　132
経腟超音波断層法　39
経腟腹腔鏡（THL）検査　80
経腹超音波下胚移植　219
頸管長短縮症例　362
頸管粘液検査　40
頸管縫縮術　362
頸管無力症　361
血液異常, 流産を繰り返す　354
血栓塞栓症　9, 13
血中hCG値　244
月経周期調節　56
月経不順　42

健康食品　275
顕微鏡下精巣精子採取術　105
顕微鏡下低位結紮術　92
顕微授精（ICSI）　121, 189
　──の成績　110
　──の卵子活性化　199
原因不明子宮内胎児死亡　355
原因不明妊娠　161
原因不明不妊症　6, 120

こ
コースティング法　69
コンバインド検査　334
ゴナール-f®　63
ゴナドトロピン　46, 168
ゴナドトロピン療法　57, 61
甲状腺機能異常　8, 154, 359
甲状腺機能低下症と不妊症　154
甲状腺自己抗体と不妊症　155
抗PE抗体　356
抗核抗体（ANA）　212
抗癌剤　310
抗キニノーゲン抗体　356
抗酸化サプリメント　274
抗酸化物質　281
抗精子抗体　117
抗セントロメア抗体（ACA）　212
抗ミュラー管ホルモン（AMH）　138
抗リン脂質抗体　141
抗リン脂質抗体症候群　354
高アンドロゲン　53
高額療養費制度　16
高度乏精子症　20, 314
高プロラクチン血症　70
　──の重症度分類　71
　──の治療薬　71
高齢不妊　31
合成血清　204
骨盤内感染　8, 12

さ
サプリメント　272, 274, 335
採血　40
採卵時の成熟率　200
採卵手術　177
採卵針　177
採卵数　175
採卵の実際　178
在宅自己注射　15
酸化ストレス　249, 280

酸性タイロード法 226

し

シーケンシャルメディア 203
シクロフェニル 46
子宮移植 345
子宮外妊娠 245
子宮奇形 357
──，流産を繰り返す 358
子宮鏡下子宮内膜ポリープ切除術 134
子宮鏡器具 133
子宮鏡検査 33, 132
子宮筋腫 130, 146, 228
子宮腺筋症 131, 149, 228
子宮内細菌叢の異常 142, 265
子宮内胎児発育遅延 303
子宮内膜受容能検査(ERA) 265
子宮内膜症 143
── の不妊治療 144
子宮内膜増殖症 133, 152
子宮内膜着床能異常 142
子宮内膜ポリープ 131, 133, 228
子宮卵管造影検査(HSG) 72, 74, 155
── の手技の流れ 75
自然周期法 172
脂質 276
自閉症 19
社会適応での未授精卵凍結のガイドライン 321
射精障害 88
若年低 grade 胚 212
受精確認 193
受精障害 4
受精法の工夫 191
受精卵 140
習慣流産 355
出自を知る権利 302
出生前遺伝学的検査 333
出生前検査 332
初期胚の評価 205
初期胚発生 217
女性の加齢 135
女性の高齢化 251
女性の性機能障害 123
進行流産 245
新鮮胚移植 242
人工授精 102
人工ヌクレアーゼ 341
人生設計 321

す

スクロース液 234
ステップアップ，一般不妊治療から ART への 24
ストレス 222
── と不妊症 295
水銀 279
水溶性造影剤 73

せ

セルトリ細胞 94
生化学妊娠流産 267
── と反復流産 268
生殖補助医療(ART)成績 136
生理不順 42
性器クラミジア感染 78
性機能障害 87, 107
性腺刺激ホルモン放出ホルモン（GnRH） 56
星状神経節照射 287
精液検査 95
精液処理法 185
精液所見と妊孕性 97
精索静脈瘤 91, 102
精子 93
精子 DNA 断片化に関する検査 100
精子回収率 110
精子機能検査 98
精子凍結 312
精子無力症 102
精子融解 313
精神疾患と不妊 156
精巣精子 314
精巣内精子採取術(TESE) 90, 105, 109, 187
脊髄小脳変性症 3 型 262
脊髄損傷 90
切迫流産 245
先天性子宮形態異常 132
先天性の外表奇形 334
先天性両側精管欠損症 112
染色体異常 252〜254
──，流産を繰り返す 350
染色体早期分離 252
染色体不分離 252
全胚凍結 242
前置胎盤 331

そ

双角子宮 357
早産 331
早発卵巣不全 47
── の治療可能性 50
相互転座 350
造精機能障害 91

た

ターナー症候群 49, 303
タイミング 3
タイミング法 269
ダイエット 278, 290
ダウン症候群 353
多胎妊娠 8, 13
── に伴う周産期リスク 224
多嚢胞性卵巣症候群(PCOS) 41, 52, 57
体外受精(IVF) 159
体外受精(cIVF) 188
体外培養装置(hR-TLC) 215
胎児発達過剰児(LGA) 241
代理懐胎 304
── で生まれた子の母子関係 306
── の医学的リスク 305
── の対象者 306
── の倫理的課題 307
第 1 度無月経 57
第 2 度無月経 57
第 XII 因子欠乏症 356
第三者からの提供配偶子および胚を用いた ART 328
単一遺伝子病 261
蛋白質 277
男性の高齢化 248
男性不妊 5, 160, 281
── の遺伝学的要因 111
── の治療 107

ち

腟内射精障害 90, 108
腟壁出血 12
着床 227
── のメカニズム 128
着床障害 129, 140, 228
着床前診断 329
着床の窓(window of implantation) のずれ 229
着床不全 263
着床前遺伝子診断(PGD) 256, 260
着床前スクリーニング 329
中隔子宮 357
超音波下卵管造影 74
調節卵巣刺激(COS) 165
── の副作用 176

つ

通院負担　14

て

デュシェンヌ型筋ジストロフィー　260
低栄養　278
低温保存　231
低ゴナドトロピン性性腺機能低下症　160
低出生体重児分娩　331
低反応レベルレーザー治療（LLLT）　286
帝王切開　331
提供精子を用いた人工授精　328
天然型プロゲステロン　230

と

トキソプラズマ　278
トランスポートシステム　319
東洋医学　285
凍結過程　232
凍結胚移植周期の管理　235, 238
凍結融解卵巣組織の移植　318
糖質　276
糖尿病　359
動画（タイムラプス）　215
特定不妊治療費助成制度　17, 269
特別養子縁組　307

な

内視鏡検査　33
内分泌検査　39

に

二卵性一絨毛膜性双胎　330
日本癌治療学会によるガイドライン　311
日本ヒト卵巣保存センター（HOPE）　317
尿中黄体形成ホルモン（LH）検査　39
妊娠高血圧　303
妊娠高血圧症候群　331
妊娠中禁忌薬　246
妊娠糖尿病　331
妊孕性の低下　120, 251

は

ハムスターテスト　98
バセドウ病　359
胚移植　219
　——後の生活　221
　——に伴う合併症　13

胚受容期　128
胚凍結法　238
胚の染色体異常　135
胚の染色体異常グレード　204
胚培養士　27
胚発育における異常現象　217
胚盤胞　208
胚盤胞形成率　201
配偶子分化　339
排卵周期　235
排卵痛　40
排卵日の診断法　38
排卵誘発剤　56, 162
　——の作用機序　57
　——の副作用　10
排卵誘発治療，hMG製剤を使った　61
排卵誘発と閉経年齢　176
橋本病　359
反復着床不全　121
反復流産　267

ひ

ヒトES細胞，iPS細胞およびヒト組織幹細胞を用いた研究に関する指針　327
ヒト血清アルブミン（HSA）　204
ヒト受精胚の作成を行う生殖補助医療研究に関する倫理指針　326
ヒト絨毛性性腺刺激ホルモン（hCG）　65, 230
ヒトに関するクローン技術等の規制に関する法律　326
ヒト閉経後尿性性腺刺激ホルモン（hMG）　60
ビタミン　272, 277
ビタミンD　273, 338
ビタミンE　273
ピエゾICSI　192
肥満・過体重と不妊症　290
肥満男性　290
非閉塞性無精子症　105

ふ

フーナー検査　113
フェムビュー®　73
フォリスチム®　63
フォリトロピンα　63
フォリトロピンβ　63
プロゲステロン（P$_4$）　42
プロゲステロン製剤　363
プロテインS欠乏症　356
プロラクチノーマ　70

プロラクチン（PRL）　69
不妊期間　2
不妊症の検査　29
不妊症の定義　2
不妊退職　15
不妊治療終結のタイミング　270
不妊治療にかかる費用　16
不妊治療に関連したストレス　296
不妊治療をした後の妊娠　330
副作用　8
腹腔鏡検査　33, 80
腹腔内出血　12

へ

ベッカー型筋ジストロフィー　262
閉塞性無精子症　93, 104

ほ

ホメオパシー　283
　——の危険性　284
ホルムストローム療法　45, 54
ホルモン補充周期　236
ポリープ状異型腺筋腫（APAM）　133
補助孵化療法　225
胞状卵胞数（AFC）　139
乏精子症　102, 107
勃起障害（ED）　88, 108
勃起不全治療薬　10

ま

マウステスト　100
麻酔による合併症　11
慢性子宮内膜炎（CE）　129, 141, 228, 264

み

ミトコンドリア移植　288
ミネラル　277
ミネラルオイル　202
未受精卵子，胚および卵巣組織の凍結・保存　329
未受精卵凍結のガイドライン，社会適応での　321
密度勾配法　185

む

無月経　44, 47
無精子症　6, 91, 104
　——の治療　105
無排卵周期　39
無排卵周期症　57

め

メラトニン 274
迷走神経反射 8
免疫性不妊 117

も

モザイク 255, 258

や

薬剤性高 PRL 血症 70

ゆ

油性造影剤 73
融解過程 232
優性卵胞 180

よ

ヨード造影剤 77
葉酸 273, 337
　── の摂取 223

ら

ライディッヒ細胞 94
ラクトバシラス 142
卵管因子の手術療法とは 86
卵管開口術 87
卵管鏡下卵管形成術(FT) 82
卵管鏡検査 34
卵管采癒着 87
卵管周囲癒着 87
卵管水腫 87, 228
卵管性不妊 160
卵管通気法の所見 74
卵管通水検査 73
卵管内貯留液吸引法 87
卵管留症（卵管水腫） 87, 228
卵子提供 302
卵子凍結 314, 320
　── ・融解の手順 315
卵子の数と閉経 176
卵子の活性化 197
卵子の加齢 248
卵子の質低下 251
卵子の成熟 182
卵子を増やすメカニズム 163
卵巣過剰刺激症候群(OHSS) 9, 12, 54, 67, 164, 167, 179, 222
卵巣茎捻転 13
卵巣刺激 102, 174
卵巣組織凍結 317
卵巣多孔術 54

卵巣調整刺激 41
卵巣年齢 137
卵巣不全 6
卵巣予備能の低下 41, 168
卵胞活性化療法(IVA) 50
卵胞刺激ホルモン(FSH) 36, 40, 56, 139
　── の基礎値 40
卵胞内フラッシング 181
卵胞の構造 35
卵胞発育 36
卵胞発育促進 162

り

リコンビナントアルブミン 204
リステリア菌 278
流産 245
　── を繰り返す血液異常 354
　── を繰り返す子宮奇形 358
　── を繰り返す染色体異常 350
流産率 253
臨床妊娠 267

れ

レーザー治療 286
レスベラトロール 274
レトロゾール 57, 58
レボチロキシン 359
レメディ 283

ろ

ロバートソン転座 350, 352

わ

若い卵子 322

数字・欧文

数字

1PN 胚 211
2PN 胚 211

A

acridine orange 染色 100
AFC(antral follicle count) 139
agonist, GnRH の 170
AID 300
Alzheimer 病 262
AMH(anti-Mullerian hormone) 138
Angonz-del Castillo 症候群 70
antagonist, GnRH の 170

antagonist 法 166
APAM(atypical polypoid adenomyoma) 133
ART, 第三者からの提供配偶子および胚を用いた 328
ART で生まれた児の異常 19
ART で生まれた児の調査 20
ART における多胎妊娠の防止 328
ART の成功率 23
ART の成績 136
ART の問題点 24
assisted hatching 225

C

Ca^{2+} オシレーション 198
CC(clomiphene citrate) 10, 46, 57, 162, 176
CC-hMG/FSH 法 172
CC-hMG 法 165
CCS(comprehensive chromosome screening) 257
CE(chronic endometritis) 129, 141, 228, 264
Chiari-Frommel 症候群 70
cineMRI 130
cIVF(conventional IVF) 188
CLCG 184
COS(controlled ovarian stimulation) 165
CRISPR/Cas9(clustered regularly interspaced short palindromic repeat/CRISPR-associated nuclease) 342
cryptozoospermia 107
cTESE(conventional TESE) 109

D

DHEA 274, 337
DNA fragmentation 249

E

E_2(estradiol) 41
ED(erectile dysfunction) 88, 108
embryo cryopreservation before surgery 147
empty follicle syndrome 180
ERA(endometrial receptivity analysis) 265

F

FSH(follicle stimulating hormone) 36, 40, 56, 139
　── の基礎値 40

FSH/hMG 法　165
FT（falloposcopic tuboplasty）　82
　——の実施方法　83

G

Gardner 分類　208
GnRH アゴニスト　67，171
GnRH アナログ　66，170
GnRHa 療法　150
GnRH（gonadotropin releasing hormone）　56，66，170
gonadotropin 製剤　162
GV 卵　182

H

hCG（human chorionic gonadotropin）　65，230
　—— と LH　65
　—— の作用　65
HELLP 症候群　303
heparin-glutathione test　100
HIV 陽性症例　186
hMG（human menopausal gonadotrophin）　60
hMG 製剤を使った排卵誘発治療　61
HOPE（Human Ovariantissue Preservation Enterprise）　317
HOST（hypoosmotic sewlling test）　100
HRT 周期　236
hR-TLC（high-resolution time-lapse sinematography）　215
HSG（hysterosalpingography）　72，74
Huntington 病　262
HyCoSy（hysterosalpingo contrast sonography）　73
hysteroscopic surgery　134
HZA（hemi zona assay）　99

I

ICSI（intracytoplasmic sperm injection）　121，189
IIEF-5　89
IVA（in vitro activation）　50
IVF surrogacy　305

L

L カルニチン　274

LAH（laser assested hatching）　226
LGA（large for gestational age）　241
LH（luteinizing hormone）　41，56
LH window　168
LH サージ　36，39，41
LH-R の発現　168
LLLT（low-reactive level laser therapy）　286
long 法　166，173
LUF（luteinized unruptured folicie）　39

M

M II 期（metaphase II）　182，191
microPN　195
micro-TESE　187
mild-stimulation　174
MRI　130
mTESE（microdissection TESE）　105，109

N

NIPT　334

O

OAT（Oligo-Astheno-Teratozoospermia）syndrome　160
off-target 変異　344
OHSS（ovarian hyperstimulation syndrome）　9，12，54，67，164，167，179，222
　—— 重症度分類　68

P

P_4（progesterone）　42
PCOS（polycystic ovary syndrome）　41，52，57
PCOS 診断基準　52
PDE5 阻害薬　88
PGD（preimplantation genetic diagnosis）　256，260
PGT（preimplantation genetic testing）　256
PGT-A（PGT for aneuploidy）　256
　—— の効果　257
PGT-M（PGT for monogenic/single gene defects）　256

PGT-SR（PGT for chromosomal structural rearrangements）　256
POF（premature ovarian failure）　47
POI（premature ovarian insaficiency）　47
PRL（prolactin）　69

R

reftactile body　183
rescueICSI　195
rFSH　62

S

SEET 法　229
sERC　183
SHIM（Sexual Health Inventory for Men）　89
short 法　173
subinguinal アプローチ　92
swim-out 法　186
swim-up 法　185，186

T

TALEN（transcription activator-like effector nuclease）　342
telophase　191
TESE（testicular sperm extraction）　90，105，109，187
THL（transvaginal hydrolaparoscopy）　80
triple-stain technique　98
Turner 症候群　49，303
TVUS（transvaginal ultrasonography）　132
two cell two gonadotropin theory　64

V

Veeck 分類　205

Y

Y 染色体微小欠失　112

Z

ZFN（zinc finger nuclease）　341
zymogenic assay　98